Werner Glinz

Diagnostische Arthroskopie und arthroskopische Operationen am Kniegelenk

Werner Glinz

Diagnostische Arthroskopie und arthroskopische Operationen am Kniegelenk

2., vollständig überarbeitete und ergänzte Auflage

Verlag Hans Huber
Bern Stuttgart Toronto

CIP-Kurztitelaufnahem der Deutschen Bibliothek

Glinz, Werner:
Diagnostische Arthroskopie und arthroskopische Operationen am Kniegelenk / Werner Glinz. - 2., vollst. überarb. u. erg. Aufl. - Bern; Stuttgart; Toronto: Huber, 1987.
Engl. Ausg. u. d. T.: Glinz, Werner: Diagnostic and operative arthroscopy of the knee joint
ISBN 3-456-81603-0

Prof. Dr. med. Werner Glinz
Leitender Arzt
Klinik für Unfallchirurgie
Universitätsspital
CH-8091 Zürich

2., vollständig überarbeitete und ergänzte Auflage

Wissenschaftliche Illustrationen: Bernhard Struchen & Partner, Zürich / Marius Ott, Zürich
Satz und Druck: Ott, Thun

Printed in Switzerland

Inhaltsverzeichnis

Vorwort

Das Knie ist die eigentliche Achillesferse des modernen Menschen. Vor 10 Jahren hätten wir es jedoch als völlig utopisch betrachtet, daß viele Kniegelenkschäden – wie auch Schäden an anderen Gelenken – sehr erfolgreich mit arthroskopischer Technik behandelt werden können. Heute ist eine fortschrittliche Kniechirurgie ohne Arthroskopie schlechthin nicht denkbar.

Die erste Auflage dieses Buches war bald vergriffen. Die Entwicklung der Kniearthroskopie verlief rasant und schien zu enteilen. Ich zögerte lange vor der schwierigen Aufgabe, alle Neuerungen zu erfassen, zu werten und abgerundet darzustellen.

So kann denn auch das vorliegende Buch nur den heutigen Stand der Technik und der Anwendungsmöglichkeiten wiedergeben, eine Momentaufnahme im Strom der fortschreitenden Entwicklung sein. Es versucht, aus der täglichen Erfahrung und Praxis heraus, dem Leser meine Ansichten und Überlegungen, das praktische Vorgehen und die arthroskopischen Möglichkeiten, aber auch die Schwierigkeiten und Probleme aufzuzeigen. Empfehlungen zur Technik und Indikation sollten rational begründet sein und auf klaren pathophysiologischen und biomechanischen Konzepten beruhen. Der ständige Blick auf das Geschehen anderenorts schien mir dabei selbstverständlich.

Die Beherrschung der Technik ist wichtig, aber der Schritt von der diagnostischen Arthroskopie zu den arthroskopischen Operationen ist groß. Arthroskopisch operieren ist schwierig. Arthroskopieren lernt man aber nicht nach dem Buch, so sehr dies eine Hilfe sein kann, sondern nur durch langjährige klinische Praxis. Allerdings – die Zeit der Autodidakten ist vorbei. Die Fachausbildung eines Orthopäden oder Unfallchirurgen muß heute eine Ausbildung in Arthroskopie einschließen.

Jeder, der arthroskopiert, macht drei Phasen durch: Zunächst ist alles schwierig und voller Probleme. Dann kommt die Phase der Euphorie: Man kann alles und scheinbar gelingt alles. In der dritten Phase wird manches relativ. Man zweifelt an der Signifikanz einzelner Befunde, man sieht die Grenzen des Möglichen. Vielleicht sind dies schon die Schatten des Alters, vielleicht aber auch der Hauch der Weisheit. Darum ist das Buch nicht nur enthusiastisch, sondern auch ein bisschen kritisch. Die Fesseln reiner Tradition sind aber – so hoffe ich – abgelegt.

* * *

Damit diese Monographie entstehen konnte, bedurfte es der Mitarbeit vieler, denen ich zu Dank verpflichtet bin: PD Dr. E. Frei, Dr. K. Käch, Dr. T. Ricklin und Dr. D. Stoffel aus unserem Arthroskopie-Team haben in besonders hohem Masse bei der Betreuung der Patienten mitgearbeitet; manche ihrer Beobachtungen und Anregungen haben in diesem Buch Eingang gefunden. Ich danke Herrn B. Struchen und Herrn M. Ott, die die Zeichnungen angefertigt haben, Herrn O. Reinhard und seinen Mitarbeitern vom Zentralen Fotolabor, sowie den Schwestern und Pflegern der Notfallstation für ihre tatkräftige Mithilfe. Meiner Frau Kathrin bin ich für ihre Geduld und ihr Verständnis dankbar. Ohne Frau B. Schütz, meine langjährige Sektretärin, wäre ich ohnehin völlig verloren.

* * *

Trotz der enormen Entwicklung in der letzten Zeit steht die Arthroskopie immer noch in den Kinderjahren. Viele Techniken sind heute schon Standardmethoden geworden; neue Verfahren werden noch dazu stoßen, die Indikationen mit den zunehmenden Möglichkeiten noch breiter werden. Die Arthroskopie-Bücher werden wohl notgedrungen immer dicker.

Zürich, Sommer 1987 WERNER GLINZ

Vorwort zur ersten Auflage 1979

Die Arthroskopie hat einen sicheren Platz in der Beurteilung komplexer Schäden am Kniegelenk gefunden. Sie hat die klinische Diagnostik ungemein bereichert und uns Einblick gegeben in die Vielfalt klinischer Manifestationen einzelner Krankheitsbilder und Verletzungen.

1971 hatte ich Gelegenheit, Dr. S. Ward Casscells in Wilmington (Delaware), einen der Väter der Arthroskopie in Nordamerika, zu besuchen und seine weitgehend von Prof. Watanabe in Tokio übernommene arthroskopische Technik zu sehen. Nach eigenen Versuchen an der Leiche wurde die Methode in den Klinikalltag aufgenommen. Mittlerweile sind an der Chirurgischen Klinik B des Universitätsspitals Zürich weit über 1000 Kniearthroskopien bei einem vorwiegend traumatologischen Patientengut durchgeführt worden.

Es war sehr interessant, die Entwicklung der Arthroskopie in Europa zu beobachten, besonders in dem Land, wo nach dem Ersten Weltkrieg - gleichzeitig wie in Japan - die ersten zögernden Schritte endoskopischer Untersuchungen des Kniegelenkes vorgenommen worden waren. Meine ersten Berichte über unsere Erfahrungen stießen weitgehend auf Skepsis und Gleichgültigkeit; so erging es wohl jedem der wenigen Arthroskopiker damals.

In einer Zeit, als die Arthroskopie in Japan und Nordamerika bereits sicheren Fuß gefaßt hatte, erwachte in Europa erst langsam das Interesse an der Methode. In den letzten zwei bis drei Jahren nahm die Begeisterung zu; die Kniegelenksarthroskopie breitete sich fast lawinenartig aus.

In der Zwischenzeit konnte ich vielen Besuchern aus dem In- und Ausland wie auch Mitarbeitern der Klinik unsere Erfahrungen weitergeben. Dieses Buch soll einerseits meine Technik der arthroskopischen Untersuchung beschreiben und anderseits eine Übersicht über die wichtigsten Befunde im Kniegelenk geben. Es erhebt dabei naturgemäß nicht Anspruch auf Vollständigkeit. Eine Analyse unserer ersten 800 Kniearthroskopien gibt über Indikationen und klinischen Wert der Methode Auskunft.

Besonders faszinierend jedoch sind die Möglichkeiten arthroskopischer Operationen: Über die ersten 100 Eingriffe unter endoskopischer Sicht wird berichtet. Ihre geringe Morbidität ist außerordentlich eindrücklich. Ausführliche Angaben zur Technik sollen andere ermuntern, auf diesem Weg weiterzugehen. Ich bin mir dabei im klaren, daß die weitere Entwicklung noch manche Verbesserung bringen kann.

* * *

Die diagnostische Arthroskopie wurde auf andere Gelenke übertragen, wenngleich ihre klinische Bedeutung für das Kniegelenk unerreicht ist. Bereits werden Hunde und Pferde arthroskopiert. Sie ist etabliert. Auf ihren Einsatz kann wohl nicht mehr verzichtet werden.

Bei den arthroskopischen Operationen jedoch stehen wir zweifellos erst am Anfang einer zukunftsträchtigen Entwicklung.

Zürich, Sommer 1979 WERNER GLINZ

I. Technik der Kniearthroskopie

1. Instrumentarium

Während Jahrzehnten wurden nur vereinzelte Versuche unternommen, das Innere des Kniegelenkes zu betrachten, nachdem Takagi von der Universität in Tokio 1918 mit einem Zystoskop Charr. 22 [37] die ersten Versuche an der Leiche und der Schweizer Bircher 1919/1920 mit einem Laparoskop von Jakobaeus [1] die ersten erfolgreichen arthroskopischen Untersuchungen durchgeführt hatten. Es war nicht zuletzt der Mangel an geeigneten optischen Instrumenten, der einer allgemeinen Verbreitung der Arthroskopie im Wege stand.

Erst die Entwicklung guter optischer Systeme ermöglichte den weltweiten Aufschwung der Kniegelenkarthroskopie in den letzten beiden Jahrzehnten. 1959 schuf Watanabe dazu die Voraussetzungen mit seinem Arthroskop Nr. 21 [50]. Für ein Jahrzehnt war dieses legendäre Instrument, das die Lichtquelle noch in das Gelenk hineinbrachte, konkurrenzlos und wurde weltweit benutzt.

A. Allgemeine Überlegungen zur Wahl eines Arthroskops

1. Optisches System

Ein **Stablinsensystem** ermöglicht optimale Bildübertragung in einer Qualität, die von Systemen mit dünnen Einzellinsen nicht erreicht werden kann. Alle modernen Arthroskopie-Systeme verwenden diese Bildübermittlung in Kombination mit Glasfiberelementen zur Lichtleitung. Reine **Glasfibersysteme** übertragen das Bild als kleine Lichtpunkte und ergeben dadurch eine wesentlich schlechtere Darstellung.

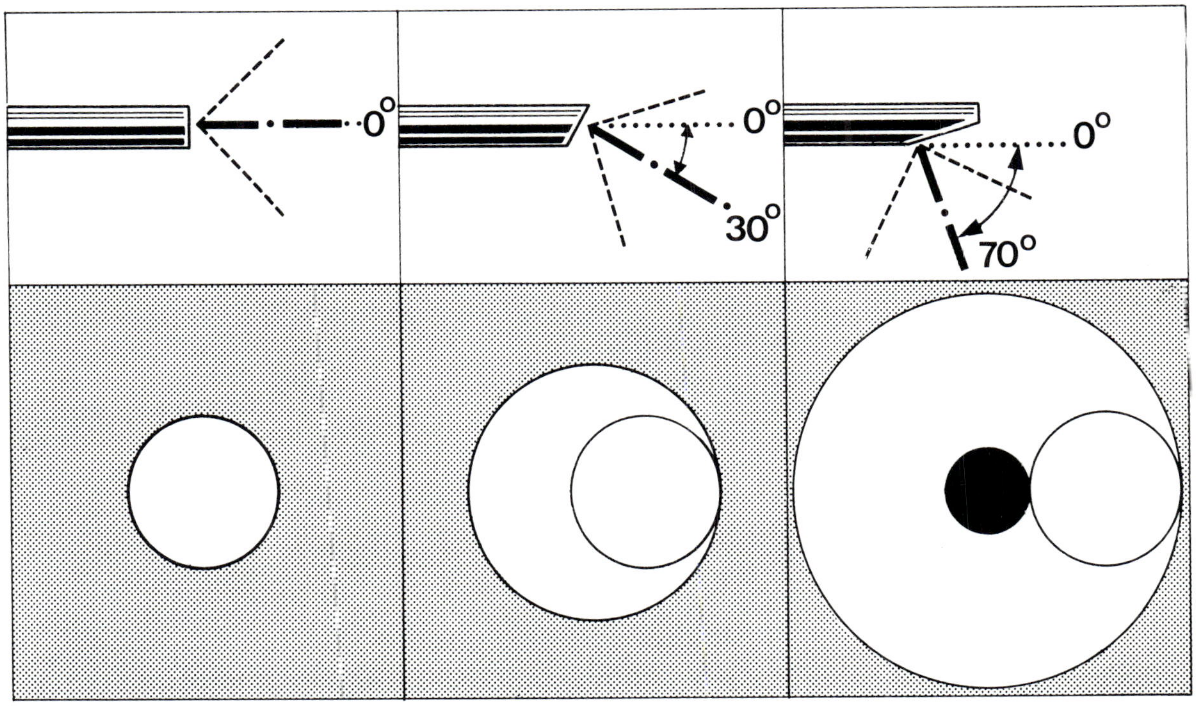

Abb. 1
Arthroskopie-Optiken mit verschiedenen Blickwinkeln: Das unter Drehen der Optik potentielle Blickfeld im Gelenk ist bei Verwendung einer Winkel-Optik wesentlich größer; bei der 70°-Winkel-Optik ist die Vorschiebeachse jedoch nicht mehr im Blickfeld.

Von großer praktischer Bedeutung ist der **Blickwinkel** des optischen Systems. Gegenüber einer Geradeausblick-Optik weist eine 30°-Vorausblick-Optik wesentliche Vorteile auf: Die Führungsachse des Instrumentes bleibt immer noch im Blickfeld, der leicht schräge Blickwinkel erlaubt es jedoch, durch Drehen des Instrumentes das in einer bestimmten Position mögliche Blickfeld wesentlich zu erweitern (Abb. 1). Ist der Blickwinkel noch stärker seitlich abweichend (z. B. 70°-Winkeloptik), ist die Vorschiebeachse nicht mehr im Blickfeld. Ein freies Bewegen im Gelenk ohne Anstoßen an die intraartikulären Strukturen ist erschwert, und es besteht die Gefahr von Verletzungen intraartikulärer Strukturen durch den weniger Geübten.

Moderne Weitwinkel-Optiken, die ebenfalls als Geradeausblick-Optik 0° oder als Vorausblick-Optik erhältlich sind, erweitern das Blickfeld noch zusätzlich und sind deshalb für den Gebrauch im Innern eines Gelenkes vorteilhaft, wo das optische System wegen der kurzen Distanz ohnehin nur einen geringen Bildausschnitt ermöglicht.

2. Dicke des Arthroskops

Als Standardgerät für den Routinegebrauch haben sich heute Arthroskope mit einem Schaft von ca. 5 mm und einer Optik von 4 mm Durchmesser durchgesetzt. Dünnere Instrumente weisen wesentliche Nachteile auf: Das Bild ist klein, die Bildqualität ist bei ganz dünnen Instrumenten gegenüber Stablinsensystemen mit größerem Durchmesser wesentlich schlechter. Dies zeigt sich besonders in der Qualität fotografischer Aufnahmen. Ein dickes Arthroskop ist zudem robuster. Das dickere System ermöglicht eine kontinuierliche Spülung während der Untersuchung durch den Arthroskopschaft, das Ausspülen von kleinen Gelenkkörpern und Knorpeldetritus sowie Biopsien durch den gleichen Schaft unter Sicht.

Auch für Kinder über 6 Jahre ist das Standardarthroskop gut zu gebrauchen. Für die Untersuchung kleiner Gelenke allerdings sind dünnere Systeme vorteilhaft.

3. Lichtzufuhr

Die Lichtzufuhr zum optischen System erfolgt bei Endoskopen aller Hersteller über ein **Fiberglaskabel.** Für die **Lichtquelle** gelten beim direkten Blick von Auge durch das Arthroskop keine besonderen Anforderungen. Da die Untersuchung im engen Kniegelenk nur wenig Licht erfordert, genügen für den Allgemeingebrauch alle erhältlichen Kaltlichtquellen. Eine Lichtquelle mit einer Leistung von mindestens 250 W wird jedoch beim Gebrauch einer Videokamera benötigt. Eine noch höhere Lichtintensität bringen Xenon-Kaltlicht-Fontänen.

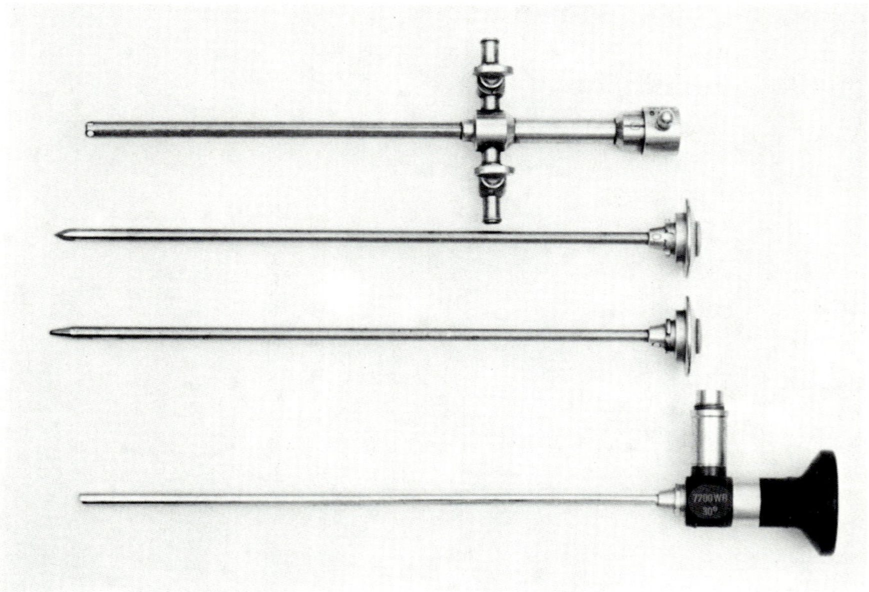

Abb. 2
Arthroskop der Fa. Storz: Trokarschaft mit spitzem und stumpfem Obturator, 30°-Weitwinkel-Vorausblick-Optik.

4. Zubehör

Alle Hersteller liefern einen zum optischen System passenden Schaft mit spitzem und stumpfem Obturator, eine Biopsiezange, die Möglichkeit der Fotografie mit Kameraansatz, Kamera und Elektronenblitzeinrichtung.

Bei Verwendung eines **Videosystems** (s. unten) kann jedermann im Raum das Geschehen mitverfolgen. Bei direktem Einblick kann die Bildübertragung für einen **zweiten Beobachter** über ein starres Rohr, über ein optisches System mit Fiberglaskabel oder eine Gliederoptik mit mehreren beweglichen Prismen erfolgen.

Die bei arthroskopischen Operationen **notwendigen Operationsinstrumente,** die durch einen zweiten Zugang ins Gelenk eingeführt werden, sind in Kap. IV aufgeführt.

B. Beispiel: Storz-Arthroskop

Arthroskope und Zubehör der Firma Storz, Tuttlingen (BRD), haben sich bei uns seit den ersten Versuchen mit der Arthroskopie des Kniegelenkes bestens bewährt. Die Hopkins-Stablinsen-Optiken sind von hervorragender Qualität. Vergleichbare Systeme sind auch von anderen Herstellern erhältlich (Aesculap, Downs, Dyonics, Eagle, Olympus, Stryker, Thackray, Wolf).

Am Beispiel des Storz-Arthroskops sei die Zusammensetzung eines Arthroskopie-Systems und die möglichen Erweiterungen der Grundausrüstung dargestellt.

1. Grundausrüstung

Ein **Trokarschaft** (Durchmesser 5,5 mm, dadurch hohe Durchflußkapazität) mit Anschlußmöglichkeit für die Gelenkfüllung, zusammen mit einem **scharfen** und **stumpfen Obturator** ermöglichen das Einführen des Arthroskops in das Kniegelenk. Die entsprechenden **Stablinsen-Optiken** mit Fiberglas-Lichtleitung haben einen Durchmesser von 4 mm; als Standardoptik empfiehlt sich eine 30°-Weitwinkel-Vorausblick-Optik (Abb. 2). Unumgänglich ist ebenfalls die Anschaffung eines **Biopsiezange** sowie – zur Palpation intraartikulärer Strukturen – des **dünneren stumpfen Obturators** (Abb. 3) von 3,2 mm Durchmesser oder eines **Tasthäkchens** (Abb. 4). Sofern nicht mit der Videokamera arthroskopiert wird, dienen als **Lichtquelle** eine kleine Kaltlicht-Fontäne (150 W) und für die Lichtzufuhr zum Instrument ein Fiberglas-Lichtkabel 180 cm, 3,5 mm. Bei Verwendung einer Röhren-Videokamera kommen eine Kaltlicht-Fontäne mit einer Leistung von 250 W und ein Fiberglas-Lichtkabel von 4,8 mm Durchmesser zum Einsatz (Abb. 5).

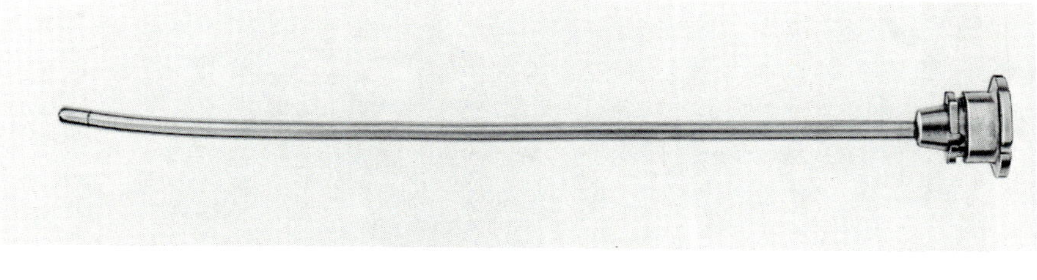

Abb. 3
Dünner stumpfer Obturator (3,2 mm). Er wird zur Palpation intraartikulärer Strukturen mit Vorteil leicht abgebogen.

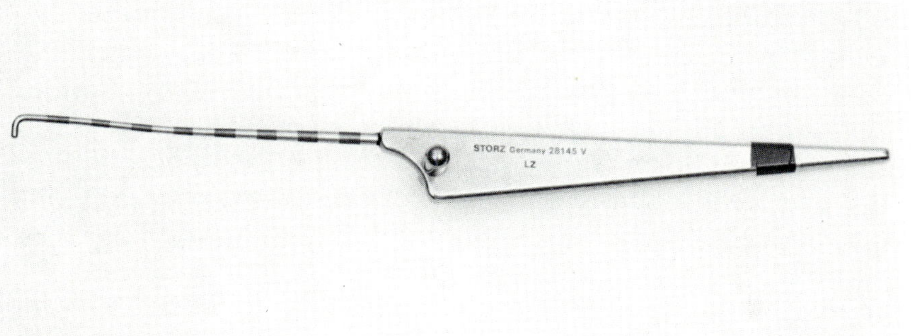

Abb. 4
Tasthäkchen.

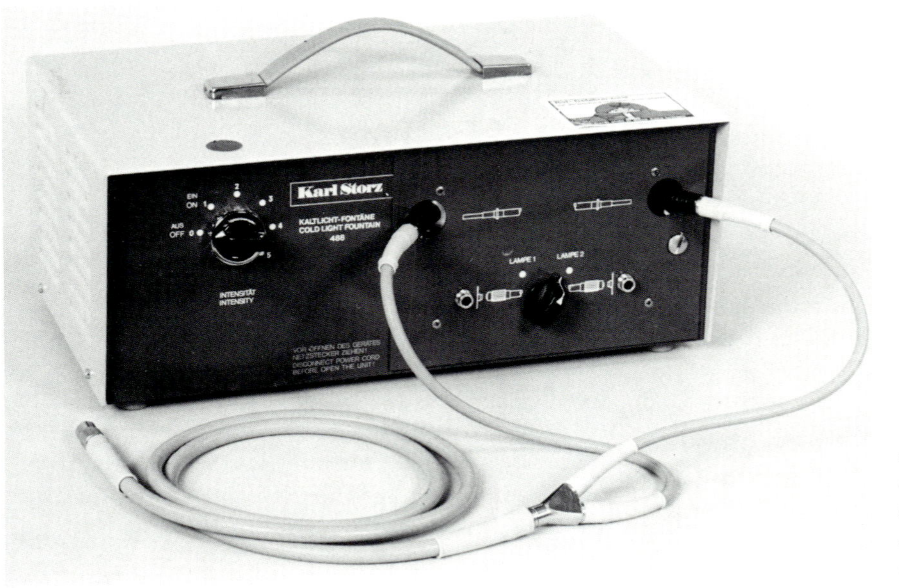

Abb. 5
Kaltlicht-Fontäne 250 W mit Fiberglas-Lichtleit-Kabel, für Video geeignet (Storz).

2. Erweiterungsmöglichkeiten

Zur Vornahme von **Biopsien unter direkter Sicht,** was allerdings nur in Spezialfällen notwendig ist (s. S. 39), ist eine weitere Optik mit geringerem Durchmesser notwendig (Geradeausblick-Optik 2,7 mm) (Abb. 5). Entschließt man sich zur Anschaffung dieser Zusatzoptik, ist es ratsam, auch den dünneren Trokarschaft von 4 mm Durchmesser mit dem entsprechenden scharfen Obturator zu bestellen; damit steht notfalls ein zweites Arthroskopie-System zur Verfügung, welches auch zur Arthroskopie kleinerer Gelenke verwendet werden kann.

Neben der 30°-Vorausblick-Optik bietet der Hersteller auch eine Geradeausblick-Optik sowie eine 70°-Winkel-Optik an. Für die erstere sehen wir bei der Arthroskopie keine Verwendung; die 70°-Winkel-Optik ist ein fast unerläßliches Zusatzinstrument zur Beurteilung in schwierigen Fällen und auch Voraussetzung für die Verwendung anderer Zugangswege ins Gelenk als die allgemein üblichen (z. B. für den Zugang nach Gillquist (s. S. 23).

Für die **Fotodokumentation** arthroskopischer Befunde sind eine Elektronenblitz-Röhre mit Pilotlicht-Einstrahlung, die an das Endoskop angesetzt wird, zusammen mit dem entsprechenden Anschlußgerät für Elektronenblitz mit einer Blitzleistung von 500 W oder ein TTL-Computer Blitzgerät mit eingebauter Kaltlicht-Fontäne erhältlich. Kameras mit einem Zoomobjektiv, versehen mit einem Aufsatzstück mit Kupplung zum Okular des Endoskops, werden angeboten.

Als **Doppelbetrachtungsgerät** für einen zweiten Beobachter stehen ein **starres Doppelbetrachtungsrohr** oder ein **flexibles Fiberglas-Doppelbetrachtungsgerät** - praktischer, aber naturgemäß mit schlechterer Bildqualität - zur Wahl. Die verfügbare **frei bewegliche Gliederoptik** mit hervorragendem optischen Bild findet infolge ihres hohen Preises und ihrer komplizierten Handhabung für diesen Zweck wohl kaum Verwendung.

C. Sterilisation und Pflege

Als Verfahren der Wahl wird für **Optiken und Fiberglaskabel** die **Gassterilisation** mit Äthylenoxyd angewandt (5,5 atm, Temperatur ca. 60°, Sterilisationsdauer 60 Minuten). Ein Auslüften von Kabel und Optiken nach der Sterilisation ist nicht notwendig, da diese kaum in direkten Gewebekontakt kommen und überdies im System einer Spülflüssigkeit liegen, die anschließend entfernt wird. Diese empfindlichen Teile werden nach Verwendung mit Alkohol abgerieben und getrocknet. Gazetupfer schützen während der Sterilisation die Spitze der

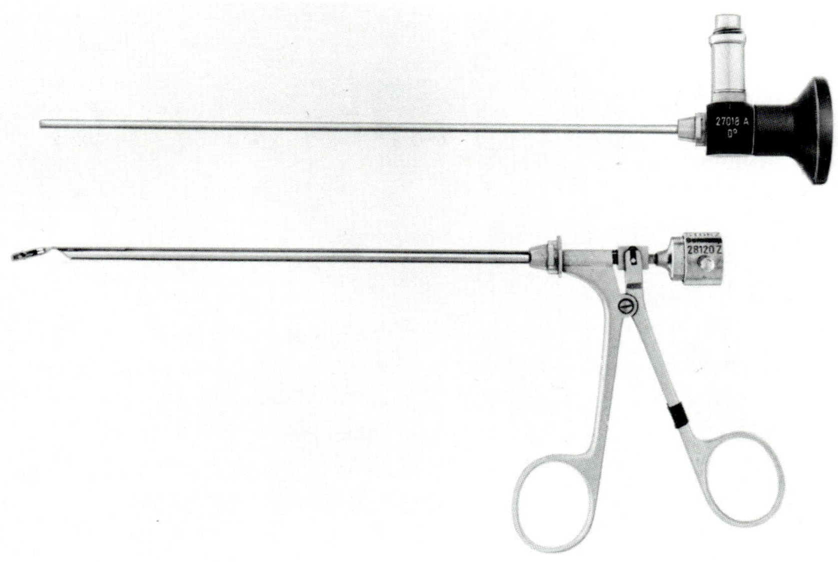

Abb. 6
Biopsiezange und Miniatur-Geradeausblick-Optik zur Biopsie unter Sicht (Storz).

Optik und die Glasflächen des Lichtleiters. Selbstverständlich dürfen Fiberglaskabel nicht geknickt werden.

Die **Metallteile** des Arthroskopie-Systems (Trokarschaft, Obturator usw.) hingegen werden wir andere Operationsinstrumente im Autoklaven sterilisiert.

Die meisten Optiken und Fiberglas-Lichtkabel können auch im Dampf bei 134° sterilisiert werden. Wem an einer langen Lebensdauer der Instrumente gelegen ist, wird sie jedoch gassterilisieren [158].

Anstelle der Sterilisation wird auch die **Desinfektion** von Optiken mit Glutaraldehydlösung 2% empfohlen. Johnson und Mitarbeiter haben diese Methode bei 12500 Arthroskopien mit einer Infektionsrate von 0,4 ‰ angewandt [206], was durchaus im Rahmen der Infektionshäufigkeit anderer großer Serien liegt. Damit steht das Arthroskop für eine unbeschränkte Zahl von Untersuchungen am gleichen Tag zur Verfügung. Es bleibt aber darauf hinzuweisen, daß bei Einlegen von Instrumenten in diese Lösung für 10 bis 30 Minuten Sporen nicht zerstört werden. Die Instrumente sind also nicht steril. Ist eine Wahl zwischen Gassterilisation und der Desinfektion durch Einlegen in Glutaraldehydlösung möglich, wird man sich aus prinzipiellen Gründen für die Sterilisation entscheiden.

Arthroskope und Metallteile benötigen kaum weitere Pflege als andere Operationsinstrumente. Der Gummiüberzug der Fiberglaskabel wird gelegentlich mit Silikon-Lösung behandelt, die kleinen Hahnen am Trokarschaft werden hin und wieder mit Silikon-Spray besprüht.

2. Narkose oder Lokalanästhesie?

Eine diagnostische Arthroskopie des Kniegelenkes, selbst gewisse arthroskopische Operationen, sind gut in **Lokalanästhesie** durchführbar [65, 117, 178, 240, 251, 271, 316, 586]. Die entsprechenden Plasmaspiegel der verwendeten Lokalanästhetika bleiben dabei weit unter einem toxischen Wert [98, 117]. Man darf auch davon ausgehen, daß durch intraartikuläre

Anwendung von Lokalanästhetika keine Schädigung im Gelenk eintritt, zumindest nicht an den Chondrozyten [252].

So bestechend einfach die Arthroskopie in Lokalanästhesie ist, bringt die Verwendung einer **Allgemeinnarkose** doch **Vorteile:**

1. Durch bessere Muskelerschlaffung und völlige Schmerzfreiheit ist ein uneingeschränktes Bewegen des Kniegelenkes – auch unter Forcierung – zur Eröffnung der Gelenkspalten möglich.
2. Es kann eine Blutleere angelegt werden.
3. Die immer gleichzeitig mit der Arthroskopie vorgenommene Prüfung der Bandstabilität ist zuverlässiger.

Die genannten drei Vorteile erhöhen die Aussagekraft der arthroskopischen Untersuchung. Dies ist bei der Arthroskopie kurz nach einem Kniegelenktrauma am eindrücklichsten.

Zwei weitere Vorzüge kommen dazu:

4. Es besteht **keine Einschränkung zur Durchführung arthroskopischer Operationen;** solche sind oft schwierig und in ihrem Zeitaufwand nicht abzuschätzen. Der operierende Chirurg steht nicht unter unausgesetztem Beobachtungs- und unmittelbarem Erfolgszwang.
   In unserem Krankengut sind nun über 70% aller Arthroskopien operativ, und es ist keineswegs vor der Untersuchung immer abzusehen, welche. Selbstverständlich muß vor der Einleitung einer Narkose das mögliche operative Vorgehen mit dem Patienten besprochen werden.
5. Wichtig scheint uns auch, daß keine Gefahr besteht, durch unerwartete Bewegungen des Patienten den Gelenkknorpel mit dem starren Arthroskop zu verletzen.

Aus diesen Überlegungen führen wir die Arthroskopie **in der Regel** in Allgemeinnarkose durch; Lokalanästhesie wird angewandt, wenn eine Kontraindikation zur Narkose besteht oder der Patient selbst die Untersuchung in Lokalanästhesie dringend wünscht. Eine Maskennarkose genügt immer. In Spezialfällen kommt auch die Anwendung einer Periduralanästhesie in Frage [54, 180].

Technik der Arthroskopie in Lokalanästhesie

Auf eine Blutleere wird verzichtet, die Blutsperre-Manschette jedoch angelegt, aber nicht aufgeblasen. Die Zugangsstellen auf Gelenkspaltenhöhe medial und lateral (s. S. 23) werden nach Setzen einer intrakutanen Hautquaddel bis zur Synovialis mit 1%iger Mepivacain-Lösung (Scandicain) infiltriert. Die Einstichstelle der Injektionskanüle zur Zufuhr der Spülflüssigkeit im oberen Recessus parapatellar medial wird ebenfalls infiltriert und die dicke Nadel ins Gelenk unter die Patella eingeführt. Durch diese Kanüle erfolgt nun die Instillation von 20 ml 0,5%iger Bupivacain-Lösung (Carbostesin), zusammen mit weiteren 20 ml der 1%igen Mepivacain-Lösung. Wir empfehlen eindrücklich, diesen Zugangswert für die Gelenksinstillation zu benutzen; beim Versuch einer Instillation im femorotibialen Gelenksspalt wird gelegentlich Lokalanästheticum in den Hoffa'schen Fettkörper injiziert, dieser entsprechend aufgebläht, und dann die arthroskopische Untersuchung erschwert oder verunmöglicht.

Die gleichzeitige Verwendung von Mepivacain und Bupivacain ergibt einerseits einen raschen Wirkungseintritt, andererseits eine langdauernde Anästhesie. Bupivacain zeigt überdies eine sehr gute Affinität zur Schleimhaut und wirkt nicht nur länger, sondern ist auch potenter, andererseits aber toxischer als Lidocain. Die verwendete Menge Lokalanästhetika liegt weit unter der sicheren Dosis beider Medikamente.

3. Vorbereitung und Lagerung des Patienten

Es ist selbstverständlich, daß es für die Arthroskopie die gleichen Bedingungen bezüglich Sterilität wie für eine Arthrotomie geschaffen werden, der Eingriff also in einem **aseptischen Operationssaal** vorgenommen wird. Die **Rasur** des Kniebereichs, wenn überhaupt nötig, erfolgt aus Sterilitätsgründen kurz vor der Fahrt in den Operationsraum, um vor dem Eingriff eine bakterielle Besiedlung allfälliger kleiner Hautverletzungen zu vermeiden.

A. Lagerung

1. Eigene Technik

Der Patient liegt in Rückenlage, mit gestrecktem Knie. So können durch Beugung des Kniegelenkes unter Aufstützen des Fußes auf dem Operationstisch die verschiedenen Positionen geschaffen werden, die gestatten, mühelos, ohne die Blockierung einer Hand des Untersuchers und in bequemer Stellung die entsprechenden Gelenkabschnitte für die Untersuchung zu öffnen. Durch die Lagerung (die einzelnen Schritte werden im Kap. 8 ausführlich dargestellt) öffnen sich durch die Schwerkraft die Gelenkspalten schon weitgehend von allein. Sie können durch Druck durch den Untersucher noch weiter geöffnet werden, wobei infolge der stabilen Fixierung des Fußes eine große Kraftanwendung möglich ist. Was bei der Technik der Untersuchung beim hängenden Knie der Operateur übernehmen muss, übernimmt hier weitgehend der Operationstisch.

Das gesunde Bein wird etwas abgesenkt. Am Körper des Patienten wird eine **Seitenstütze** angebracht. Es ist von entscheidender Bedeutung für eine bequeme Stellung des Operateurs, daß der Operationstisch seitlich in Richtung des gesunden Beines gekippt werden kann.

2. Alternative Technik

Bei der weit gebräuchlichen Technik der Lagerung des Patienten mit **hängendem Knie** ist die Verwendung eines Beinhalters zur Fixierung des Oberschenkels unerläßlich (s. S. 37).

B. Blutleere

Die Anwendung einer Blutleere ist nicht obligat. Wir verwenden sie, wenn keine Kontraindikationen (z.B. arterielle Zirkulationsstörungen) bestehen. Die Untersuchung wird beschleunigt, da auch eine geringe Blutung ins Gelenk zum erneuten Ausspülen zwingt, und allfällige operative Eingriffe bei der Arthroskopie nicht durch Blutungen behindert werden.

Nach Einleiten der Narkose wird dabei das Bein mit der Gummibinde ausgewickelt und die Manschette für die pneumatische Blutsperre mit einem Druck von maximal 350 mmHg aufgeblasen.

Besteht **Verdacht auf einen freien Gelenkkörper,** unterbleibt das Auswickeln. Der Gelenkkörper wird dann nicht in die Synovialis hineingepreßt oder – wie wir es beobachten konnten – sogar durch die Synovialis hindurch ins subkutane Gewebe verlagert. In diesen Fällen wird nach Hochhalten des Beines lediglich eine Blutsperre angelegt.

Es wird oft eingewandt, bei Verwendung einer Blutleere ließen sich entzündliche Reaktionen der Synovialis nicht mehr beurteilen. Dies entspricht nicht unseren Erfahrungen. Im Gegenteil wird die Differenzierung pathologischer Synovialbefunde erleichtert: Eine durch entzündliche Prozesse hyperämische und aufgequollene Synovialis bleibt auch in Blutleere gerötet, während die normale Synovialis in Blutleere eine blasse Farbe zeigt.

C. Abdecken

Desinfektion und Abdecken entsprechen der in der Klinik gebräuchlichen Technik. Zu berücksichtigen ist der oft recht beträchtliche Wasserverlust während der Arthroskopie. Zum Abdecken des Operationstisches und als Manschette um den Oberschenkel sollten deshalb entweder **wasserdichte Einmal-Gebrauchtücher** oder **Abdecktücher mit Gummieinlage** verwendet werden, damit bei Benetzen durch ausfließende Spülflüssigkeit die Sterilität nicht gefährdet wird. Unterschenkel und Fuß werden in eng anliegende Operationstücher gepackt und mit einer Binde umwickelt oder in Operationsstrümpfe gesteckt. Wichtig ist die völlige Beweglichkeit des ganzen Beines.

Bei Verwendung von Einmalgebrauch-Abdeckmaterial werden selbstklebende Papiertücher verwendet, die als Manschette sowohl am Oberschenkel als am Unterschenkel an der Haut fest anhaften. Bei dieser Technik erübrigt sich die Verwendung einer Abdeckfolie um das Knie. Beim Abdecken mit Stofftüchern hingegen empfehlen wir die Verwendung einer gut klebenden Plastikfolie. Es geht dabei nicht um den Schutz der Haut; hier ist längst nachgewiesen, daß solche Hautfolien keinen zusätzlichen Infektionsschutz bringen. Die Folie soll hingegen verhindern, daß Spülflüssigkeit unter die Tuchmanschette entlang dem Ober- und Unterschenkel läuft und auch unsteril wieder zurücklaufen kann. Da Fälle bekannt geworden sind, bei denen kleine Stücke der Plastikfolie mit dem Arthroskop ins Gelenk hinein verschleppt wurden, wurde der generelle Verzicht auf eine Abdeckfolie gefordert [551]. Das Einschleppen von Plastikfragmenten bei einer gut klebenden Folie läßt sich jedoch immer vermeiden, wenn der Hautschnitt genügend groß gewählt wird und man sich nicht auf die Verwendung einer zu kleinen Inzision kapriziert. Eingebrachte Folienstücke könnten überdies bei der Arthroskopie leicht aus dem Gelenk entfernt werden.

4. Gelenkfüllung

A. Flüssiges oder gasförmiges Medium?

Für die arthroskopische Untersuchung ist ein Auffüllen des Gelenkraumes mit Flüssigkeiten oder Gasen notwendig. Das Abheben der Synovialis ermöglicht erst einen Überblick über die intraartikulären Strukturen. Am häufigsten wird physiologische Kochsalz- oder Ringerlösung verwendet, wie es schon Watanabe [49], Jackson [585], Eikelaar [578], O'Connor [595] und Johnson [586] empfohlen haben. Aus Europa kam die Empfehlung, vermehrt auch gasförmige Medien zu benützen: Luft [211, 317], Kohlensäure [583] oder Lachgas [287]. Schon Bircher hatte Gas zur Gelenkfüllung verwendet [1]: Er applizierte Sauerstoff oder Stickstoff mit einem Pneumothorax-Apparat. Henche empfahl eine kombinierte Methode unter Auffüllen des Gelenkes mit Flüssigkeit im Wechsel mit einer CO_2-Füllung [172, 583].

Die Füllung des Gelenkes mit **Gasen** erfordert die Verwendung von **Bakterienfiltern** und von **Druckbegrenzern.** Ohne letztere lässt sich die Ausdehnung von subkutanen Emphysemen nicht verhindern. Aus diesem Grund wurde ein spezielles CO_2-Insufflations-Gerät entwickelt [583].

Das arthroskopische Bild, das sich dem Untersucher bietet, ist bei Gas- und Flüssigkeitsfüllung sehr unterschiedlich. Der Gelenkbinnenraum scheint mit Gas größer, weil Synovialiszotten gegen die Kapsel gedrückt werden. Dadurch erscheint auch eine Synovitis weniger ausgeprägt als im flüssigen Milieu, wo die Synovialiszotten flottieren. Auch der geschädigte Gelenkknorpel wird durch den Gasdruck an seine ursprüngliche Lage zurückgebracht; die Knorpelschädigung erscheint harmlos.

Die Strukturen im Gelenk erhalten im Gas einen schimmernden Glanz, so daß brillante Fotografien entstehen. Die Informationsausbeute einer Arthroskopie im gasförmigen Milieu wurde von Eriksson günstiger beurteilt als die bei der Verwendung von Wasser [116].

Nun ist die Verwendung von Gas jedoch mit einer ganzen Reihe von **Nachteilen** behaftet oder schaltet auch eindeutige Vorteile der Flüssigkeitsfüllung aus.

Das Hauptproblem liegt bei den **arthroskopischen Operationen,** wobei durch zusätzliche Inzisionen immer ein Druckverlust und erheblicher Austritt von Gas in die Weichteile entstehen. Es entstehen Schwierigkeiten, den notwendigen intraartikulären Druck zur Entfaltung des Gelenkraumes aufrechtzuerhalten.

An der Optik entsteht oft ein Filmbelag, der die Sicht verschleiert.

Die **Verwendung einer Flüssigkeit** ist dagegen einfach, ermöglicht das Ausspülen des Gelenkes, vereinfacht arthroskopische Operationen und ist sicher, d. h. weitgehend frei von Komplikationen:

1. **Einfach:** Komplizierte, zusätzliche Installationen wie Luftfilter und Druckbegrenzung sind nicht notwendig. Bei diagnostischen Arthroskopien und unkomplizierten Operationen selbständiges Nachfüllen des Gelenkes aus der Infusionsflasche. Die Zufuhr ist möglich über die vor der Untersuchung eingeführte Nadel oder über das Arthroskop selbst. Bei komplizierten Operationen und bei der Verwendung von motorgetriebenen Operationsinstrumenten muß jedoch auch bei der Flüssigkeitsfüllung eine Pumpe eingesetzt werden.
2. Ein wichtiger Vorteil liegt in der Möglichkeit des **Ausspülens des Gelenkes:** Auch bei der Verwendung von Gasen muß ein Hämarthros vorgängig ausgespült werden. Ein trübes leukozytenreiches Exsudat wird sofort entfernt. Manche Patienten mit chronischen Knieaffektionen verspüren denn auch nach der Arthroskopie eine wesentliche Besserung der Beschwerden. Besondere Bedeutung kommt der Möglichkeit zu, kleine freie Gelenkkörper durch den Schaft des Arthroskops auszuspülen.
3. Uns scheint die Verwendung einer Flüssigkeit sicherer: Keine Reizung der Synovialis, wie es dem Kohlendioxidgas in Verbindung mit Wasser zugeschrieben wird, kein Austrocknen der Gelenkflächen [583], kein lästiges subkutanes Emphysem, wie es bei Verwendung von Gasen immer zu erwarten ist, und ganz besonders auch keine Gefahr einer Luftembolie [556, 560].

Selbstverständlich kommt auch die **Kombination beider Methoden** in Betracht

Tabelle 1:
Vorteile der Gelenkfüllung mit Ringerlösung gegenüber gasförmigem Medium

1. Einfach

- In der Regel keine zusätzlichen Installationen (Druckregler, Filter). Nachfüllen des Gelenkes selbständig aus der Infusionsflasche. Druck durch Höhe der Infusionsflasche kontrolliert. Zufuhr über Arthroskop. Bei gewissen Operationen ist allerdings die Verwendung einer Pumpe unerläßlich.

2. Möglichkeit zum Ausspülen des Gelenkes

- Hämarthros
- Trübes Exsudat
- Ausspülen kleiner freier Gelenkkörper

3. Arthroskopische Operationen erleichtert;

im gasförmigen Milieu unter Umständen kaum möglich

4. Sicher: Keine Komplikationen

- Keine Reizung der Synovialis
- Kein Austrocknen der Knorpelflächen
- Kein subkutanes Emphysem (!)
- Keine Gefahr einer Luftembolie

B. Eigene Technik

Zur Gelenkfüllung verwenden wir ausschließlich **Ringerlösung.** Ringerlösung kommt den physiologischen Verhältnissen am nächsten; Elektrolytzusammensetzung und ganz besonders das pH sollen dem Gewebe entsprechen. Untersuchungen von Reagan haben gezeigt, daß Ringerlösung die besten metabolischen Voraussetzungen für Zellkulturen bietet [279].

In den Recessus superior wird vorgängig der Untersuchung von medial her eine dicke Injektionskanüle (Nr. 20) eingeführt und daran durch ein Infusionsbesteck die Flasche mit Ringerlösung angeschlossen (Abb. 7). Nach Füllen des Gelenkes wird in der Regel die Spülung durch den Schaft des Arthroskopes fortgesetzt und die Injektionskanüle entfernt, um eine ungehinderte Bewegung des Gelenkes zu ermöglichen. Die Instillationslösung füllt das Gelenk fortwährend selbständig nach, wobei durch die Höhe der Flasche über dem Kniegelenk der intraartikuläre Druck automatisch kontrolliert wird. Wir hängen die Flasche so hoch wie möglich, unter die Decke des Operationssaales.

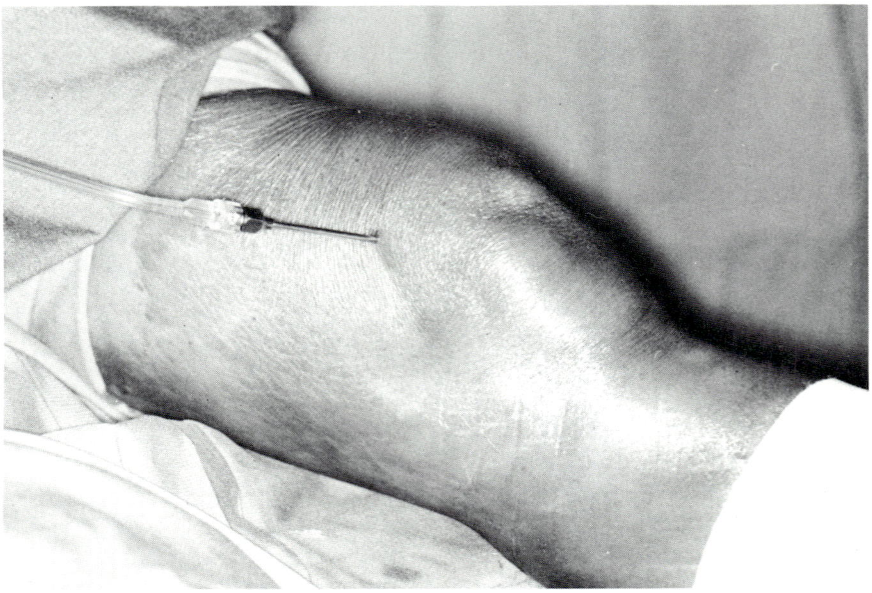

Abb. 7
Gelenkfüllung mit Ringerlösung über eine von medial ins Knie eingebrachte Kanüle vor Einführen des Arthroskops.

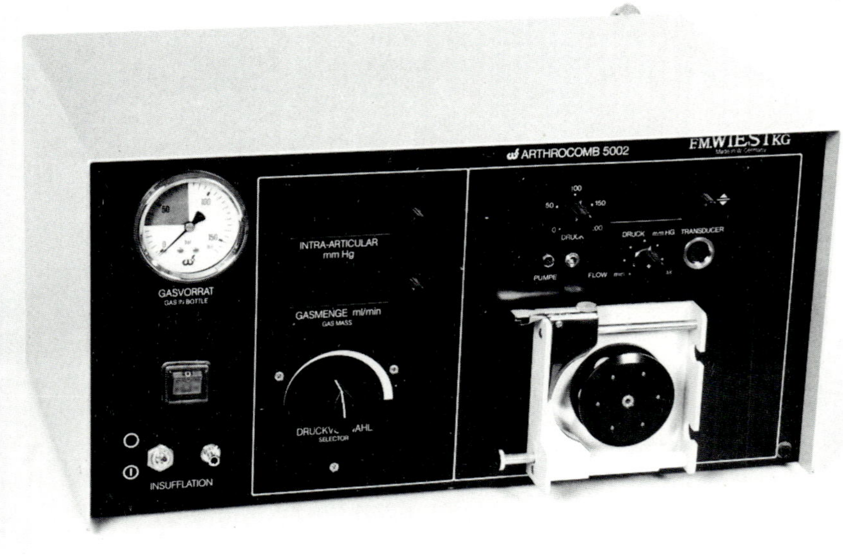

Abb. 8
Kombinationsgerät zur druckkontrollierten Gelenkfüllung mit Flüssigkeit über eine Rollenpumpe und mit CO_2 (Wiest).

Bei größeren Wasserverlusten oder sich schlecht entfaltendem Gelenk, ganz besonders auch bei der Verwendung von Instrumenten mit Sog, reicht der Flüssigkeitsfluß durch den Arthroskopschaft zur Füllung nicht aus; das Gleichgewicht zwischen Zufluß und Ausfluß ist verschoben. In diesen Fällen muß durch Einbringen einer zusätzlichen, dicken Hülse Flüssigkeit zugeführt werden, vorzugsweise wiederum durch einen medialen oberen Zugang, um später Platz frei zu halten für einen allfälligen lateralen Operationszugang durch den Recessus superior. In solchen Fällen kann auch die Verwendung einer Rollenpumpe äußerst hilfreich sein [62, 72, 263]. Es gibt heute kombinierte Systeme, die sowohl die Zufuhr von Gas wie von Flüssigkeit druckabhängig regeln (Abb. 8).

Erst nach Auffüllen des Kniegelenkes erfolgt die Flexion des Beines und die Perforation von Gelenkkapsel und Synovialis mit dem Arthroskop-Trokar. Bei gefülltem Kniegelenk ist ein atraumatisches Einführen des Arthroskops um vieles leichter und eine Beschädigung des Gelenkknorpels wird verhindert.

5. Zugänge

A. Standardzugänge
(Abb. 9)

Als Zugang ins Gelenk verwenden wir in der Regel zwei Inzisionen: Durch einen medialen Zugang auf Gelenkspalthöhe wird das laterale Kompartiment und durch einen lateralen Zugang werden der mediale Gelenkabschnitt sowie anschließend das Femoropatellargelenk mit dem Recessus superior untersucht. Die Untersuchung des Gelenkes wäre an und für sich ausschließlich von einem lateralen Zugang aus möglich. Warum sich nicht auf einen Zugang beschränken?

1. Die **Sicht** auf Strukturen eines Gelenkabschnitts ist **besser** von einem gegenüberliegenden Zugang. Dies gilt ganz besonders für den hintersten Teil des Gelenkkompartiments mit dem Meniskushinterhorn. Übersicht und Beurteilung der Fossa intercondylica mit dem vorderen Kreuzband werden umfassender durch zwei verschiedene Blickrichtungen, deren arthroskopisches Bild sich gegenseitig ergänzt.
2. Die reine Inspektion der intraartikulären Strukturen ist in vielen Fällen ungenügend; sehr oft gehört dazu die **Palpation:** So führen wir immer durch den anderen, seitengleichen Zugang ein **Tasthäkchen** oder einen **dünnen stumpfen Obturator** von 3,2 mm Durchmesser ein (s. Abb. 3 und 4) und palpieren damit unter Sicht die Strukturen im untersuchten Kompartiment. Wir heben beispielsweise einen Meniskus zur Beurteilung der Unterfläche an, bringen einen Einriß im Meniskus zum Klaffen und beurteilen damit

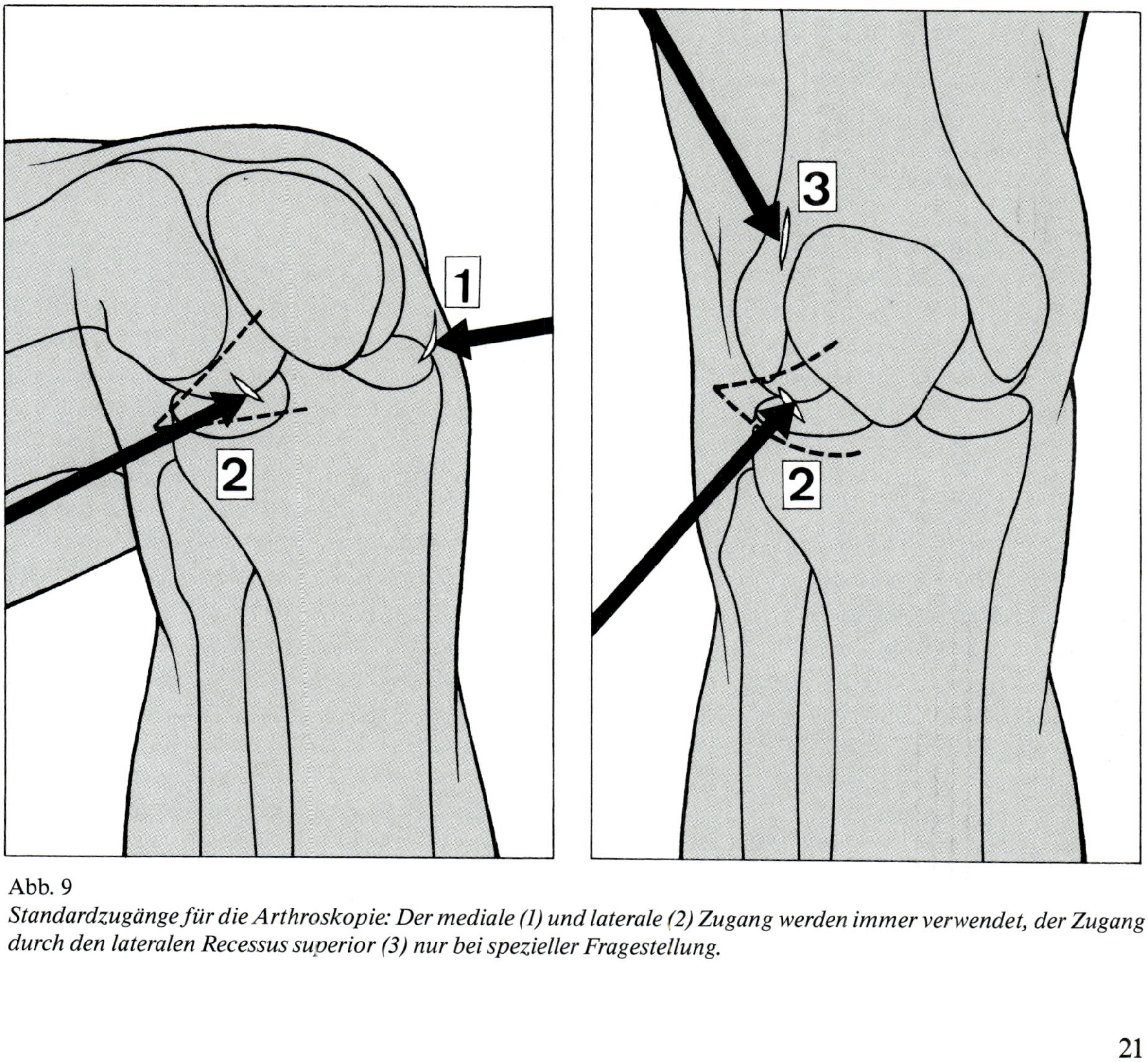

Abb. 9
Standardzugänge für die Arthroskopie: Der mediale (1) und laterale (2) Zugang werden immer verwendet, der Zugang durch den lateralen Recessus superior (3) nur bei spezieller Fragestellung.

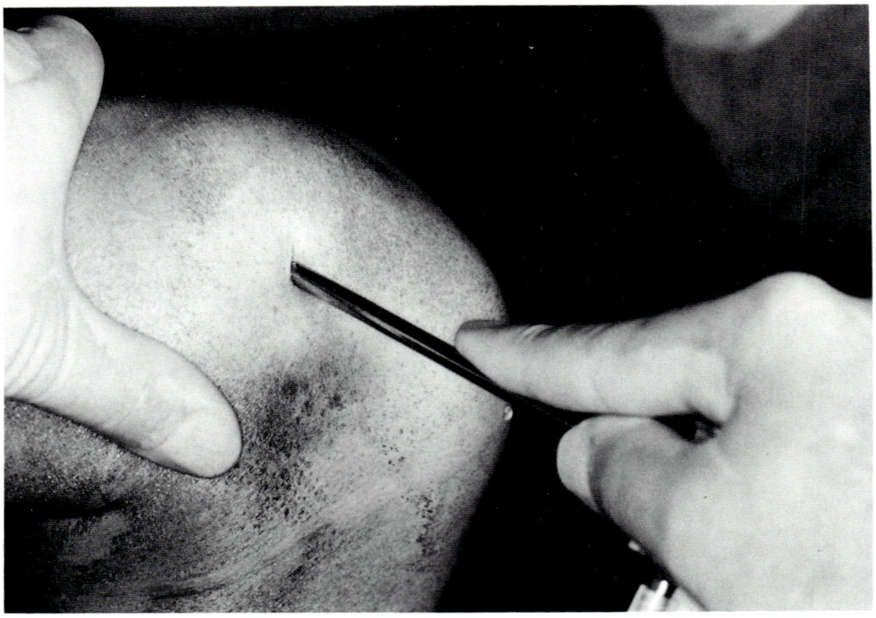

Abb. 10
Medialer Zugang: Durchstechen der Gelenkkapsel mit dem spitzen Trokar.

Tiefe und Ausmaß des Risses, schieben Synovialis oder Hoffa aus dem Blickfeld, palpieren das vordere Kreuzband und prüfen somit seine Festigkeit.

3. **Für allfällige operative Eingriffe unter arthroskopischer Sicht** wird ebenfalls dieser zweite, seitengleiche Zugang verwendet.

Entgegen einer landläufigen Meinung ist es für die **Morbidität** der Untersuchung völlig gleichgültig, ob ein oder zwei oder mehrere Zugänge verwendet werden. Die kleinen Stichinzisionen sind nach einigen Monaten überdies kaum mehr zu sehen.

1. Medialer Zugang

Bei flektiertem Kniegelenk bilden Femurkondylus, medialer Rand des Tibiaplateaus und medialer Rand des Ligamentum patellae ein Dreieck. Im Zentrum dieses Dreiecks, in einer üblicherweise gut zu palpierenden Grube, erfolgt die Stichinzision in Spaltrichtung der Haut (Abb. 10). Die Trokarhülse mit dem **spitzen Obturator** perforiert nur die derbe Gelenkkapsel. Dann wird der spitze Obturator gegen den **stumpfen** ausgewechselt und erst mit diesem die Synovialis durchbohrt. Dadurch werden Verletzungen des Gelenkknorpels durch die scharfe Obturatorspitze vermieden. Trokarhülse und stumpfer Obturator werden nun vor dem vorderen Kreuzband hindurch ins laterale Gelenkfach vorgeschoben. Beim Entfernen des Obturators zeigt nachfließende Flüssigkeit an, daß sich der Schaft frei im Gelenkspalt befindet.

2. Lateraler Zugang

Beim flektierten Kniegelenk findet sich eine ähnliche Grube auch zwischen lateralem Femurkondylus, Tibiaplateau und Rand des Ligamentum patellae, von deren Zentrum aus der Trokar mit der gleichen Technik ins Gelenk eingeführt wird. Die Einstichrichtung ist zunächst etwas mehr nach kranial gerichtet, um vor dem vorderen Kreuzband mit Sicherheit den Hoffa'schen Fettkörper zu umgehen.

Nach Inspektion des medialen Kompartimentes erfolgt durch die gleiche Hautinzision, nun aber bei völlig gestrecktem Kniegelenk, eine erneute Kapselperforation mit dem spitzen Obturator in Richtung Femoropatellargelenk. Um eine Verletzung des Patellarückflächenknorpels mit dem scharfen Rand des optischen Systems zu vermeiden, wird zunächst der Trokar mit stumpfen Obturator unter der Patella hindurch bis in den Recessus superior vorgestoßen: Die Inspektion der Patellarückfläche erfolgt unter Zurückziehen der Optik.

3. Lateraler Zugang durch den Recessus superior

Ist die Beurteilung der Patellarückfläche vom Zugang auf Gelenkspalthöhe lateral unvollständig oder bleibt eine spezielle Fragestellung offen, wählen wir noch einen dritten Zugang durch den Recessus superior lateral. Die Inzision liegt einen Querfinger neben dem Patellarand auf Höhe des oberen Patellapols. Die Übersicht auf Patellarückfläche und Trochlea sind von hier aus etwas besser als vom lateralen Zugang auf Höhe des femorotibialen Gelenkspaltes. Der gleiche dritte Zugang wird verwendet, wenn die Patellarückfläche unter Sicht mit dem kleinen stumpfen Obturator palpiert werden soll, oder wenn Gelenkkörper aus dem Recessus superior oder dem Femoropatellargelenk zu entfernen sind.

Wird die Arthroskopie unter direkter Sicht durch das Arthroskop und nicht mit der Videokamera vorgenommen, empfiehlt es sich, bei der Inspektion des Femoropatellargelenkes das Gebiet unter dem Arthroskop vorübergehend mit einem kleinen sterilen Tuch abzudecken, da der Kopf des Untersuchers sehr nahe an die Abdecktücher kommt. Das Tuch wird nach Abschluß dieser Untersuchungsphase wieder entfernt.

B. Andere Zugänge

Gillquist hat einen **Zugang durch das Ligamentum patellae** beschrieben, um die Inspektion des Kniegelenkes durch einen einzigen Zugang zu ermöglichen [130]. Dieser **zentrale** Zugang wurde in der Folge auch für arthroskopische Operationen eingesetzt: Es bleiben dann die beiden Standardzugänge medial und lateral für das Einführen von Instrumenten frei. Dieses Vorgehen wurde von einigen Autoren als «schwedische Technik» übernommen.

Das Arthroskop wird bei leichter Flexion des Kniegelenkes durch eine Inzision 1 cm unter dem distalen Patellapol durch das Ligamentum patellae hindurchgeführt, vermeidet so den Hoffa'schen Fettkörper und kann durch die Fossa intercondylica an den Kreuzbändern vorbei nach hinten gebracht werden. Voraussetzung ist dabei die Verwendung eines optischen Systems mit 70°-Winkel-Optik. Das Hinterhorn des medialen Meniskus kann dabei gut beurteilt werden. Die Technik ist hilfreich bei ganz speziellen Fragestellungen in diesem Bereich. Als Standardvorgehen fanden wir es eher unpraktisch.

Neben den vorderen gibt es auch einen **postero-lateralen** und auch einen **postero-medialen** Zugang. Für die Routineuntersuchung sind sie nicht nötig. Da bei unserer Technik mit dem medialen Zugang das gesamte hintere laterale Gelenkfach mit der Sehne des M. politeus und dem gesamten Hinterhorn des lateralen Meniskus mühelos überblickt werden können (s. Abb. 18 und 19), entfällt die Notwendigkeit eines zusätzlichen Zuganges in diesem Gebiet.

Die Inzision beim postero-medialen Zugang liegt bei einer Beugung des Kniegelenkes um 90° und maximaler Außenrotation hinter dem medialen Seitenband auf Gelenkspalthöhe. Eine maximale Gelenkauffüllung ist notwendig. Durch diesen Zugang können das hintere Kreuzband und das Hinterhorn des medialen Meniskus teilweise eingesehen werden.

Der Wert dieses Zuganges wird dadurch eingeschränkt, daß die Optik sehr nahe auf den zu untersuchenden Strukturen sitzt und dadurch die Übersicht erschwert ist. Der freie Rand des Meniskushinterhorns kann schlecht und die Unterfläche überhaupt nicht beurteilt werden. Überdies besteht die Gefahr einer Verletzung der V. saphena magna mit nachfolgender Blutung. Johnson hat aus eigenen Erfahrungen auf diese Komplikation hingewiesen [586].

Patel hat die **oberen Zugänge,** beidseits neben der Patella, propagiert [267, 268]. Die Idee dahinter war nicht so sehr, einen besseren Überblick über das Gelenk zu gewinnen, sondern einen Zugang entfernt von der femorotibialen Gelenkspalthöhe zu finden, um bei arthroskopischen Meniskusoperationen die Instrumente ungehindert in diesem Gelenk bewegen zu können. Von diesen möglichen Zugängen ist der **supero-laterale (midpatellar approach)** wohl der wichtigste.

6. Probleme der Sterilität

Es versteht sich, daß ein intraartikulärer Eingriff wie die Arthroskopie unter denselben strikten Bedingungen der Asepsis durchgeführt werden muß wie jede andere Operation am Kniegelenk. Auf die Notwendigkeit der Verwendung wasserundurchlässiger Abdecktücher (z. B. mit Gummieinlage) wurde bereits hingewiesen.

Fremd und ungewohnt jedoch für jeden Chirurgen ist das Vorhandensein eines **unsterilen Gebietes** in nächster Nähe des Operationsfeldes: Das **Okular der Optik.** Es ist sinnlos, dieses Gebiet während der Untersuchung steril halten zu wollen. Eine zuverlässige Untersuchung ist ohne Berührung des Okulars mit der Augenregion oder der Brille auf die Dauer nicht möglich.

Statt dessen werden **konsequent sterile** und **unsterile Zone** auseinandergehalten (Abb. 11). Das Okular des Arthroskops wird ab Beginn der Untersuchung als unsteril betrachtet, während der Untersuchung nie mit der Hand oder mit Instrumenten berührt, und das optische System während der Arthroskopie nur in der Hand gehalten, jedoch nicht mehr auf den Operationstisch zurückgelegt. Hingegen wird das Lichtleitkabel steril bewahrt. Es kann bei Entfernen der Optik vor einem neuen Zugang abgenommen werden.

Einer der Hauptvorteile der **Verwendung einer Videokamera** besteht darin, daß das ganze Operationsgebiet und alle verwendeten Hilfsmittel kompromißlos steril gehalten werden. Es hat zwar niemand gezeigt, daß dadurch die ohnehin sehr niedrige Infektionsrate beeinflußt wird.

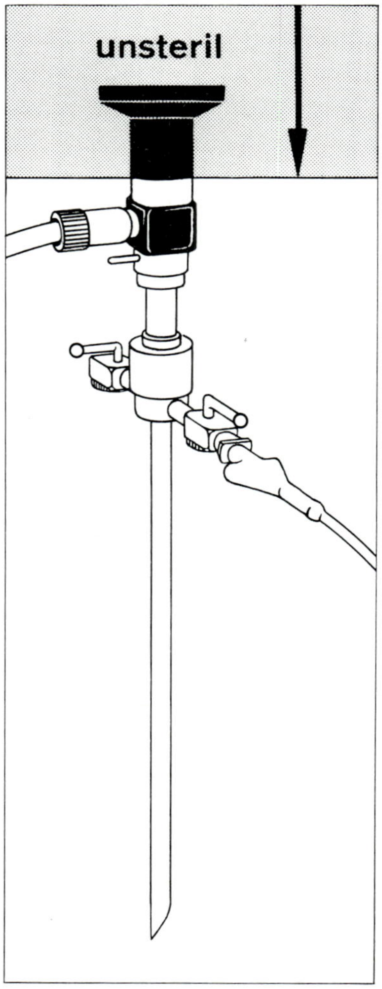

Abb. 11
Unsterile Zone bei der Arthroskopie.

7. Video

Es sei vorweg festgehalten: Auch im Zeitalter der Videosysteme kann und darf man weiterhin konventionell arthroskopieren. Die erheblichen Kosten einer Videoausrüstung sind nicht für jedes Spital und jeden Chirurgen tragbar. Viele erfahrene Arthroskopeure haben ohne Video selbst schwierige arthroskopische Operationen bis zur Meisterschaft beherrscht.

A. Vorteile der Video-Arthroskopie

1. Auf einen der Hauptvorteile, die **Wahrung der Sterilität** im gesamten Operationsgebiet, wurde bereits hingewiesen. Tatsächlich sind Sterilitätsfehler beim nahen Kontakt des Gesichts zum Okular und auch zu den Händen und Operationsinstrumenten bei direkter Sicht

durch das Arthroskop nicht völlig zu vermeiden, besonders bei schwierigen arthroskopischen Operationen.

2. Der Arthroskopeur hat seine **Bewegungsfreiheit** zurückgewonnen und kann nun eine Haltung einnehmen, die bequem ist und nicht diktiert wird durch die Lage des Arthroskops. Wie mühsam und unbequem die aufgezwungene Haltung, oft in vornübergeneigter Position ist, wird erst bewußt, wenn man sich mit der Kamera in der Hand frei bewegen kann und viele operative Schritte auch sitzend durchführen kann.
3. Die Möglichkeit des **Mitverfolgens** der Aktion im Innern des Kniegelenkes durch das gesamte im Operationssaal beschäftigte Personal darf nicht gering eingeschätzt werden. Es war für den Assistenten und die Operationsschwester, ja auch für den Anästhesisten äußerst unbefriedigend und demotivierend, während langer Zeit von außen zusehen zu müssen, wie sich jemand aus unerfindlichen Gründen abquält. Schon aus Rücksichtnahme auf die Mitarbeiter muß Video empfohlen werden.
4. Die **Unterweisung** in arthroskopischen Techniken ist ohne Video kaum denkbar. Der Assistent konnte nie einen zusammenhängenden Untersuchungsgang verfolgen und auch nicht die auftretenden Schwierigkeiten und die Wege zu ihrer Beseitigung mitverfolgen. Dann mußte er von einem Tag auf den anderen mit der Optik in der Hand selber Probleme lösen. Nun wurde es für den unterweisenden, assistierenden Kollegen frustierend, da ein helfendes Eingreifen kaum möglich war, ohne nicht selbst die entscheidenden Schritte auszuführen.
5. Mit Videoaufnahmen können **interessante Befunde** leicht **festgehalten** werden.

B. Videokameras

Heute werden von vielen Firmen ausgereifte, hervorragende Videosysteme angeboten. Prinzipiell ist bei der Anschaffung einer Videokamera zwischen einem **Röhrensystem** und einer **Chipkamera** zu entscheiden.

Die Röhrenkameras sind heute den Chipkameras immer noch qualitativ überlegen und verfügen über ein besseres Auflösungsvermögen. Sie benötigen auch weniger Licht. Chipkameras sind andererseits wesentlich leichter und handlicher (Abb. 12). Die kleinste verfügbare Kamera wiegt lediglich noch 40 g.

Aufgrund der heutigen Situation, ohne die zukünftig sicher noch zu erwartenden Verbesserung der Chipkameras zu berücksichtigen, müßte man sich überlegen, wozu die Videoaus-

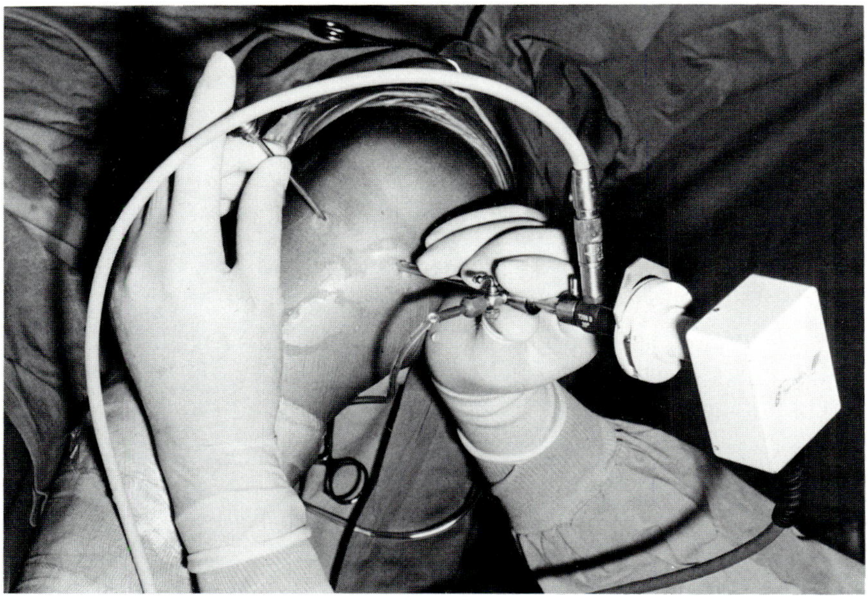

Abb. 12
Chip-Videokameras sind leicht und handlich, aber noch von geringerem Auflösungsvermögen als Röhrenkameras (Stryker).

rüstung gebraucht wird: Sollen damit auch Lehrfilme und Dokumentationsmaterial zum Vorweisen an Kongressen erstellt werden, wird man nicht auf die Röhrenkamera verzichten. Für den alleinigen praktischen Gebrauch in der täglichen Routine genügt wohl eine Chipkamera. Die finanziellen Aufwendungen liegen im gleichen Rahmen.

C. Sterilitätsprobleme

Steht eine Videokamera zur Verfügung, dann ist es selbstverständlich, daß man sie nicht nur in ausgewälten Situationen einsetzen möchte, sondern auch für mehrere Arthroskopien hintereinander am gleichen Tag. Dadurch kommt die Gassterilisation nicht in Frage.

Eine moderne Videokamera kann in eine Desinfektionslösung eingelegt werden (s. S. 15). Es handelt sich dabei also lediglich um eine Desinfektion, was schon aus prinzipiellen Gründen nicht befürwortet werden kann, obwohl zahlreiche Operateure auf diese Weise arbeiten. Wir bevorzugen deshalb das Einbringen der Kamera in einen sterilen Plastikschlauch.

Praktisches Vorgehen

Der mindestens 2 m lange Schlauch aus reißfestem, durchsichtigem Kunststoffmaterial ist an einem Ende einige Zentimeter umgeschlagen. Der Assistent oder die Schwester hält das andere Ende, während der Operateur unter diesem umgeschlagenen Teil den Schlauch geöffnet hinhält. Durch einen Mitarbeiter wird die Kamera an ihrem Kabel in den Schlauch hineingesenkt (Abb. 13). Der Operateur ergreift die Kamera nun durch den Schlauch hindurch von außen und schiebt den restlichen Plastikschlauch über Kamera und Kabel, bis noch ca. 2 cm Plastikmaterial vorstehen. Durch den Mitarbeiter wird nun der übrige Schlauch über das Kabel gezogen; die Operationsschwester befestigt Schlauch und Kabel am Stoff der Abdeckung im Bereich des Operationstisches mit einer Tuchklammer. Eine bogenförmige Führung an dieser Stelle und Fixation mit einer zweiten Tuchklammer verhindert, daß während der Untersuchung das Kamerakabel immer mehr hinausgleitet.

Die sterile Optik wird nun in den Kamera-Adapter eingesetzt und der Plastikschlauch wird durch ein selbstklebendes Tape zuverlässig und wasserdicht an das Okular gerade oberhalb des Ansatzes für das Lichtleitkabel angeklebt (Abb. 14). Nach Anschluß des Lichtkabels erfolgt der Weißabgleich.

Die Position des Fernsehmonitors wird entsprechend den jeweiligen Bedürfnissen für den Operateur möglichst bequem gewählt. Wir verzichten aus diesem Grund bewußt, technisches Zubehör zur Arthroskopie wie Kaltlichtquelle, Infusionspumpen usw. auf dem gleichen Rack zu montieren wie den Bildschirm. Dieser wird auf einen beweglichen Boy gestellt

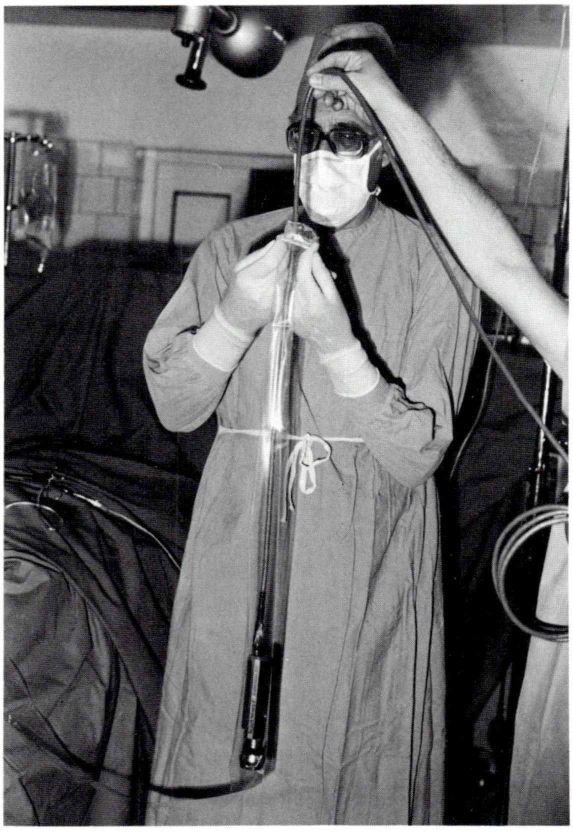

Abb. 13
Die Videokamera wird nicht sterilisiert, sondern in einen sterilen Plastikschlauch eingebracht.

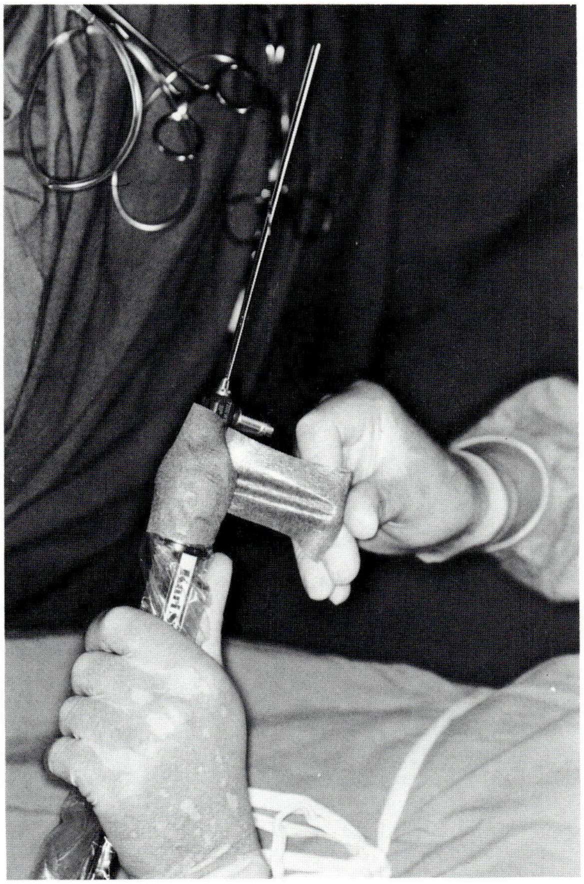

Abb. 14
Wasserdichte Fixation des sterilen Plastikschlauchs, der die unsterile Kamera enthält, an der Optik mit Selbstklebe-Streifen.

und bei arthroskopischen Operationen immer auf der dem Operateur gegenüberliegenden Seite plaziert (Abb. 15).

Die Technik des Arbeitens mit einer Videokamera muß man lernen. Es ist eine Gewöhnungssache. Wichtig ist, daß während der Arthroskopie zwar das Arthroskop selber gedreht wird, um die Vorteile der Winkeloptik auszunutzen, die Kamera jedoch immer stabil mit ihrer Oberseite nach oben geführt wird. Am Anfang wird man sich bei Betrachtung über das Videosystem unsorgfältiger im Gelenk bewegen als mit direkter Sicht; es fehlt das zwar nicht vorhandene, aber so empfundene dreidimensionale Bild des Gelenkinnern.

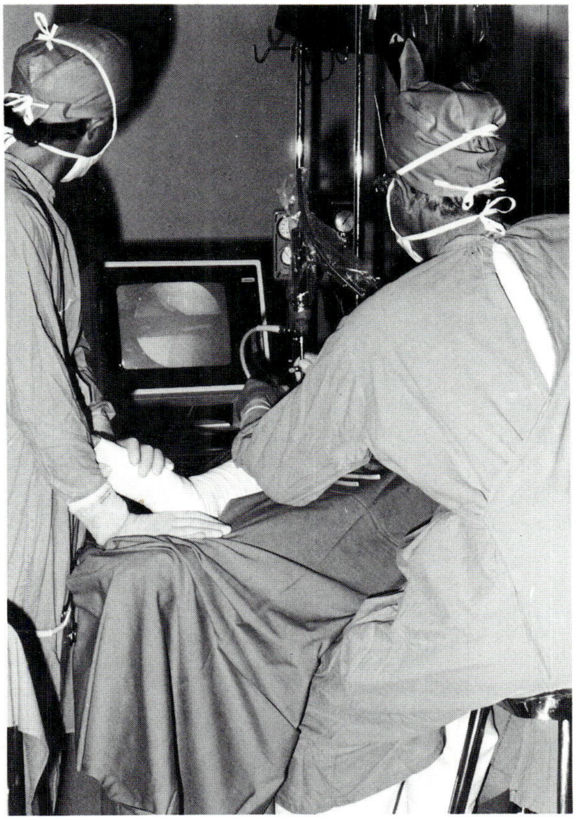

Abb. 15
Die Position des Videomonitors gegenüber dem Operateur soll diesem ein komfortables Arbeiten ermöglichen.

Tabelle 2:
Lagerung und Untersuchungsgang (eigene Technik)

Lagerung des Kniegelenkes	Zugang für Arthroskop	Zu beurteilende Strukturen
Flexion um etwa 80° Knie nach außen gelegt 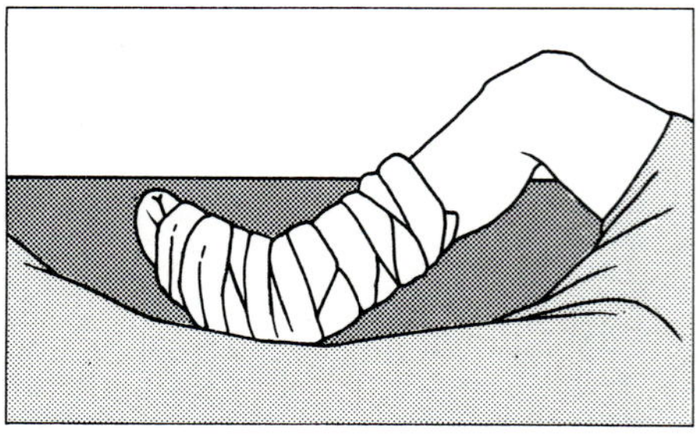	Gelenkspalthöhe medial	1. Laterales Meniskushinterhorn, Mittelzone, Vorderhorn 2. Lateraler Femurkondylus 3. Laterales Tibiaplateau 4. Synovialis lateral 5. Vorderes Kreuzband und Intercondylarregion
Flexion um etwa 80°, Knie nach innen gelegt 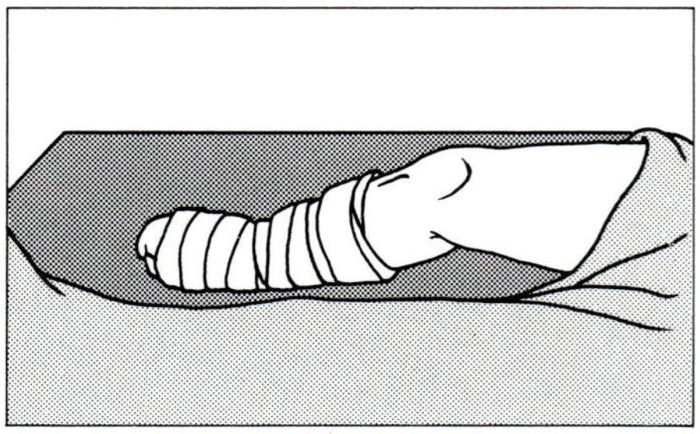	Gelenkspalthöhe lateral	1. Medialer Meniskus: Mittelzone, Vorderhorn 2. Medialer Femurkondylus 3. Mediales Tibiaplateau 4. Synovialis medial 5. Vorderes Kreuzband und Intercondylarregion
Flexion um 10–15° Valgisierung durch Druck mit Ellbogen oder Hand Maximale Außenrotation am Fuß 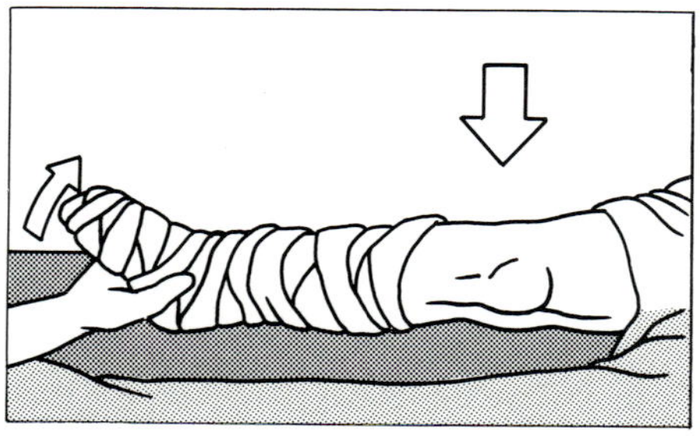	Gelenkspalthöhe lateral	Medialer Meniskus: Hinterhorn
Knie gestreckt 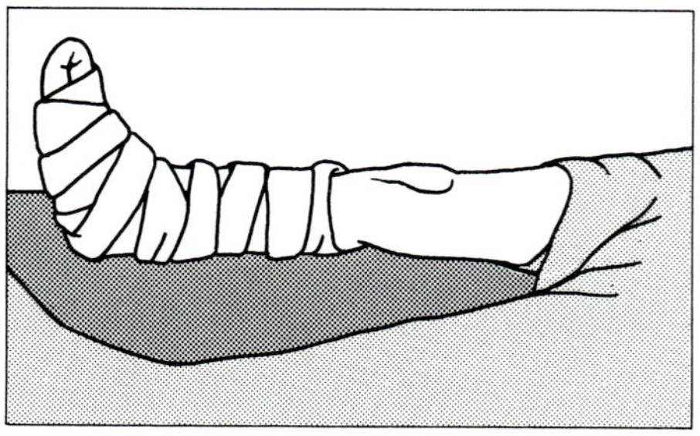	Gelenkspalthöhe lateral (evtl. Recessus superior lateral)	1. Recessus superior 2. Patellarückfläche 3. Tochlea (unter zunehmender Flexion durch Hochheben des Kniegelenkes mit Hand in der Poplitea) 4. Stellung der Patella und patellarer Gleitweg (funkt. Prüfung unter zunehmender Flexion und Extension)

8. Untersuchungsgang und arthroskopische Befunde beim normalen Kniegelenk

Wie für jede Endoskopie, ist ein **standardisierter Untersuchungsgang** notwendig, um eine zuverlässige Untersuchung zu gewährleisten. In der Freude über einen außerordentlichen Befund dürfen nicht andere Strukturen vergessen werden.

Der **Lagerung** des Beines kommt für eine optimale Untersuchung große Bedeutung zu. Bestimmte **Tricks** erleichtern die Arthroskopie, indem sie das zu untersuchende Gelenk öffnen, und machen Bewegungen des Kniegelenkes durch eine Hilfsperson unnötig. Sie helfen so mit, zu vermeiden, daß durch unkoordiniertes Bewegen mit dem Arthroskop Knorpelschäden gesetzt werden.

Die folgende Darstellung schildert Schritt für Schritt das praktische Vorgehen bei **unserer eigenen Technik** der Kniearthroskopie. Sie zeigt den Zusammenhang zwischen Zugang, Lagerung des Kniegelenkes und den im entsprechenden Zeitpunkt zu beurteilenden intraartikulären Strukturen.

A. Eigene Technik (s. Tab. 2)

1. Ausgangslage

Der Patient liegt in Rückenlage, Knie und Fuß frei beweglich. Auffüllen des Kniegelenkes mit Ringerlösung durch eine von medial in den Recessus superior eingeführte dicke Injektionskanüle (Nr. 20).

2. Beurteilung des lateralen Kompartimentes

Der Untersucher steht auf der Medialseite des zu beurteilenden Kniegelenkes. Das Gelenk wird angewinkelt und in Flexion (um etwa 80°) **nach außen** gelegt (Figure four position). Der Fuß bleibt auf dem Operationstisch abgestützt (Abb. 16). Durch die eigene Schwerkraft öffnet sich so wie von selbst der **laterale Gelenkspalt.** Wird nun das Arthroskop durch den **medialen vorderen Zugang auf Gelenkspalthöhe** eingeführt, findet es lateral viel Raum für eine gute Übersicht. Der Operationstisch wird seitlich um etwa 15° in Richtung auf den Untersucher gekippt, um diesem zu ersparen, daß er sich weit über das Gelenk hinwegbeugen muß. Nach Einführen des Trokar zunächst mit spitzem, dann mit stumpfem Obturator in das laterale Gelenkfach wird die Optik eingesetzt (Abb. 17). Erster Orientierungspunkt ist der laterale Femurkondylus, dem nach hinten gefolgt wird (Abb. 18). Beurteilt wird zunächst das Hinterhorn des lateralen Meniskus, das immer vollständig überblickbar ist. Die Ge-

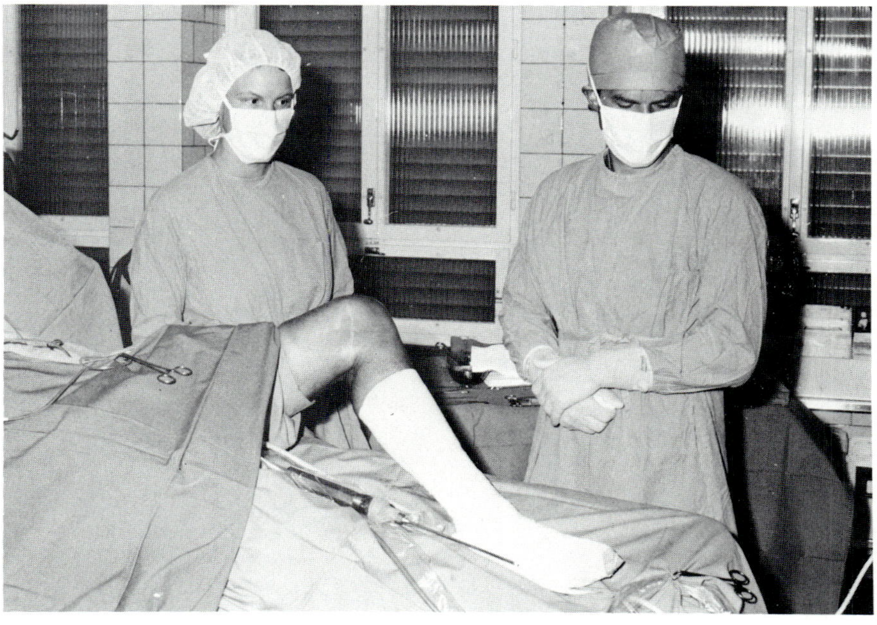

Abb. 16
Zur Untersuchung des lateralen Gelenkkompartimentes von medial wird das Knie in gebeugter Stellung nach außen gelegt; die eigene Schwerkraft öffnet den lateralen Gelenkspalt (linkes Knie). Der Operationstisch ist bereits gegen den Untersucher, nach medial gekippt.

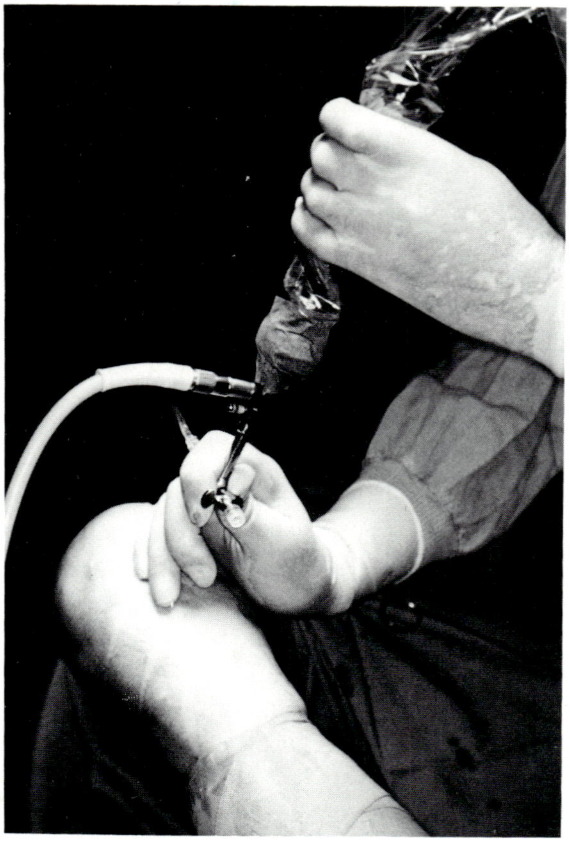

Abb. 17
Die Optik ist im Trokarschaft eingesetzt (medialer Zugang, rechtes Knie).

gend des Hiatus popliteus und der Popliteussehne werden inspiziert (Abb. 19). Man folgt dem Meniskus nach vorne und überblickt mühelos Mittelzone (Abb. 20) und Vorderhorn. Bei unklaren Befunden oder spezieller Fragestellung wird der Meniskus durch ein von lateral eingeführtes Tasthäkchen oder einen dünnen Obturator bewegt und so angehoben, daß auch seine Unterfläche beurteilt werden kann (Abb. 21). Es folgt die Inspektion der Knorpel-

Abb. 18
Überblick über das laterale Gelenkkompartiment von medial.

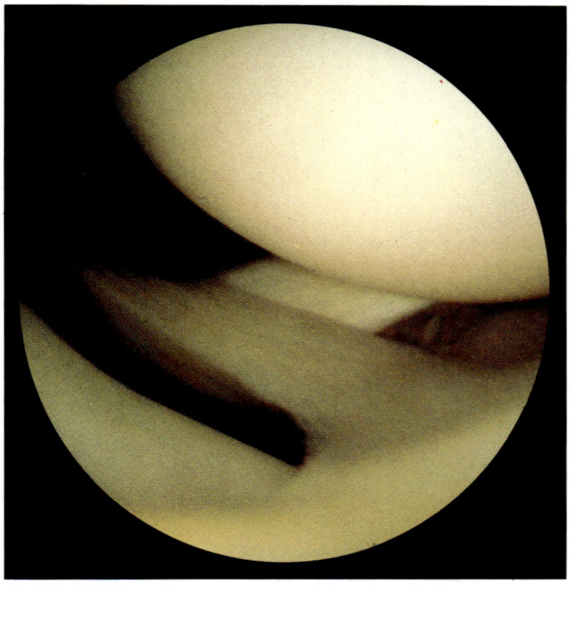

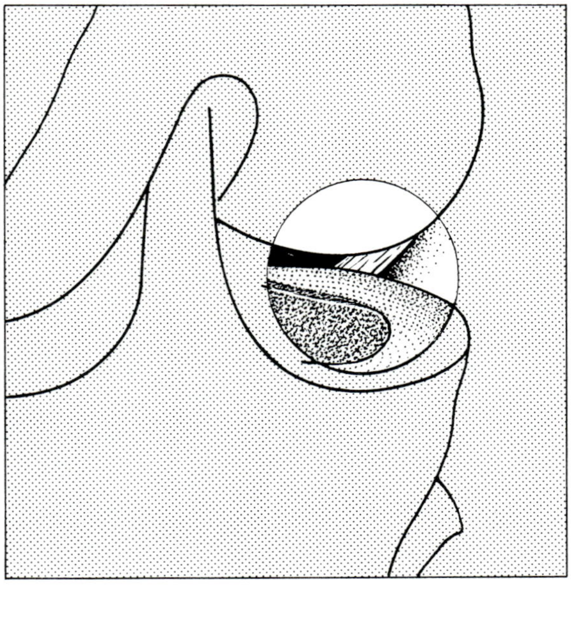

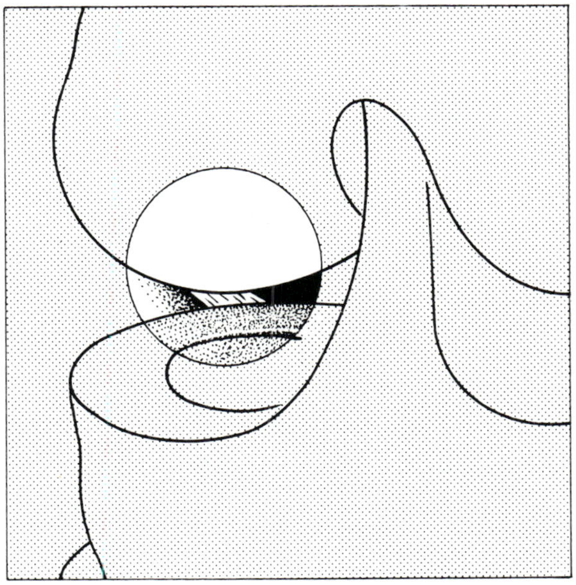
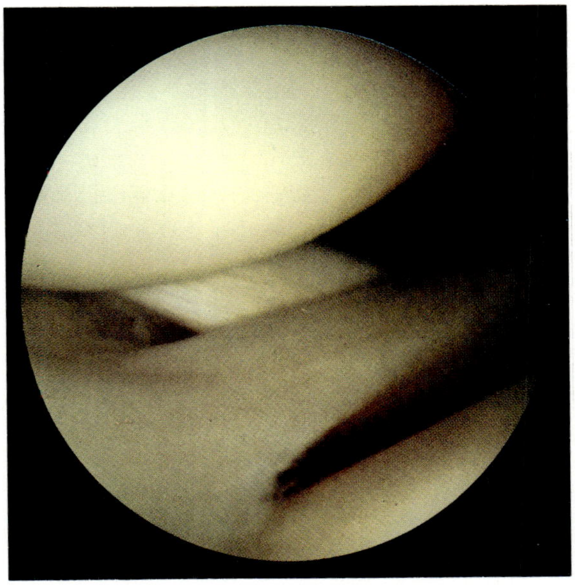

19

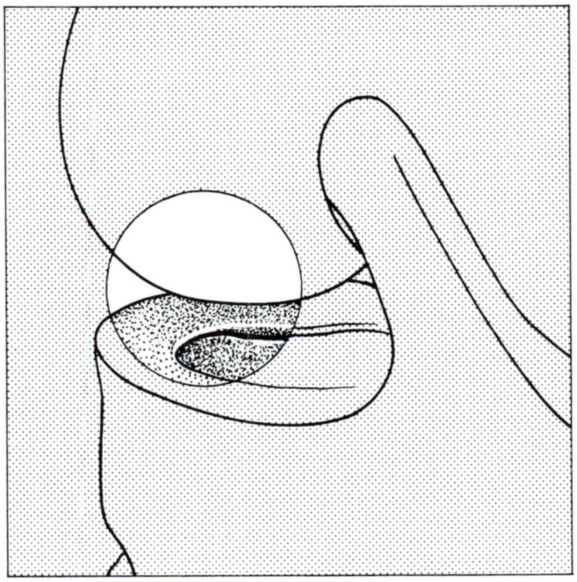
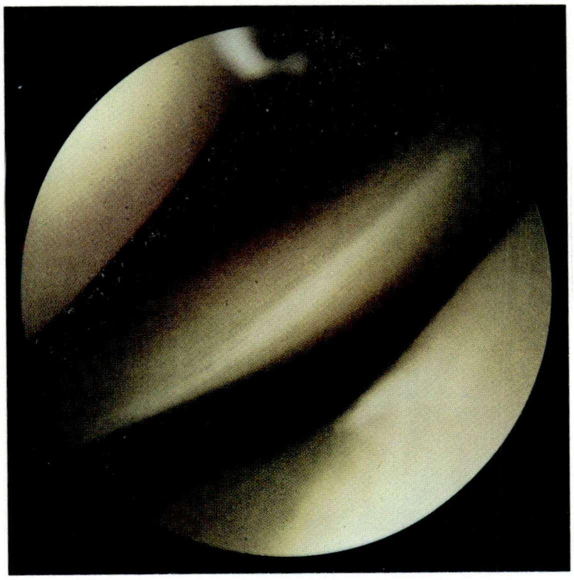

20

Abb. 19
Hinterhorn des lateralen Meniskus; dahinter verläuft die Sehne des M. popliteus.

Abb. 20
Mittelzone des lateralen Meniskus.

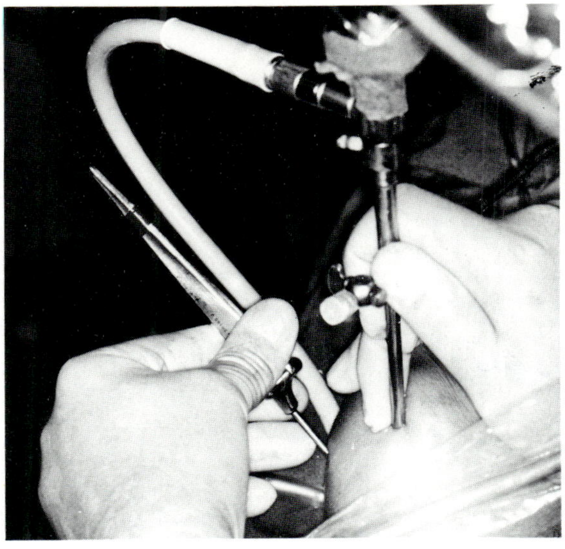

Abb. 21
Palpation und Bewegen intraartikulärer Strukturen durch das von der Gegenseite eingeführte Tasthäkchen.

flächen von Femurkondylus und Tibiaplateau und der Synovialis des lateralen Gelenkabschnittes.

Ein Zurückziehen der Optik erlaubt die Beurteilung des vorderen Kreuzbandes (Abb. 22) und der Interkondylarregion. Gegebenenfalls werden auch hier die Strukturen palpiert.

In vielen Fällen kommt die Plica synovialis infrapatellaris zur Darstellung (Abb. 23). Diese ist von weit geringerer Dicke und zeigt nicht die typische Struktur der hell aufleuchtenden, glänzenden, parallel dem Bandverlauf folgenden und meist gut erkennbaren Fasern des Kreuzbandes. Nur ein unerfahrener Untersucher wird die Plica synovialis mit dem Kreuzband verwechseln.

Wie bei der ganzen Untersuchung erlaubt das Drehen der 30°-Vorausblick-Optik eine wesentliche Erweiterung und Änderung des Blickfeldes. Von dieser Möglichkeit ist bei jedem Untersuchungsschritt Gebrauch zu machen (Abb. 24).

Abb. 22
Übersicht über das vordere Kreuzband von medial.

Abb. 23
Plica synovialis infrapatellaris.

22
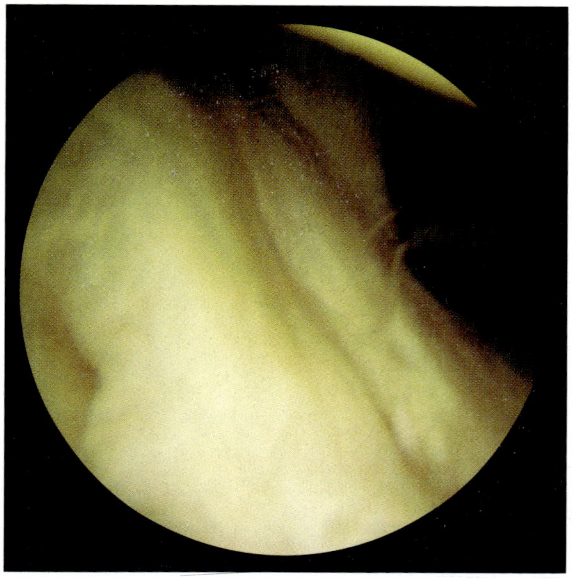
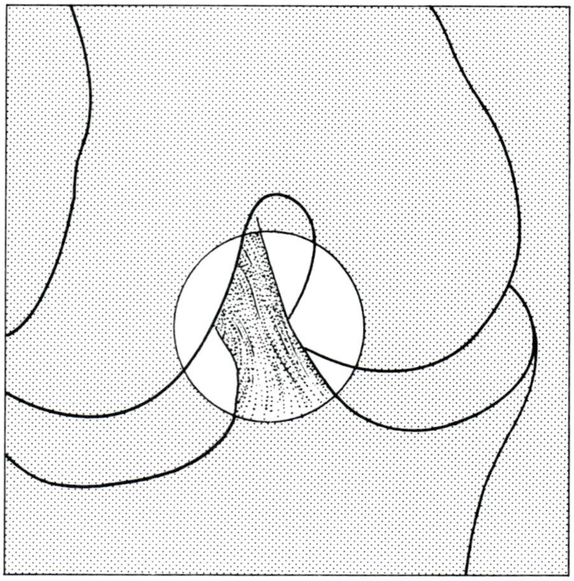

23
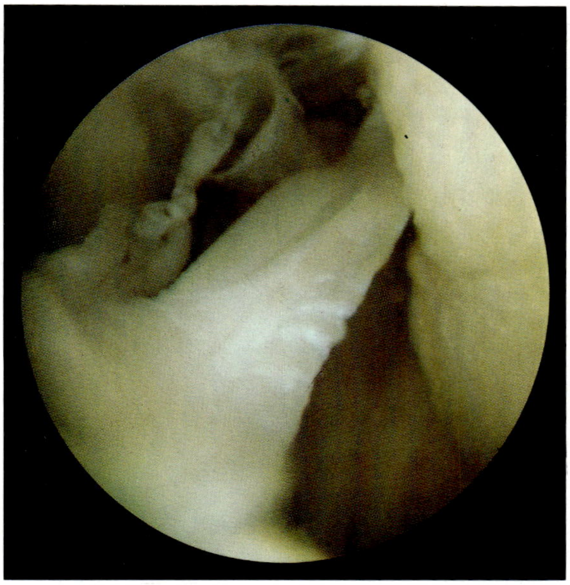
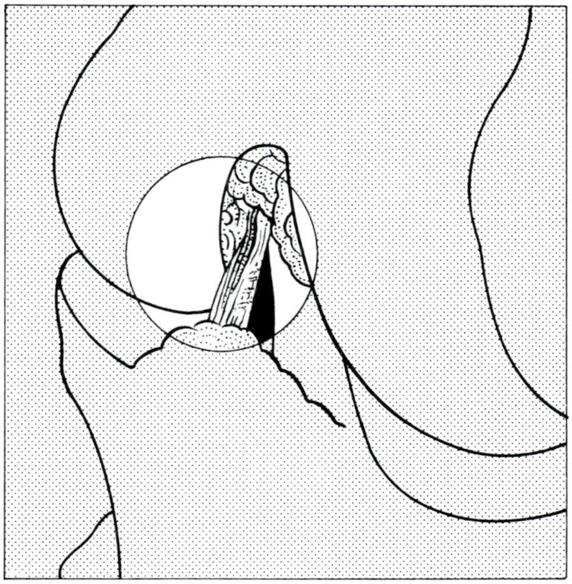

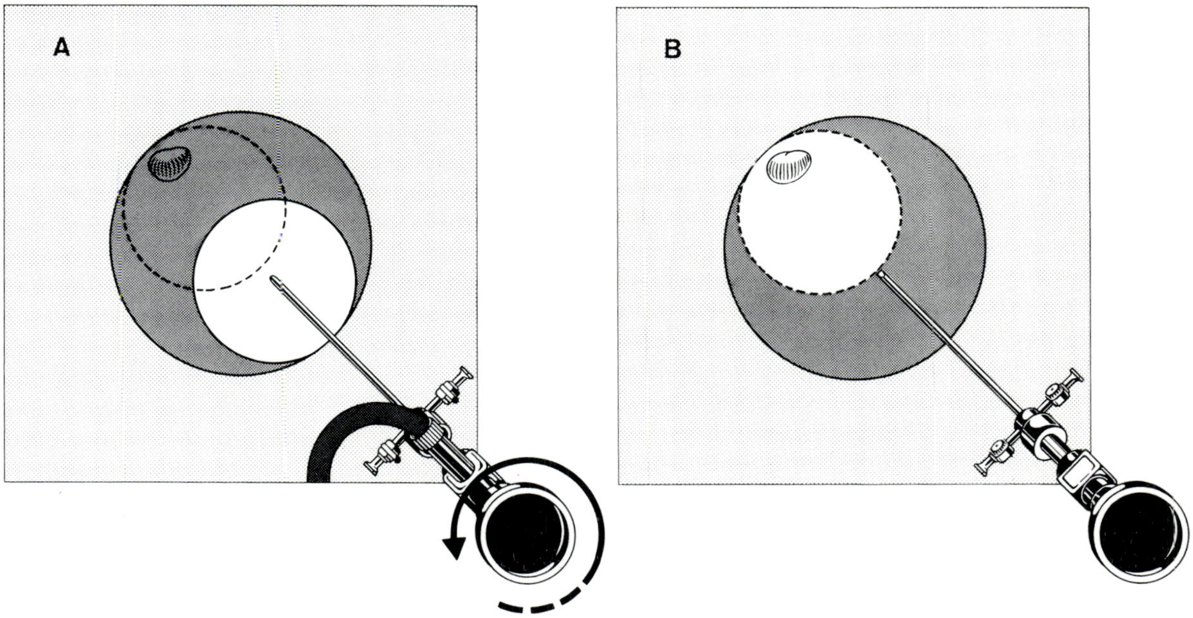

Abb. 24
Durch Drehen der 30°-Vorausblick-Optik kann das Gesichtsfeld bei gleicher Lage des Arthroskops wesentlich erweitert werden.

3. Beurteilung des medialen Gelenkkompartimentes

Der Untersucher steht lateral des Kniegelenkes. Das annähernd rechtwinklig gebeugte Gelenk wird nun gegen die **Körpermittelachse** gelagert. Der Fuß stützt sich wiederum auf dem Operationstisch ab. Der Tisch bleibt etwas vom Untersucher weggekippt. Auch hier öffnet sich durch die Lagerung das Gelenk selbständig (Abb. 25).

Inspektion des medialen Gelenkkompartimentes: Wiederum ist der Femurkondylus der erste Bezugspunkt. Unter ihm erscheint die Mittelzone des medialen Meniskus. War die

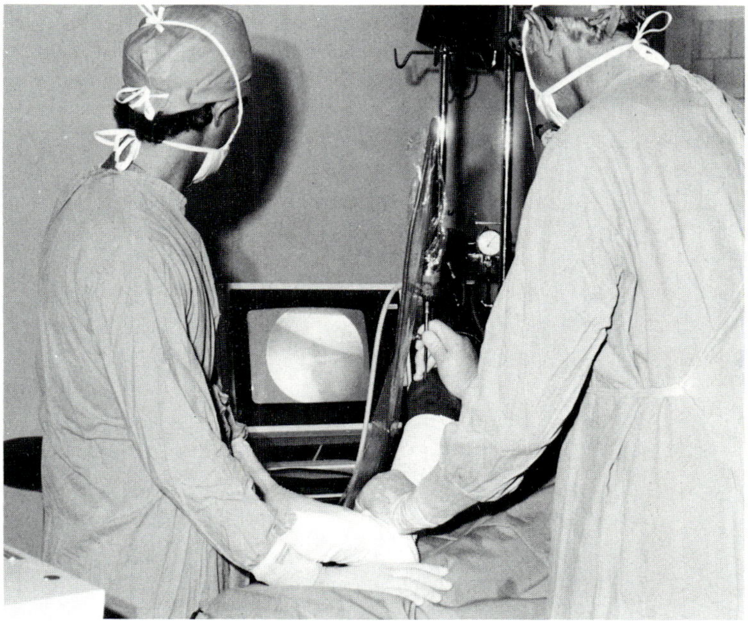

Abb. 25
Lagerung zur Untersuchung des medialen Gelenkkompartimentes: Das annähernd rechtwinklig gebeugte Knie wird gegen die Körpermittelachse zu gelegt (Operationstisch nach medial gekippt).

Blickrichtung auf den lateralen Meniskus direkt auf den freien Rand gerichtet, wird der mediale Meniskus mehr von oben betrachtet. Mittelzone und Vorderhorn werden beurteilt, anschließend die Knorpelflächen des medialen Femurkondylus und des medialen Tibiaplateaus. Es folgt die Inspektion der Synovialis im medialen Gelenkabschnitt. Nach Zurückziehen des Arthroskops kommt auch hier das vordere Kreuzband und die Interkondylarregion zur Darstellung. Vom hinteren Kreuzband ist der proximale Anteil sichtbar, gedeckt zur Synovialis oder oft auch Fettgewebe. Es kann durch Palpation beurteilt werden. Die Sicht auf die Kreuzbänder ist vom lateralen Zugang aus gelegentlich wegen einem prolabierenden Hoffa'schen Fettkörper eingeschränkt.

4. Beurteilung des Hinterhorns des medialen Meniskus

Durch den gleichen Zugang und ähnliche Lagerung, aber nur bei **fast völlig gestrecktem Kniegelenk,** kommt das Hinterhorn des medialen Meniskus zur Darstellung. Hier genügt die Öffnung des Gelenkes durch die Schwerkraft allein nicht mehr: Zur besseren Inspektion drückt der Untersucher mit der Hand oder mit seinem Ellbogen kräftig **lateral auf das Ge-**

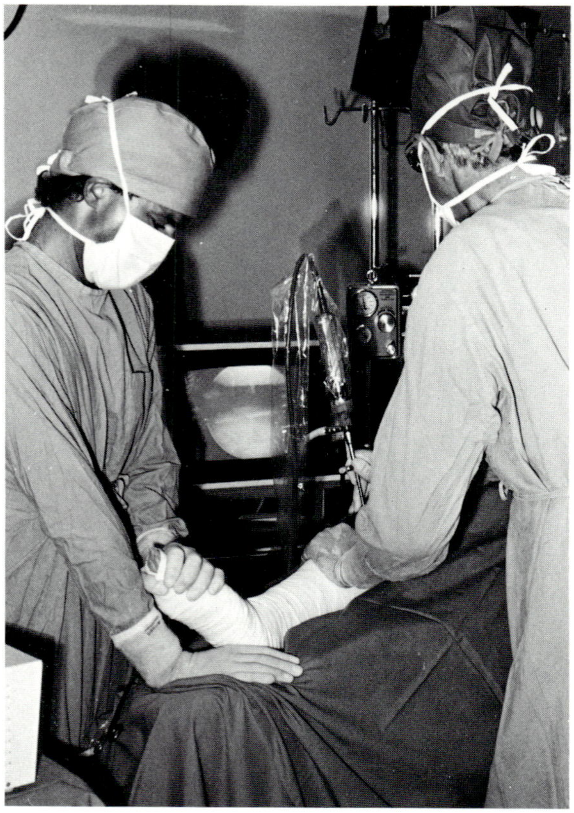

Abb. 26
Inspektion des Hinterhorns des medialen Meniskus: Arthroskop von lateral; durch Druck auf das nur noch ca. 10° flektierte Kniegelenk wird der mediale Gelenkspalt eröffnet. Fuß in Außenrotationsstellung (der Operationstisch ist nach medial gekippt).

Abb. 27
Überblickbarkeit des Hinterhorns des medialen Meniskus im Normalfall mit der eigenen Technik (s. Text).

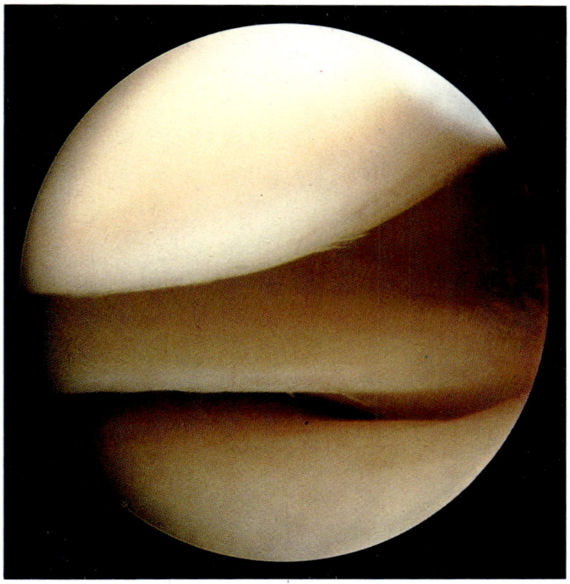

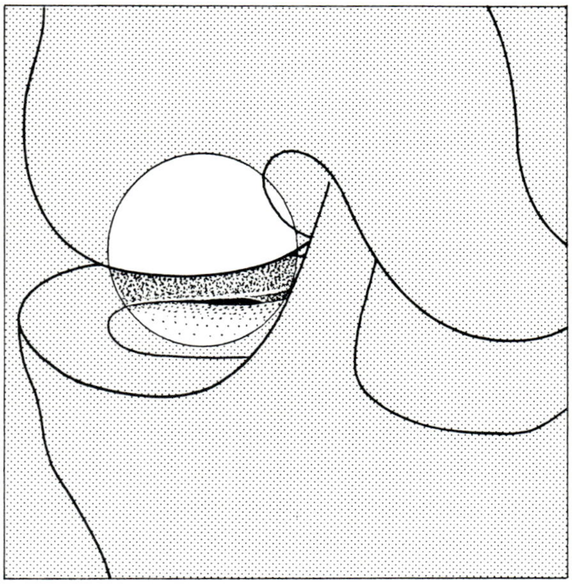

lenk und verstärkt so die Valgisierung im Gelenkbereich (Abb. 26). Die Schwester oder ein Assistent fixiert mittlerweile mit einer Hand den Fuß, um ein plötzliches Durchstrecken des Kniegelenkes unter dem Druck des Untersuchers zu verhindern. Er bringt überdies den Fuß – das ist wichtig – zur möglichst optimalen Sicht auf das Hinterhorn in **Außenrotation.**

Mit dieser Technik gelingt es immer, einen sehr großen Teil des Hinterhorns des medialen Meniskus einzusehen (Abb. 27). Der freie Rand des Meniskus ist immer in seiner ganzen Ausdehnung sichtbar, ebenso der Ansatz des Hinterhorns gegen das Gelenkinnere zu. Höchstens ein kleiner, kapselnaher Abschnitt des Hinterhornbereichs bleibt oft hinter dem Femurkondylus verborgen; bei schlaffer Gelenkkapsel oder bei medialer Seitenbandinsuffizienz kann das gesamte Hinterhorn voll beobachtet werden.

Auch beim normal straffen Knie kann nun die Sicht verbessert werden, indem mit dem Tasthäkchen das Meniskus-Hinterhorn nach kaudal gedrückt wird. Dadurch kann das Arthroskop besser über den Meniskus zur Kapsel hinsehen. Das Hinterhorn wird nun mit dem Tastinstrument angehoben; es gelingt in den meisten Fällen, die gesamte Unterfläche bis zum Kapselansatz zu sehen.

Eine Faltenbildung in der Mittelzone des medialen Meniskus ist bei dieser Position normal. Keinesfalls darf daraus auf eine Meniskusläsion geschlossen werden.

5. Beurteilung des Femoropatellargelenkes und des Recessus superior

Völlige **Streckung des Kniegelenkes.** Durch die gleiche laterale Hautinzision auf Gelenkspalthöhe wird der Trokar mit dem spitzen Obturator ins Femoropatellargelenk eingeführt und mit dem stumpfen Obturator bis in den Recessus superior vorgeschoben. Wird ohne Kamera gearbeitet, deckt ein kleines Tuch bei diesem Untersuchungsschritt den Unterschenkel wegen der unvermeidbaren Nähe des Gesichtes vorübergehend ab. Der Operationstisch wird angehoben, der Untersucher sitzt (Abb. 28). Recessus superior und – unter Zurückziehen des Arthroskops und Bewegen der Patella mit der freien Hand – die Patellarückfläche und das femorale Gleitlager werden inspiziert.

Es folgt nun ein zunehmendes Anheben des Kniegelenkes, also eine zunehmende Flexion (Abb. 30). Dies ermöglicht es, die Trochlea weiter nach distal zu verfolgen, bis die Fossa intercondylaris mit dem vorderen Kreuzband sichtbar wird.

Beurteilt wird auch die Stellung der Patella in bezug auf ihr Gleitlager (besteht eine Lateraldeviation oder eine laterale Abkippung?) und ihr funktionelles Verhalten während des Gleitwegs, indem das Knie aus Extensionsstellung unter Beobachtung der beiden Gelenkanteile langsam flektiert wird.

Scheint die Palpation der Patellarückfläche notwendig, erfolgt diese, in dem das Tasthäk-

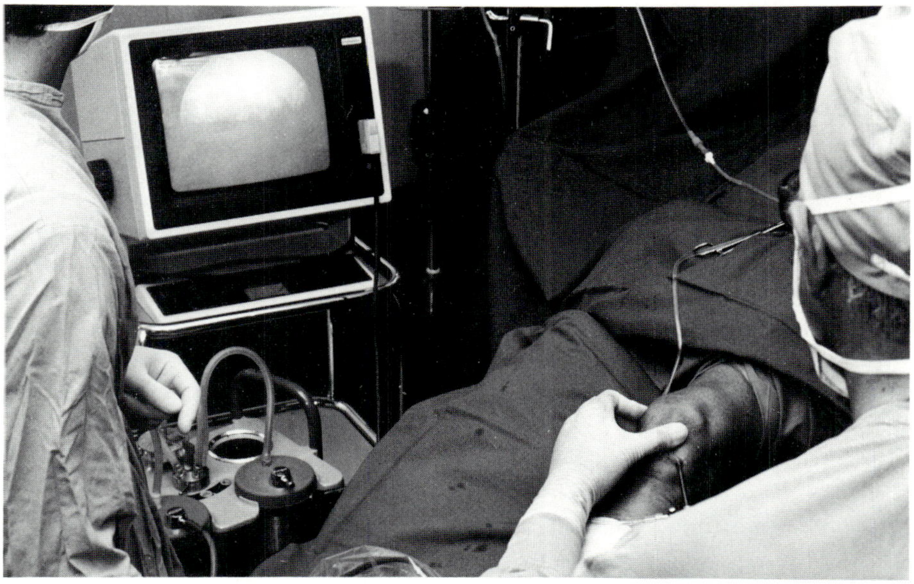

Abb. 28
Inspektion des Femoropatellargelenkes in Streckstellung des Knies.

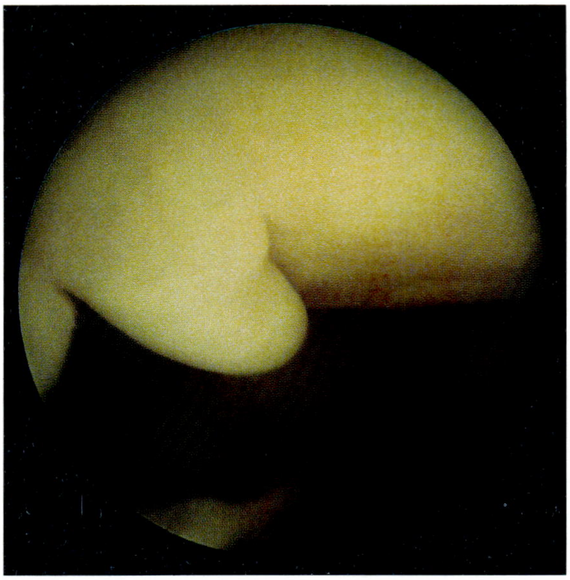

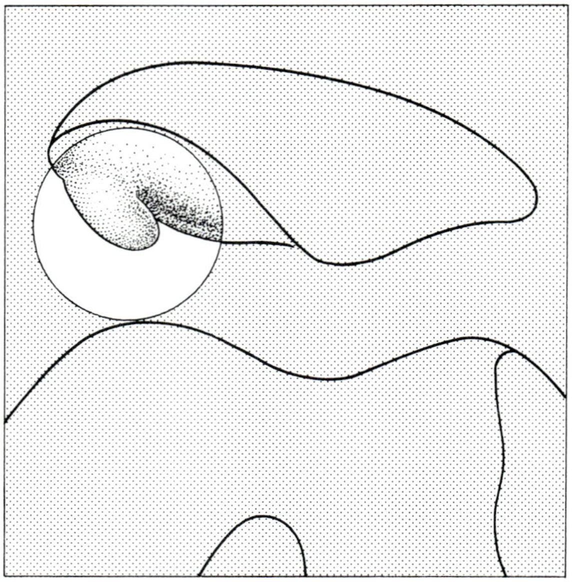

Abb. 29
Randwulst an der Patellarückfläche medial.

chen oder der dünne stumpfe Obturator durch die schon bestehende mediale Inzision in das Femoropatellargelenk eingebracht wird. Genügt dies nicht, wird durch eine zusätzliche Inzision im Recessus superior lateral auf Höhe des oberen Patellapols ein Tastinstrument eingeführt. Ist der Überblick über die Patellarückfläche ungenügend, wird das Arthroskop durch eine solche proximale laterale Inzision eingebracht; von diesem zusätzlichen Zugang aus kann das femorale Gleitlager gut eingesehen werden.

6. Abschluß der arthroskopischen Untersuchung

Bei entsprechender Indikation werden am Schluß der Untersuchung gezielte Synovialisbiopsien entnommen (s. S. 38), meist oberhalb des Meniskus im medialen oder lateralen Gelenkabschnitt.

Nach Unterbrechung der Flüssigkeitszufuhr wird die im Gelenk verbleibende Ringerlösung durch den Trokarschaft entleert (Abb. 31). Verschluß der Inzision durch feine, atraumatische Hautnähte. Ein Wundspray im Kniegebiet klebt Gazekompressen auf den Arthroskopiewunden fest. Die Fixation von Kompressen selbst mit hautfreundlichem Pflaster hat immer wieder zu Reizerscheinungem im Bereich der hinteren Knieabschnitte geführt und sollte deshalb unterlassen werden. Einbinden von Fuß, Unterschenkel und Knie mit zwei elastischen Binden. Öffnen der Blutleere.

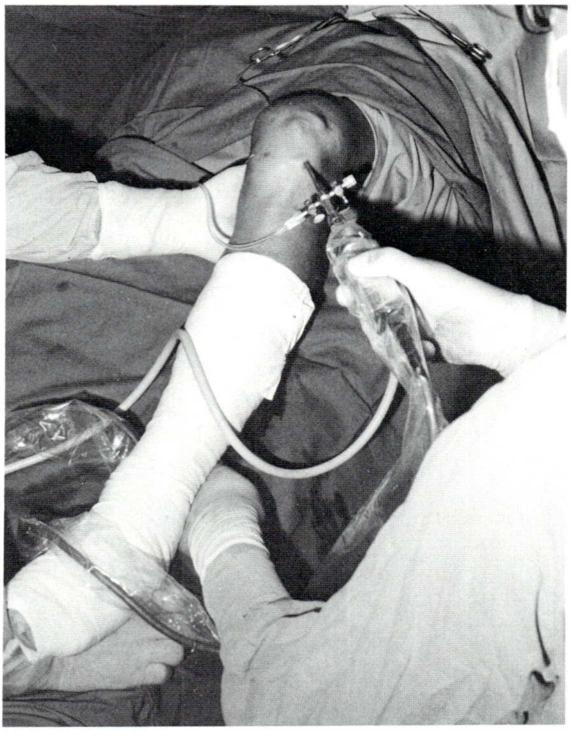

Abb. 30
Zur Beurteilung des femoralen Gleitlagers und des funktionellen Verhaltens der Patella wird das Knie unter arthroskopischer Sicht zunehmend flektiert.

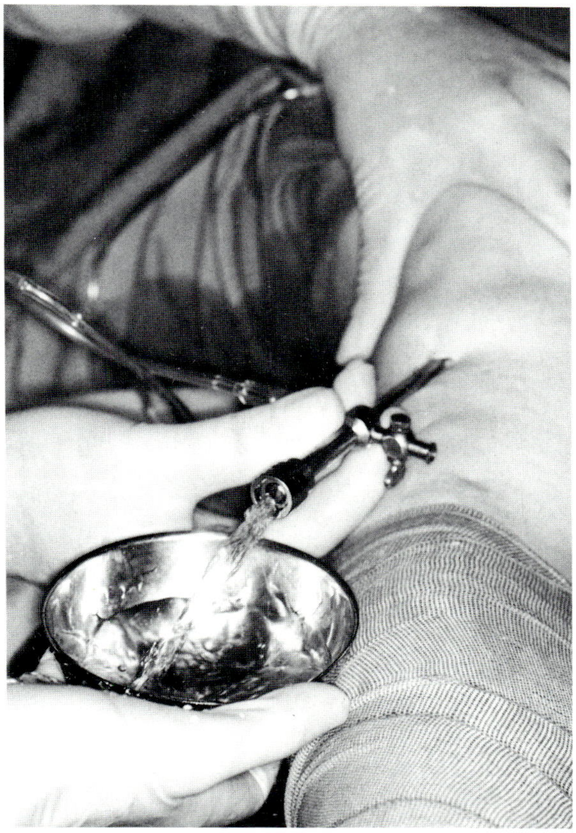

Abb. 31
Nach Abschluß der Untersuchung wird die Flüssigkeit durch den Trokarschaft ausgepreßt.

7. Prüfung der Bandstabilität in Narkose

In jedem Fall wird anschließend an die arthroskopische Untersuchung die Narkose zu einer Beurteilung der Bandstabilität und - bei festgestellter Instabilität - zum Vergleich mit der Gegenseite benutzt, natürlich vor Anlegen einer elastischen Binde.

B. Alternative Technik: Untersuchung am hängenden Knie

Der Oberschenkel ist - als unabdingbare Voraussetzung bei dieser Lagerung - in einem Beinhalter gelagert, der auch nach ventral fixiert, um bei forcierten Bewegungen ein Heraushebeln des Oberschenkels aus der Halterung zu verhindern. Der Unterschenkel ist hängend gelagert und ist frei beweglich.

Es ist ein stehendes oder sitzendes Arbeiten möglich (Abb. 32). Im Stehen führt der Arthroskopeur den Fuß mit seiner Hüfte und seiner Leiste; beim Sitzen ist der Fuß auf dem kranialen Oberschenkel des Untersuchers gelagert. Es empfiehlt sich, bei dieser Position den Untersuchungsgang bei gestrecktem Knie mit dem Einführen des Arthroskops in das Femoropatellargelenk zu beginnen.

Obwohl diese Technik die am weitesten verbreitet ist, scheint sie mir eher unbequem. Die

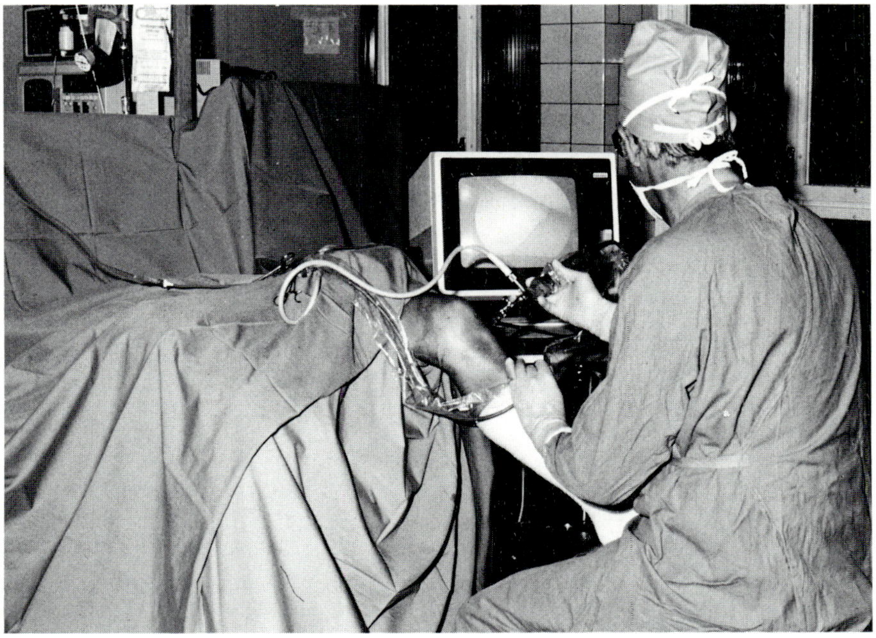

Abb. 32
Alternative Technik: Untersuchung am hängenden Knie. Die Verwendung eines Beinhalters ist dabei obligatorisch.

Öffnung der Gelenkspalten durch Varus- oder Valgusforcierung sind allerdings wegen der Verwendung des Beinhalters gut möglich; die Übersicht lateral ist in der Regel aber mit unserer Technik mit aufgestelltem Fuß besser und vor allem weniger mühsam. Mit dieser Technik kann gänzlich auf einen Assistenten verzichtet werden, während bei unserer eigenen Technik für die Inspektion des Hinterhorns des medialen Meniskus bei der Valgusforcierung eine Hilfsperson den Fuß halten muß. Allerdings ist damit die gleichzeitige Außenrotation des Fußes, die den Überblick noch verbessert, leichter möglich.

9. Synovialisbiopsie

Die Entnahme von Synovialisbiopsien im Laufe einer arthroskopischen Untersuchung ist einfach und dauert nur Sekunden. Die Biopsie ist jedoch nur sinnvoll, wenn für ihre Beurteilung ein erfahrener und interessierter Pathologe zur Verfügung steht. In der Regel werden Aussagewert und klinische Bedeutung der histologischen Befunde überschätzt; bei unspezifischen Synovitiden ist ein wesentlicher Befund schon durch das arthroskopische Bild zu erkennen. (Takeda [39] und Yates [325] haben bereits auf die gute Korrelation zwischen arthroskopischem Aspekt und histologischem Befund hingewiesen.)

Aus solchen Überlegungen sind wir der Meinung, daß Synovialisbiopsien keineswegs als Routine bei jeder Arthroskopie vorgenommen werden sollen; sie verlangen vielmehr eine klare **Indikation:**

Hier stehen die Krankheiten aus dem **rheumatischen Formenkreis** im Vordergrund. Die Entnahme von Synovialisbiopsien kann dabei sogar die alleinige Indikation zur Arthroskopie darstellen. Bei Verdacht auf **spezifische Entzündung** (z. B. Tbc) oder bei **Kristall-Synovitiden** (Gicht, Chondrokalzinose) ist die Biopsie für die Diagnose gelegentlich entscheidend.

Bei **posttraumatischen Kniebeschwerden** wird die histologische Untersuchung meist nur eine «chronisch unspezifische Synovialitis» unterschiedlichen Ausmaßes ergeben. Bei Vorliegen einer klaren intraartikulären Verletzung oder Verletzungsfolge ist die Biopsie deshalb wenig sinnvoll; jede wesentliche intraartikuläre Störung wird mit einer Reizsynovitis einhergehen. Anders liegen die Verhältnisse bei der **Begutachtung** von Traumafolgen: Alte Hämosiderineinlagerungen oder Fibrose der Synovialis sprechen für eine frühere nennenswerte Schädigung des Gelenkes; eine völlig normale Synovialis läßt eine intraartikuläre Ursache für anhaltende Beschwerden ausschließen. Wir haben es uns deshalb zur Regel gemacht, bei allen posttraumatischen Kniebeschwerden ohne pathologischen arthroskopischen Befund eine Synovialisbiopsie zu entnehmen.

Synovialisbiopsien können **gezielt,** aber **nicht unter direkter Sicht, «halbblind»** entnommen werden oder direkt **unter arthroskopischer Sicht.** Die erste Methode ist einfacher und das Verfahren der Wahl bei diffusen Veränderungen der Synovialis, bei reinen Reizsynovitiden und bei Routineentnahmen im Rahmen einer Begutachtung. Die Biopsie unter voller Sicht kommt zur Anwendung, wenn ein ganz bestimmter, bei der Arthroskopie erhobener Befund biopsiert oder wenn Kristalle (z. B. bei der Gicht) entfernt werden sollen.

A. Technik der gezielten, «halbblinden Biopsie»

Im Rahmen der arthroskopischen Untersuchung wird das Gebiet der zu entnehmenden Biopsie mit der normalen Untersuchungsoptik eingestellt. In der Regel handelt es sich um die Region im medialen Gelenkabschnitt oberhalb des Meniskus. Auf genügenden Abstand zum Meniskus wird geachtet, um diesen bei der Biopsie nicht zu verletzen.

Der Trokarschaft wird festgehalten, das optische System entfernt und statt dessen die Biopsiezange ins Gelenk eingeführt (Abb. 33). Nach Durchtritt durch die Schafthülse wird

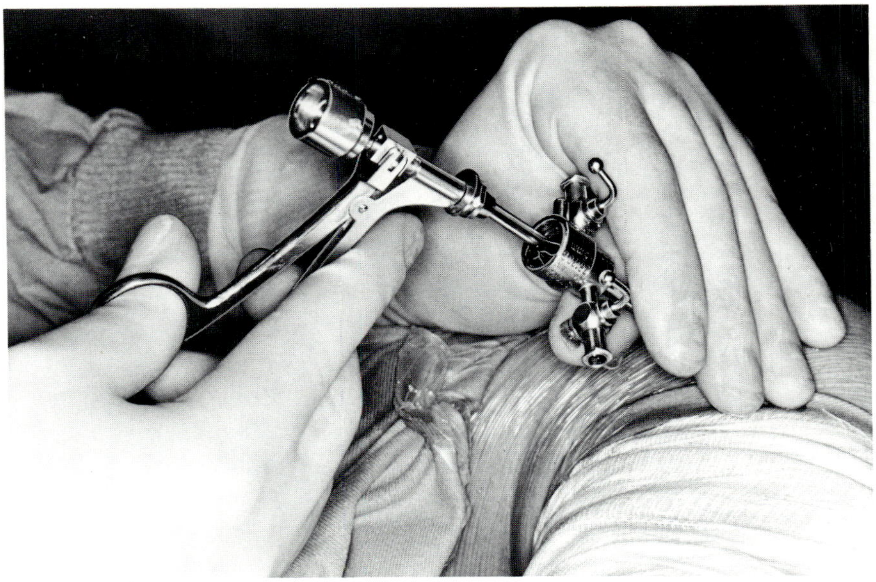

Abb. 33
Synovialisbiopsie (s. Text).

die Zange geöffnet, noch sanft vorgeschoben, bis man den Widerstand der Synovialis spürt, dann geschlossen und mit einem kleinen Ruck zurückgezogen. Das so entnommene Synovialisstück weist einen Durchmesser von etwa 1½ mm auf und genügt für die histologische Beurteilung.

Bei der Manipulation mit der Biopsiezange im Gelenk sind Vorsicht und nur sanfte Gewalt anzuwenden, da das Biopsieinstrumentarium sehr zerbrechlich ist und auch leicht verbiegt.

B. Synovialisbiopsie unter Sicht

Arthroskope mit größerem Schaftdurchmesser erlauben das gleichzeitige Einführen einer Biopsiezange und einer dünnen Geradeausblick-Optik. So liefert die Firma Storz, Tuttlingen, mit ihrer Biopsiezange eine Optik mit einem Durchmesser von 2,7 mm. Damit ist eine direkte Biopsie unter Sicht möglich. Allerdings sollte auch hier das Biopsiefeld vorerst mit der normalen Untersuchungsoptik erkundet werden: Das Blickfeld der Biopsieoptik ist ohnehin kleiner und teilweise durch das Biopsieinstrument verdeckt.

Eine weitere Möglichkeit zur Biopsie unter direkter arthroskopischer Sicht besteht darin, die Biopsiezange durch einen zweiten Zugang – durch einen zweiten Schaft – ins Gelenk einzuführen und die Gewebeentnahme vorzunehmen unter fortgesetzter Beobachtung mit der normalen Untersuchungsoptik.

10. Fotografieren arthroskopischer Befunde

Alle Arthroskopie-Systeme bieten die Möglichkeit zum Fotografieren. Der fotografischen Dokumentation sind allerdings Grenzen gesetzt: Sie ersetzt keineswegs eine sorgfältige Beschreibung des Arthroskopiebefundes. Man muß sich vor Augen halten, daß der Untersucher während der Arthroskopie beim Bewegen des Instrumentes unwillkürlich Einzelbilder (z. B. Teilaspekte eines Meniskus) zum Bild der ganzen Struktur zusammensetzt. Fotografische Aufnahmen können in der Regel bei dem kurzen Abstand zwischen Optik und Struktur nur Ausschnitte sein.

Die Fotografie eines arthroskopischen Befundes ist also keineswegs das unbestechliche, klar die Wirklichkeit wiedergebene Dokument, als daß man sie gemeinhin betrachtet. Schon die Auswahl des Ausschnittes obliegt dem subjektiven Empfinden des Untersuchers; je nach Entfernung zwischen Optik und Befund können auch geringfügige, klinisch unbedeutende Befunde furchterregend groß dargestellt werden.

Aus diesen Gründen und auch wegen dem nicht unerheblichen Zeitaufwand fotografieren wir nicht routinemäßig die erhobenen Befunde «zur Dokumentation». Im Zeitalter des Video wird das Fotografieren noch zusätzlich erschwert, da das geschlossene sterile Videosystem nicht problemlos das Ansetzen einer unsterilen Kamera erlaubt.

Video zur Dokumentation?

Der Mitschnitt der ganzen Untersuchung auf einem Videorecorder ist sehr leicht möglich und behindert das Arbeiten am Arthroskop kaum, vor allem wenn man dazu einen Fußschalter benutzt. Video dokumentiert viel zuverlässiger als die Fotografie. Video ist sinnvoll zur Dokumentation besonders interessanter Befunde, aber nicht für den Routinegebrauch bei jedem Patienten. Schon die Kosten sprechen dagegen. Vor allem aber: Wohin mit den Tausenden von Bändern, die sich im Laufe der Zeit ansammeln? Niemand wird sie je wieder anschauen.

A. Apparative Voraussetzungen

Die Herstellerfirmen bieten Kleinbildkameras mit spezieller Optik und einem Verbindungstubus an, der direkt auf das Okular des Arthroskops aufgesetzt werden kann. Bei Zoom-Objektiven ist in der Regel die Wahl der größtmöglichen Brennweite günstig, um auf Film ein Bild mit großem Durchmesser zu erhalten.

Neben einem konventionellen Elektronenblitz-Gerät sind TTL-Computer-Blitzgeräte im Handel, welche die Blitzintensität je nach Bedarf automatisch regulieren (Abb. 34).

Es ist heute möglich, Farbfotografien vom Videoschirm aufzunehmen [86]. Allerdings reicht die Qualität der so entstehenden Fotografien noch lange nicht an diejenige der direkten Fotografie heran. Die so fotografierten Befunde sind jedoch klar erkennbar. Wegen den Sterilitätsproblemen und der umständlichen Handhabung einer Fotokamera neben dem Videogerät liegt hier wahrscheinlich der Weg der Zukunft.

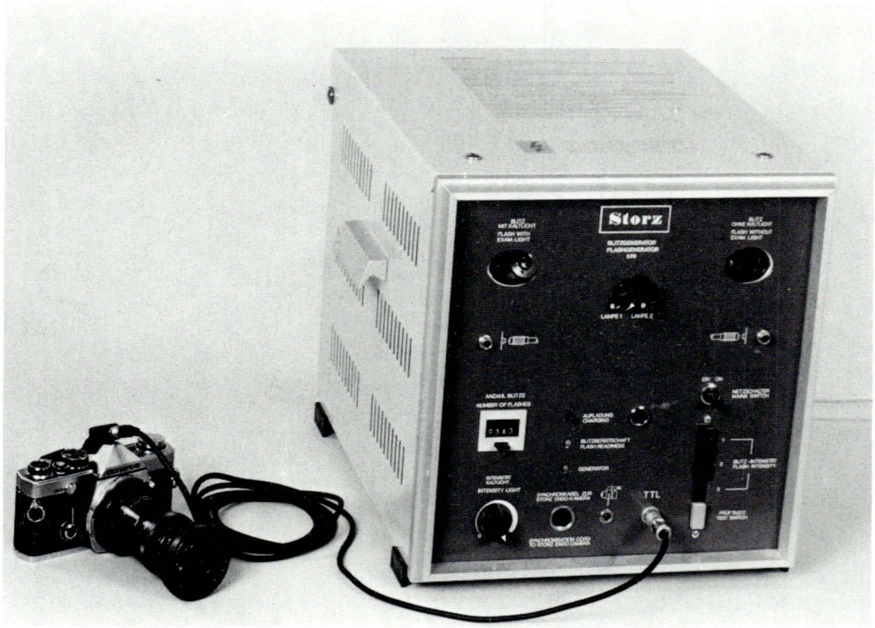

Abb. 34
TTL-Computer-Blitzgerät und Spiegelreflexkamera mit Vario-Objektiv f= 70–140 mm (Storz).

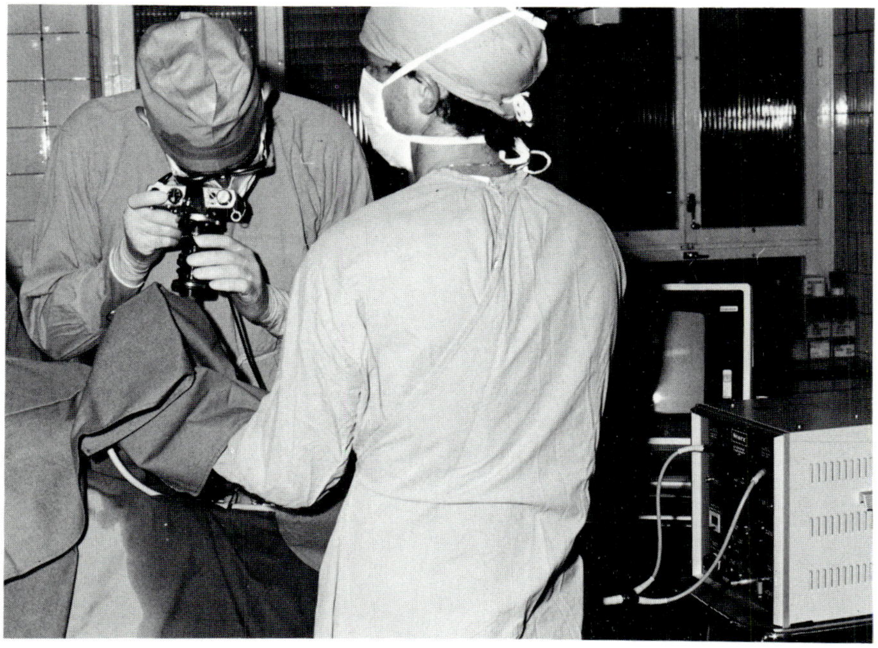

Abb. 35
Fotografieren arthroskopischer Befunde (s. Text).

B. Praktische Durchführung

Das Hauptproblem fotografischer Aufnahmen bei der Arthroskopie liegt in der Aufrechterhaltung der **Sterilität.** Wir verwenden die folgende Technik, wobei beim Gebrauch von Video der sterile Verbund zwischen Kamera und Optik nicht unterbrochen wird, sondern zum Fotografieren eine zweite Optik eingesetzt wird, die am Okular unsteril wird, wie dies bei der Untersuchung von direktem Auge ohnehin der Fall ist.

Der interessante Befund wird mit der Optik eingestellt. Der Assistent oder die Operationsschwester hält den Schaft des Arthroskops. Über den Schaft werden zwei sterile Tücher so auf dem Operationsfeld ausgebreitet, daß sie sich gerade unter dem Okular noch über dem Ansatz des Lichtkabels treffen. Hier werden sie mit Tuchklammern zusammengehalten. Alles, was unter diesen Tüchern liegt, bleibt weiterhin steril. Dazu gehört auch die Hand des Assistenten, der das Arthroskop hält, und das Lichtkabel, das später wieder an die Videokamera angeschlossen wird. Was oberhalb von diesem «Zelt» aus Tüchern liegt, wird als unsteril betrachtet. Die Kamera wird auf das Okular aufgesetzt. Die Optik kann mit der Kamera im gewählten Gelenkabschnitt frei bewegt, der interessante Befund eingestellt und fotografiert werden (Abb. 35).

Nach Abschluß der fotografischen Aufnahmen werden zunächst die Kamera und die Abdecktücher entfernt, das Lichtkabel abgeschraubt und dann auch die Optik ausgewechselt.

11. Nachbehandlung

Die arthroskopische Untersuchung erfolgt grundsätzlich **ambulant,** sofern nicht eine Arthrotomie in gleicher Narkose angeschlossen wird. Dieser Grundsatz gilt in der Regel auch für die meisten **arthroskopischen Operationen** (s. Teil IV).

Nach Ausschlafen bei Allgemeinnarkose oder nach kurzer Ruhezeit bei Untersuchung in Lokalanästhesie wird der Patient nach Hause entlassen. Die Arbeitsfähigkeit wird bei der diagnostischen Arthroskopie mehr von der vorliegenden Knieaffektion bestimmt als durch die Untersuchung: War der Patient vor der Untersuchung arbeitsfähig, kann er am folgenden Tag die Arbeit wieder aufnehmen. Ausnahmen sind bei Berufen mit großer Kniebelastung (z.B. Dachdecker, Hochleistungssportler) ratsam.

Die Dauer der Arbeitsunfähigkeit bei arthroskopischen Operationen (s. Teil IV) richtet sich naturgemäß nach dem durchgeführten Eingriff und dem postoperativen Frühverlauf: Die durchschnittliche Arbeitsunfähigkeit nach arthroskopischer Meniskektomie betrug in unserem Krankengut 6,2 Tage.

In der Regel wird eine elastische Binde um das Kniegelenk während 5 Tagen belassen.

Mindestens eine postoperative Kontrolle sollte beim Arthroskopeur stattfinden, um ihm einen Überblick über den weiteren Verlauf zu ermöglichen. Überdies haben manche Patienten die Erklärungen bei der Entlassung wegen der kurz vorangegangenen Narkose teilweise wieder vergessen oder stellen gerne noch zusätzliche Fragen.

Spätestens zwei Wochen nach der Untersuchung findet sich der Patient wieder beim zuweisenden Arzt ein. Dieser ist mittlerweile über den arthroskopischen Befund orientiert, kann die weitere Behandlung besprechen und gleichzeitig die Hautnähte entfernen.

Tabelle 3:
Synopsis der Technik der Kniearthroskopie

	Eigene Technik
1. Narkose?	Ja, wenn keine Kontraindikation
2. Blutleere?	Ja, wenn keine Kontraindikation
3. Instrumentarium?	Storz, 4 mm Weitwinkel-30°-Vorausblick-Optik Videokamera
4. Lagerung?	Normale Rückenlage
5. Gelenkfüllung?	Ringerlösung
6. Zugänge?	Zwei Zugänge auf Gelenkspalthöhe medial und lateral, evtl. zusätzlicher Zugang Recessus superior lateral
7. Untersuchungsgang?	Laterales Kompartiment → mediales Kompartiment → Femoropatellargelenk
8. Nachbehandlung?	Ambulant

II. Indikationen zur Arthroskopie

1. Indikationen zur diagnostischen Arthroskopie

Obwohl Morbidität und Komplikationsrate sehr klein sind, ist auch die diagnostische Arthroskopie doch ein operativer Eingriff. Für ihre Durchführung sollte - wie bei jeder Operation - eine **eindeutige Indikation** vorliegen.

Keine andere Untersuchung bringt so viel und so zuverlässige Information über die intraartikulären Strukturen des Kniegelenkes. Die Indikation zur Arthroskopie liegt also nicht so sehr in ihren Möglichkeiten, sondern bei den Grenzen der übrigen diagnostischen Maßnahmen. Wenn sonst keine sichere Diagnose möglich ist, sollte auf die Arthroskopie nicht verzichtet werden.

Es soll aber mit aller Deutlichkeit festgehalten werden; Arthroskopie ist nur **eine** Methode, diagnostische Informationen zu sammeln; auf keinen Fall darf die Arthroskopie eine sorgfältige Anamnese und klinische Untersuchung ersetzen. Zur Vorabklärung gehören überdies noch Röntgenaufnahmen des Kniegelenkes [207].

Die Möglichkeit der arthroskopischen Operation hat die Indikation auch zur diagnostischen Arthroskopie wesentlich erweitert. Diagnose und Therapie sind nun in vielen Fällen in einem Schritt möglich. Man wird in der Wahl zwischen zwei diagnostischen Möglichkeiten eher diejenige wählen, die gleichzeitig auch die Behandlung des Leidens bringt.

A. Kniegelenkverletzungen

1. **Verletzungen des Kniegelenkknorpels** können weder klinisch noch radiologisch zuverlässig erkannt und beurteilt werden. Bei Verdacht auf Knorpelschädigung ist die Arthroskopie allen anderen diagnostischen Verfahren überlegen und meist unentbehrlich.
2. Bei **Verletzungen von Ligamenten** führen die klinischen Befunde mit der Stabilitätsprüfung, gegebenenfalls in Narkose, in der Regel zur Diagnose. Die Arthroskopie wird vor allem notwendig in der Abklärung eines Hämarthros ungeklärter Ursache und von Begleitverletzungen. Zusätzlich wird sie das Vorhandensein von partiellen Bandrupturen aufdecken und helfen, zu entscheiden, ob es sich um eine frische oder alte Verletzung handelt.
3. **Osteochondrale Frakturen** werden in der Regel mit der Röntgenaufnahme erkannt. Die Arthroskopie ist indiziert, wenn die Ausbruchstelle nicht lokalisiert werden kann oder wenn die arthroskopische Entfernung des Fragmentes in Frage kommt.
4. Bei Verdacht auf **Meniskusverletzungen** bringt die Arthroskopie nicht nur eine zuverlässige Diagnose, auch was Art, Ausmaß und Lokalisation einer Rißbildung anbelangt; sie erlaubt gleichzeitig auch die definitive operative Versorgung.
5. Eine Arthroskopie ist klar indiziert bei **andauernden Kniebeschwerden unklarer Ursache** nach Trauma, dem «Problemknie». Hier ermöglicht erst die Erfassung aller intraartikulärer Schäden das Aufstellen eines sinnvollen Behandlungsplanes.

Ganz besondere Bedeutung kommt heute der **Akut-Arthroskopie** zu, also der Untersuchung beim frischen Knietrauma [63, 127, 131 145, 158, 254, 256, 258, 275, 292]. Selbst ein massiver **Hämarthros** erhöht höchstens den Zeitbedarf für die Untersuchung; er kann aber immer genügend ausgespült werden, um eine zuverlässige Untersuchung zu ermöglichen. Ist die Operationsindikation bei der frischen Knieverletzung durch klinische Untersuchung eindeutig gegeben (z. B. bei klarer Bandverletzung), und wird nicht eine arthroskopische Operation erwogen, sondern die Arthrotomie, ist die Indikation zu einer vorausgehenden Arthroskopie umstritten. Sie ergibt zwar die klare Diagnose von Begleitverletzungen, wie z. B. Läsionen am Meniskus, und erlaubt gegebenenfalls die vorherige Sanierung dieses Befundes durch ein kombiniertes operatives Vorgehen mit Arthroskopie und Arthrotomie (s. S. 134); die entsprechende Information kann aber in den meisten Fällen auch bei der Arthrotomie gewonnen werden.

Bei weniger klarer Operationsindikation jedoch ist eine forcierte definitive Diagnose durch frühe Arthroskopie immer wertvoll, auch wenn man sich gerade aufgrund dieser Untersuchung zu einem konservativen Vorgehen entschließt [131, 585].

Eigenes Krankengut

Unter insgesamt 3800 Arthroskopien wurde diese Untersuchung bei 488 Patienten in der akuten Phase nach Trauma durchgeführt. 13% aller Arthroskopien waren also Akut-Arthroskopien. Die dabei festgestellten intraartikulären Verletzungen sind in Tabelle 4 aufgeführt. Die Zahlen geben keinen Aufschluß über die generelle Häufigkeit der verletzten Strukturen beim Knietrauma, da viele Verletzungen natürlich klinisch erkannt und ohne vorgängige Arthroskopie operiert werden (Bandläsionen, Frakturen). Sie geben vielmehr die Häufigkeit von Verletzungen wieder, die klinisch nicht klar diagnostiziert werden konnten oder bei denen eine arthroskopische Operation geplant war. So zeigt die große Häufigkeit von Rupturen des vorderen Kreuzbandes die diagnostischen Schwierigkeiten bei dieser Verletzung, besonders in Fällen, in denen nur eine partielle Ruptur vorliegt. Tabelle 4 gibt überdies Auskunft über Verletzungen, die mit Hämarthrosbildung einhergehen: So führt eine totale Ruptur des vorderen Kreuzbandes praktisch immer zur intraartikulären Blutung, während bei partiellen Rupturen oft keine Hämarthrosbildung vorliegt. Die große Zahl von Meniskusverletzungen ist durch die Möglichkeit der arthroskopischen Meniskusoperation bedingt.

Nur in 19 Fällen – also nur in 4% der Arthroskopien – und lediglich in einem Fall beim Hämarthros wurde kein pathologischer Befund im Gelenkinnern erhoben.

Posttraumatischer Hämarthros unklarer Ursache

In zwei speziellen, häufigen Situationen hat die Arthroskopie herausragende Bedeutung bekommen. Die erste davon ist diejenige des

Tabelle 4:
Befunde bei 488 Akut-Arthroskopien

	Hämarthros ja	nein	Total Patienten
Vordere Kreuzbandruptur total	67	1	68
Vordere Kreuzbandruptur partiell	46	24	70
Hintere Kreuzbandruptur total	3	0	3
Hintere Kreuzbandruptur partiell	4	2	6
Mediale Seitenbandruptur total	39	15	54
Laterale Seitenbandruptur	6	0	6
Mediale Meniskusverletzung	56	96	152
Laterale Meniskusverletzung	56	29	85
Knorpelschaden	27	38	65
Osteochondrale Fraktur	22	0	22
Synovialisverletzung allein	41	17	58
Andere Verletzungen	5	1	6
Kein pathologischer Befund	1	18	19

Tabelle 5:
Befunde bei 261 Patienten mit Hämarthros (von 488 Akut-Arthroskopien)

	Anzahl Patienten
Bandverletzung	175 (67%)*
Meniskusverletzung	112 (43%)
Knorpelschaden	27 (10%)
Osteochondrale Fraktur	22 (8%)
Alleinige Gelenkkapselverletzung	41 (16%)
Andere Verletzungen	8 (3%)

* durch Kombinationsverletzungen beträgt das Total der Einzelverletzungen über 100%

Hämarthros nach Trauma, bei dem die klinische Untersuchung und das Röntgenbild keine sichere Ursache finden lassen. Hier liegen in einem hohen Prozentsatz wichtige und behandlungsbedürftige intraartikuläre Verletzungen vor (Tab. 5). Herausragend sind Bandverletzungen in 67% bei 261 Patienten mit Hämarthros. Dabei stehen wiederum klinisch (ohne Narkoseuntersuchung) nicht sicher erkannte Verletzungen des vorderen Kreuzbandes im Vordergrund (67 totale und 46 partielle Rupturen).

Es scheint uns obligat, die Ursache der Hämarthrosbildung durch Arthroskopie zu klären. Zahlreiche vordere Kreuzbandrupturen und auch andere behandlungswürdige Verletzungen würden sonst nicht erkannt werden. Durch Zuwarten wird die rechtzeitige operative Versorgung verunmöglicht. Auch bei partiellen Kreuzbandrupturen ist die Arthroskopie von Bedeutung, da nur sie das Ausmaß der Zerreißung feststellen läßt und damit die Frage nach der Operationsindikation beantwortet.

Akute Blockade des Kniegelenkes

Die Arthroskopie ist in der Behandlung dieser Situation unübertroffen. Sie ergibt zunächst einmal eine zuverlässige Diagnose: Nicht alle Knieblockaden sind durch eine Meniskusverletzung oder eine Knorpelknochenabsprengung bedingt (Tab. 6). Besonders häufig finden sich daneben partielle vordere Kreuzbandrupturen. Bei weitergehender Extension als 160° entstehen durch die zunehmenden Spannungen im Band Schmerzen, die das Blockadebild bewirken. Diese Situation wird klinisch fast immer als Meniskusläsion beurteilt.

Tabelle 6:
Befunde bei akuter Blockade des Kniegelenkes (148 Patienten)

	Anzahl Patienten
Meniskusverletzung	125
Knorpel- oder Knorpel-Knochen-Absprengung	5
Vordere Kreuzbandruptur total	5
Vordere Kreuzbandruptur partiell	27
Hintere Kreuzbandruptur partiell	1
Mediale Seitenbandverletzung	8
Hoffa-/Plica-/Synovialisverletzung	10
Kein pathologischer Befund	6

Durch Zuwarten wird die rechtzeitige operative Versorgung verunmöglicht. Auch bei partiellen Kreuzbandrupturen ist die Arthroskopie von Bedeutung, da nur sie das Ausmaß der Zerreißung feststellen läßt und damit die Frage nach der Operationsindikation beantwortet.

So arthroskopieren wir notfallmäßig alle Patienten mit einer akuten Blockade ohne weitere Abklärung, abgesehen vom normalen Röntgenbild. Die Arthroskopie ist durch die Möglichkeit der arthroskopischen Meniskektomie und der arthroskopischen Gelenkkörperentfernung in den meisten Fällen auch Therapie.

Therapeutische Konsequenzen der Akut-Arthroskopie

In etwa einem Drittel der Fälle war die gleichzeitig vorgenommene arthroskopische Operation die definitive Behandlung (Tab. 7). In einem weiteren guten Drittel ergab sich durch die festgestellten Befunde keine Operationsindikation; es wurde eine konservative Behandlung – entweder funktionell oder mit Gipsverband – durchgeführt. In einem weiteren Drittel der Fälle wurde arthrotomiert, meist unmittelbar anschließend an die arthroskopische Untersuchung in der gleichen Narkose.

Tabelle 7:
Durch die arthroskopische Untersuchung festgelegte Therapie bei 488 Akut-Arthroskopien

	Anzahl Patienten
Arthroskopische Operation	171 (ca. ⅓)
Arthrotomie	140 (ca. ⅓)
Keine Operationsindikation/ konservative Behandlung	165 (ca. ⅓)

B. Rheumatische Affektionen

Bei rheumatischen Erkrankungen ist es vor allem die Möglichkeit der Synovialisbiopsie, die die Indikation zur Arthroskopie bedingt [82, 87, 109, 216, 270, 284, 307].

Arthroskopisch läßt sich gelegentlich eine Gicht oder eine Chondrocalzinose erkennen und beweisen. Jede ungeklärte und therapieresistente **Ergußbildung** erfordert unseres Erachtens arthroskopische Abklärung.

Die Fälle sind nicht selten, bei denen Meniskusläsionen oder eine schwere Chondropathia patellae jahrelang unter der Diagnose eines rheumatischen Leidens behandelt wurden.

C. Unklare Kniebeschwerden

Anhaltende ungeklärte Kniebeschwerden stellen immer eine Indikation zur Arthroskopie dar. Dies gilt ganz besonders für die «Kniebeschwerden des jungen Mädchens» und für Kniebeschwerden von Kindern [63, 151, 158].

Die Indikation zur **Arthroskopie** ist **beim Kind** seltener gegeben als im Erwachsenenalter. Sie deckt aber doch häufig wichtige und operationswürdige Schäden auf [67, 68, 71, 208, 281, 299, 327].

Bei 99 Kniegelenkarthroskopien von Patienten im Alter von 7–17 Jahren konnten wir nur in 18% der Fälle die klinische Verdachtsdiagnose bestätigen. Die häufigsten Befunde waren Meniskusverletzungen, Kreuzbandverletzungen, Chondropathia patellae und andere Knorpelschäden; häufig wurde auch eine hypertrophe Plica synovialis mediopatellaris vorgefunden. Bei 18% der Arthroskopien war kein pathologischer Befund zu erheben [151].

Ergibt die Arthroskopie einen normalen intraartikulären Befund, ist sie nicht weniger hilfreich; die Angehörigen können beruhigt werden und vielleicht wird dadurch ein übereifriger Chirurg von einer unnötigen Operation abgehalten.

D. Operationsplanung: Operationsindikation, Wahl des Verfahrens, Zugänge

Auch bei bekannter Diagnose mag die Arthroskopie eine Reihe von Fragen klären, die für die Planung eines operativen Vorgehens entscheidend sind.

Hier steht an erster Stelle die **Chondropathia patellae:** Der arthroskopische Befund sichert nicht nur die Diagnose und schließt Differentialdiagnosen aus (z. B. Plica-Syndrom), sondern gibt Informationen über die Art und das Ausmaß der Knorpelschädigung, die Stellung der Patella im femoralen Gleitlager und ihr Verhalten während Flexion und Extension. Wir treffen erst aufgrund dieser Befunde die Entscheidung für ein operatives Vorgehen und die Wahl des Eingriffes (s. S. 140).

Bei sekundären **Bandrekonstruktionen** am Kniegelenk sind das Vorliegen von degenerativen Gelenkveränderungen und von Meniskusläsionen entscheidend für die Indikation zu einem operativen Vorgehen und für die genaue Operationsplanung. Den Zugang zum Gelenk wählen wir entsprechend den vorhandenen Begleitverletzungen.

Bei **Knorpelschäden im Femorotibialgelenk** wird die Indikation zu einer valgisierenden oder varisierenden Osteotomie, zur Abrasio oder zur Durchführung homologer Knochentransplantationen wesentlich durch den arthroskopischen Befund bestimmt.

E. Arthroskopische Operationen

Auch bei jedem arthroskopischen operativen Eingriff wird arthroskopisch immer das gesamte Kniegelenk untersucht, um Begleitschäden zu erkennen. Die Indikation zu den einzelnen arthroskopischen Eingriffen ist in Teil IV ausführlich festgehalten.

F. Begutachtungsfragen

Die Arthroskopie ergibt nicht nur genaue Hinweise über das Ausmaß eines intraartikulären Schadens, sondern erlaubt auch in vielen Fällen die Beurteilung der Kausalität.

G. Planung der weiteren beruflichen Laufbahn

Für Spitzensportler oder Sportlehrer kann eine genaue Bestandesaufnahme der Schäden im Kniegelenk von entscheidender Bedeutung für die Planung der weiteren beruflichen Tätigkeit sein. Dies ist im besonderen Maße bei Jugendlichen der Fall, die vor der Berufswahl stehen.

H. Kontrolluntersuchung nach Operation

Bei anhaltenden Kniebeschwerden nach Operationen am Gelenk, z. B. nach einer Meniskektomie, erlaubt die Arthroskopie eine Kontrolle des Ergebnisses und die Fahndung nach weiteren oder neuen intraartikulären Schäden. Sie ist entscheidend für die Planung einer allfälligen Re-Operation, die oft auch arthroskopisch durchgeführt werden kann.

2. Kontraindikationen

Eine **technisch ungenügende** Untersuchung ist zu erwarten bei sehr fortgeschrittener Bewegungseinschränkung des Kniegelenkes; bei weitgehender **Ankylose** ist die Untersuchung unmöglich.

Eine klare **Kontraindikation** zur Untersuchung besteht bei Vorliegen von entzündlichen Prozessen im Bereich des Operationsgebietes oder bei bakterieller Kontamination von Wunden und Schürfungen im Kniebereich. Hingegen ist die Arthroskopie heute bei Vorliegen eines eitrigen Infektes im Innern des Kniegelenkes die Behandlungsmethode der Wahl und bringt gute Resultate (s. S. 148).

3. Indikationen zur Re-Arthroskopie

Gerade weil wir mit der Arthroskopie über eine sehr zuverlässige diagnostische Methode verfügen und weil dabei eine Reihe von operativen Eingriffen möglich ist, sollten wir diese Technik vermehrt gebrauchen, um ungenügende Resultate nach einer arthroskopischen Operation zu überprüfen. Wie unsere bisherigen Erfahrungen zeigen, kann dies nicht nur für den Patienten sehr hilfreich sein, sondern hilft uns selber, unser operatives Vorgehen zu überprüfen. Daraus ergeben sich Konsequenzen für die weitere arthroskopisch-operative Tätigkeit.

Auch manche Befunde einer diagnostischen Arthroskopie werden bei einer Re-Arthroskopie nach Kenntnis des Zwischenverlaufes anders beurteilt; und – es gibt auch bei der Arthroskopie übersehene Läsionen.

Eigenes Krankengut

Re-Arthroskopien machen über 6% unserer Arthroskopien aus (Tab. 8). Knapp die Hälfte davon wurden nach arthroskopischer Operation, ein Viertel nach diagnostischer Arthroskopie vorgenommen; die übrigen nehmen die Fälle mit einer Arthrotomie, die auf eine diagnostische Arthroskopie folgte, ein, sowie Spe-

Tabelle 8:
Re-Arthroskopien

3700 Arthroskopien →	
237 Re-Arthroskopien (6,4%)	
Nach diagnostischer Arthroskopie	66
Nach arthroskopischer Operation	90
Nach diagnostischer Arthroskopie, gefolgt von Arthrotomie	38
Spezialfälle	43

zialfälle wie geplante operative Zweiteingriffe, Osteosynthesematerial-Entfernung oder Kontrolluntersuchungen aus wissenschaftlichen Gründen.

Unter den Re-Arthroskopien nach diagnostischer Arthroskopie, die teils wegen persistierender Symptomatik, teils aber auch wegen neu aufgetretenen Symptomen oder einem neuen Trauma durchgeführt wurden, fand sich in 64% eine von der Erst-Arthroskopie verschiedene Diagnose oder ein zusätzlicher wesentlicher Befund (Tab. 9).

Bei der Hälfte aller Re-Arthroskopien wurde eine arthroskopische Operation durchgeführt.

90 Re-Arthroskopien wurden nach arthroskopischer Operation vorgenommen (Tab. 10). Ein Großteil der Patienten wurde wegen persistierenden Symptomen re-arthroskopiert, und dies nach einem durchschnittlichen Zeitintervall von 11 Monaten. Bei über der Hälfte der Patienten lag ein neues Trauma vor, oder es trat eine neue Symptomatik auf. Von besonderer Bedeutung ist, daß anläßlich dieser Re-Arthroskopie als therapeutische Konsequenz eine arthroskopische Re-Operation bei 63% der Fälle durchgeführt wurde, während bei 11 Patienten die Indikation zur Arthrotomie gestellt wurde. In einem Viertel der Fälle wurde keine Indikation für eine erneute Operation gefunden.

Besonders interessant sind die Re-Arthroskopien nach arthroskopischer Meniskusresektion (Tab. 11). In knapp einem Drittel der Fälle fand sich dabei eine Läsion am bereits operierten Meniskus, und zwar meist ohne neues Trauma in der Zwischenzeit. Dieser Befund lag fast immer im Hinterhornbereich.

Die durchschnittliche Zeitspanne von 11 Monaten zwischen arthroskopischer Operation und Re-Operation (mit Extremwerten von 1–76 Monaten) ist sicher wesentlich zu lang.

Schlussfolgerungen

Die diagnostische Zuverlässigkeit der Arthroskopie ist sehr groß und die Techniken und operativen Möglichkeiten auf arthroskopischem Weg sind gut entwickelt. Trotzdem

Tabelle 9:
61 Re-Arthroskopien nach diagnostischer Arthroskopie

Indikation	n	durchschnittliches Zeitintervall	Resultat		Therapie		
			gleiche Diagnose	verschiedene Diagnosen oder zusätzlich wesentlicher Befund	arthroskopische Operation	Arthrotomie	keine Operation
Neues Trauma	15	14 Monate	6	9	10	1	4
Neue Symptomatik	10	28 Monate	3	7	4	–	4
Persistierende Symptomatik	41	20 Monate	19	22	19	7	15
Geplante Kontrolluntersuchung	2	7 Monate	2	–	–	1	1

Tabelle 10:
90 Re-Arthroskopien nach arthroskopischer Operation

Indikation	n	Durchschnittliches Zeitintervall	Therapeutische Konsequenzen		
			Arthroskopische Re-Operation	Arthrotomie	Keine Indikation für Zweitoperation
Neues Trauma	25	14,5 (1–35) Monate	21	–	4
Neue Symptomatik	29	18,3 (2–48) Monate	15	5	9
Persistierende Symptomatik	36	10,9 (1–76) Monate	22	5	9
Total	90	14,2 (1–76) Monate	57	10	22

sollte man gegenüber dem primären arthroskopischen Befund oder der Operation mißtrauisch sein, wenn wesentliche Symptome weiterbestehen. In diesen Fällen ist die Re-Arthroskopie außerordentlich hilfreich.

Die **Indikation zur Re-Arthroskopie** sollte großzügig gestellt werden. Häufig findet sich dabei ein neuer Befund.

Arthroskopische Resektionen am Meniskus werden unter Erhaltung von möglichst viel Meniskussubstanz durchgeführt. Manchmal ist aber diese zurückhaltende Resektion auch nur durch technische Schwierigkeiten bei der Operation bedingt. Nach einer Meniskusresektion fand sich häufig eine Rißbildung im Hinterhornbereich des Restmeniskus. Die arthroskopische Resektion war also ungenügend. Als Konsequenz dieser Erfahrungen resezieren wir heute im Hinterhornbereich ausgedehnter als früher.

Bei wesentlichen persistierenden Symptomen sollte nach einem arthroskopischen Eingriff nicht länger als 4–6 Monate mit der erneuten Beurteilung durch eine Re-Arthroskopie zugewartet werden.

Tabelle 11:
Hauptsächliche neue Befunde bei 67 Re-Arthroskopien nach arthroskopischer Meniskektomie

Verletzung des operierten Meniskus	21
Verletzung des Meniskus der Gegenseite	7
Hypertrophe Plica synovialis medio-patellaris	3
Verletzung des vorderen Kreuzbandes	2
Narbenbildung	2
Knorpelschäden	6
Einrisse der Synovialis	2
Gelenkkörper	1
Gleiche Diagnose wie früher	23

III. Arthroskopische Befunde

1. Meniskusläsionen

Man würde meinen, die Diagnose einer Meniskusverletzung sei eine der einfachsten in der Traumatologie des Kniegelenkes. Die Arthroskopie erst zeigt, wie vielfältig diese Verletzung in ihrem klinischen Erscheinungsbild ist und wie schwierig die Diagnose sein kann. Selbst Korbhenkelläsionen zeigen oft eine ganz atypische Symptomatik.

Der arthroskopische Untersucher darf sich nicht mit der Feststellung einer Meniskusverletzung begnügen. Er muß die Frage beantworten, ob die beobachtete Verletzung für die klinischen Symptome des Patienten verantwortlich ist und ob die Indikation zur Meniskusresektion oder Meniskusnaht gegeben ist. Nicht jede arthroskopisch festgestellte Veränderung am Meniskus verlangt eine operative Therapie.

A. Hinweise zur arthroskopischen Beurteilung der Menisken

Der **laterale** Meniskus kann in der Regel völlig eingesehen werden (s. Abb. 18). Auch das Hinterhorn des lateralen Meniskus mit der Sehne des M. popliteus und seinem Ansatz gegen die Interkondylarregion ist vom medialen Zugang aus immer voll überblickbar.

Beim **medialen** Meniskus sind der mittlere und der vordere Abschnitt immer leicht zu betrachten. Die Darstellung des **Hinterhorns** verlangt eine **spezielle Technik,** auf die bereits hingewiesen wurde (s. S. 34). Damit können ein großer Teil des Hinterhorns, sein Ansatz gegen das Gelenkinnere zu und immer der gesamte freie Rand eingesehen werden. Der Femurkondylus verdeckt nur noch einen kleinen, ganz kapselnah gelegenen Anteil.

Auch die **Unterflächen** der Menisken sind arthroskopisch beurteilbar: Entweder kann das Arthroskop direkt unter den Meniskus gefahren werden oder der Meniskus wird mit dem Tasthäkchen oder dem dünnen stumpfen Obturator angehoben und seine Unterfläche betrachtet (Abb. 36).

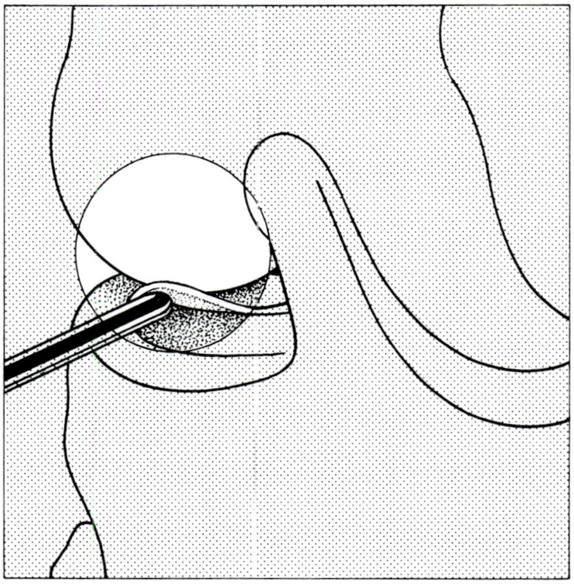

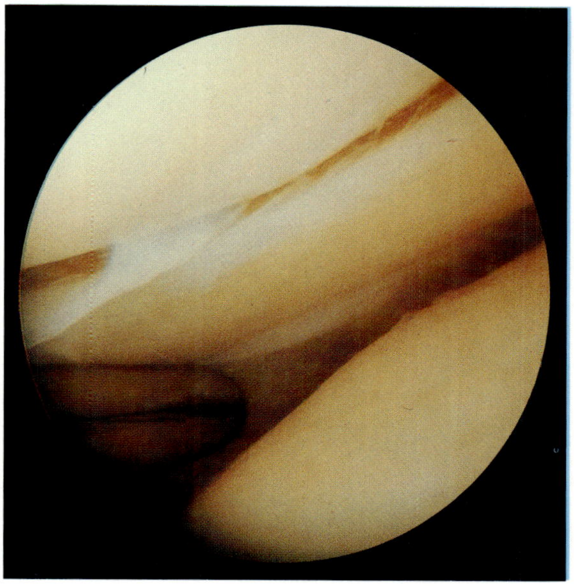

Abb. 36
Anheben des lateralen Meniskus mit dem dünnen stumpfen Obturator zur Inspektion seiner Unterfläche.

Bei der Beurteilung von pathologischen Befunden ist immer zu berücksichtigen, daß die Optik dem Meniskus oft sehr nahe kommt. Es besteht die Gefahr, daß durch den Vergrößerungseffekt kleine, unbedeutende Unregelmäßigkeiten als Rißbildung interpretiert werden. Durch die Bewegungen des Instrumentes gewinnt der Geübte einen Überblick auch über die Größenverhältnisse allfälliger Läsionen.

Eine **Faltenbildung** in der Mittelzone des medialen Meniskus ist normal und darf nicht als Verletzung interpretiert werden. Verlagerungen eines Meniskusanteils gegen das Gelenkinnere zu oder eine übermäßige Beweglichkeit **können** indirekte Anhaltspunkte für eine Meniskusläsion sein und bedingen eine besonders sorgfältige Beobachtung. Es gilt jedoch unumstößlich die Regel, daß eine Meniskusverletzung nur dann angenommen werden darf, wenn der **Riß selbst** einsehbar ist. Auch bei älteren Verletzungen kann die Rißstelle immer als solche erkannt werden. Wird diese Regel nicht beachtet, werden arthroskopisch Meniskusläsionen diagnostiziert, die keine sind. Besonders der oft sehr bewegliche Vorderhornbereich verleitet den Anfänger zu solchen Fehldiagnosen!

Bei fraglichen Befunden oder bei nur oberflächlichen Rißbildungen empfiehlt es sich, den Meniskus mit dem auf der gleichen Seite eingeführten Tasthäkchen und auch durch Druck von außen auf den Kapselansatz des Meniskus in Gelenkspalthöhe zu bewegen. Damit läßt sich die Diagnose immer zweifelsfrei klären. Oft erscheint zwischen Außenrand des medialen Meniskus und der Synovialis der Gelenkkapsel keine Verbindung zu bestehen. Bei Druck auf das Gelenk von außen erkennt man, daß der synoviale Ansatz an der Meniskusoberfläche zunächst nach distal absinkt und erst dann wieder nach kranial ansteigt, also eine Art Gelenktasche bildet. Selbstverständlich sind solche Befunde normal, und es ist auch nicht – wie oben gefordert – eine Rißbildung zu beobachten.

Das Vorliegen eines **lateralen diskoiden Meniskus** wird meist sofort erkannt, wenn kein freier Rand des lateralen Meniskus sichtbar wird. Beim Zurückziehen des Endoskops wird der freie Rand des Scheibenmeniskus in unmittelbarer Nähe der Interkondylarregion gefunden.

B. Arthroskopisches Bild der Meniskusverletzung

Am häufigsten finden sich umschriebene **Quer-** (Abb. 37) oder **Längsrisse** (Abb. 38), die

Abb. 37
Querer Einriß des lateralen Meniskus im Hinterhornbereich.

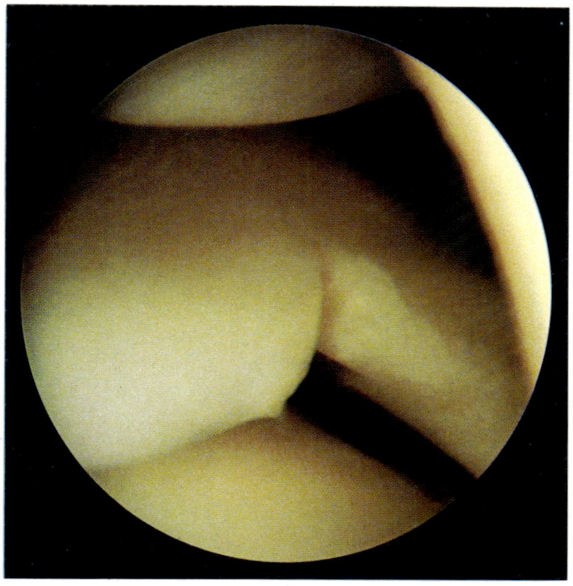

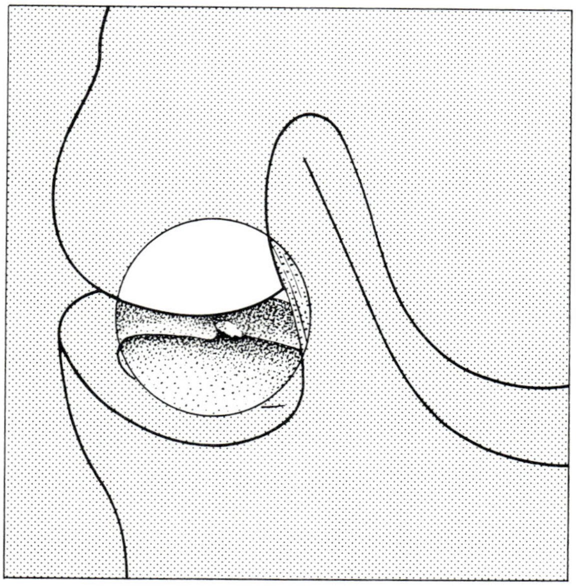

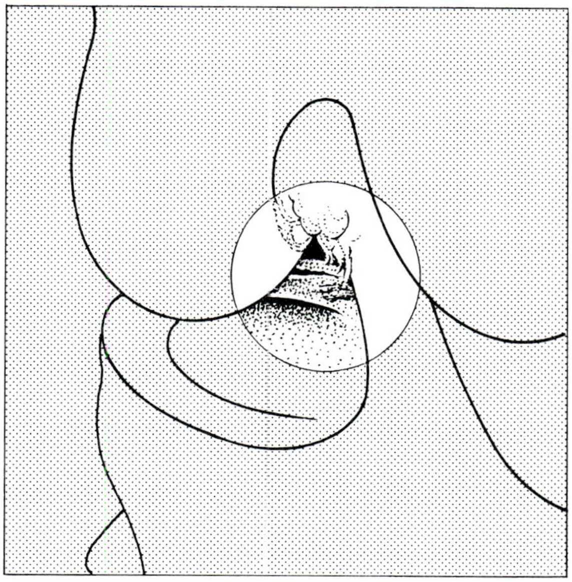

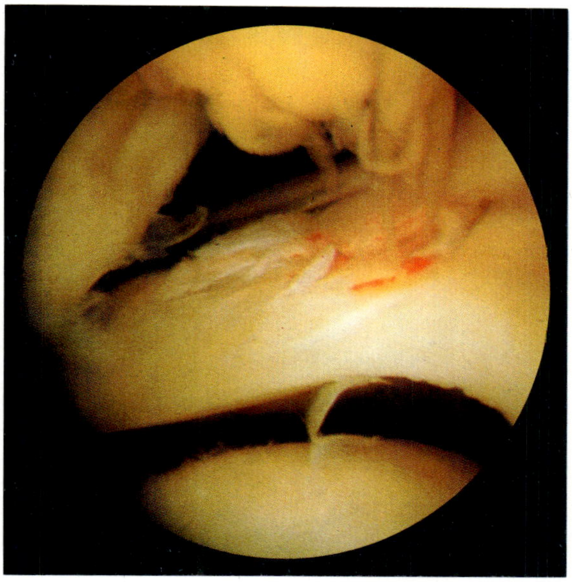

Abb. 38
Frischer Längsriß im Hinterhorn des lateralen Meniskus.

durch die gesamte Meniskussubstanz hindurchreichen. Sie sind leicht zu erkennen und unterscheiden sich von der ausgedehnten Auffaserung der Meniskusstruktur bei **degenerativen Meniskusveränderungen.**

Bei **L-förmigen Einrissen** und **lappenartigen Rissen** wird meist zunächst der verlagerte Meniskusanteil gesehen. Erst die nähere Untersuchung zeigt die Abrißstelle und den genauen Verlauf der Rißbildung (Abb. 39 und 40).

Ins Gelenk hineinverlagerte Anteile eines **Korbhenkelrisses** (Abb. 41) können dem wenig erfahrenen Untersucher diagnostische Schwierigkeiten bereiten. Der gegen die Inter-

Abb. 39
Meniskusläsion medial am Übergang der Mittelzone zum Hinterhorn; ein Meniskuslappen ist eingeschlagen und nach vorne gedreht.

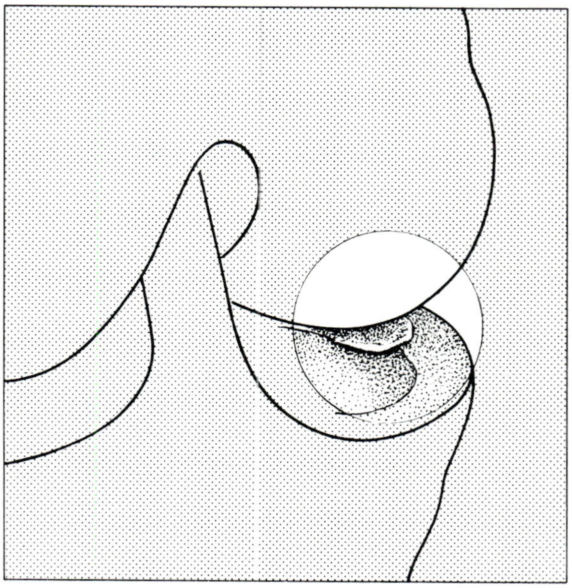

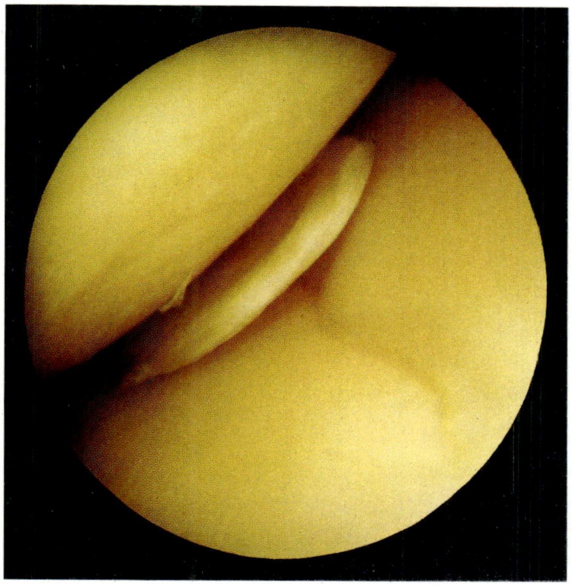

40 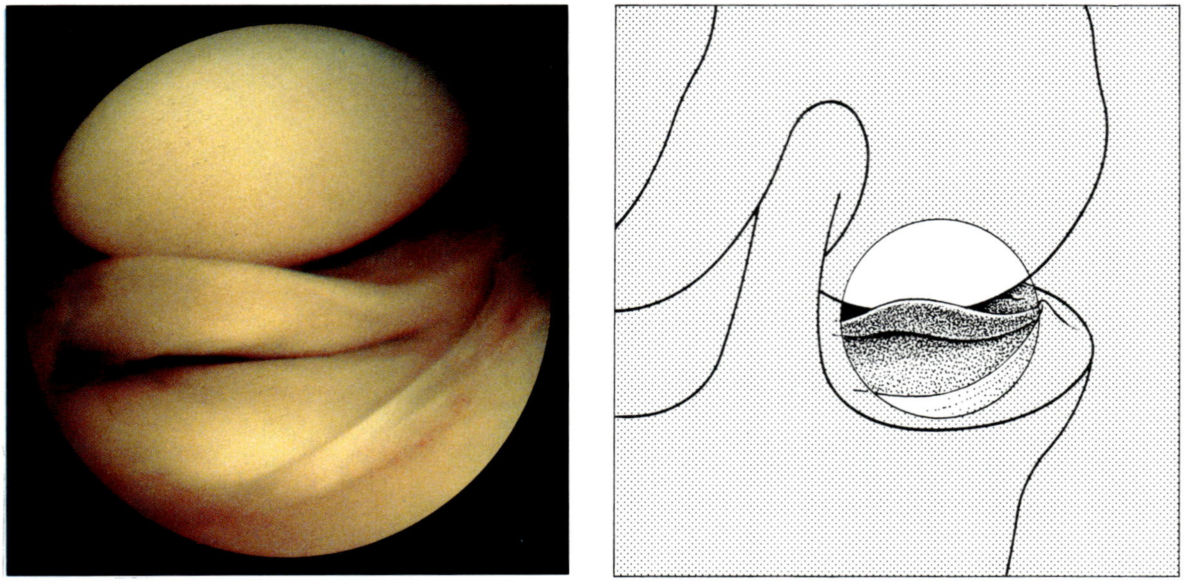

41 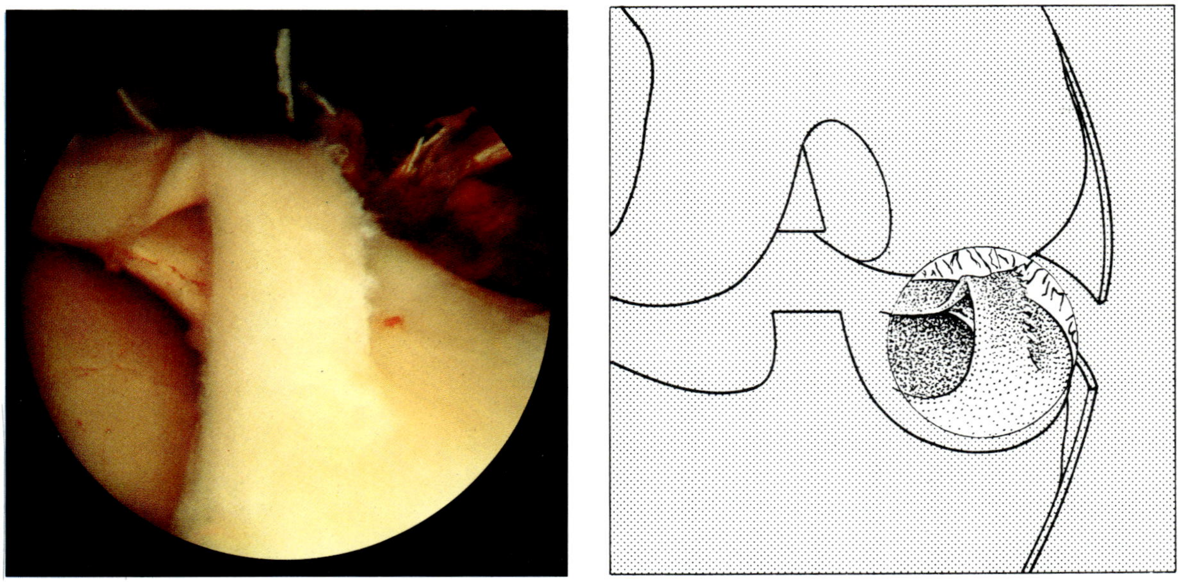

Abb. 40
Abriß des lateralen Meniskus am Kapselansatz im Hinterhornbereich und in der Mittelzone: Der Meniskus ist teilweise ins Gelenk eingeschlagen und kommt dem von medial eingeführten Arthroskop entgegen.

Abb. 41
Korbhenkelverletzung des medialen Meniskus bei gleichzeitiger medialer Seitenbandläsion.

kondylarregion verlagerte Meniskusanteil verdeckt zunächst die Sicht auf den freien Gelenkspalt. Es gelingt jedoch immer, mit dem Instrument über den Korbhenkel hinweg zu gelangen und auch die Abrißstelle zu inspizieren.

C. Degenerative Meniskusveränderungen

Die bisherigen Aufführungen bezogen sich auf eigentliche Meniskusverletzungen. Degenerative Meniskusveränderungen sind häufig, besonders bei der **Arthrose** [136]. Der geschädigte Gelenkknorpel wirkt sich auf den dazwischenliegenden Puffer, den Meniskus, aus. Durch die mechanische Beanspruchung kommt es zu degenerativen Erscheinungen im Meniskus und zu einer **Auffaserung** (Abb. 42 bis 44). **Kleine Einrisse** am freien Rand sind

Abb. 42
Knorpelschaden am medialen Femurkondylus; er führte zur mechanischen Schädigung des darunterliegenden Meniskus.

Abb. 43
Schwerste Degeneration des lateralen Meniskus mit Einrissen tief in die Meniskussubstanz bei ausgeprägter Gonarthrose. Braunverfärbung im ganzen Gelenk bei chronischem Hämarthros.

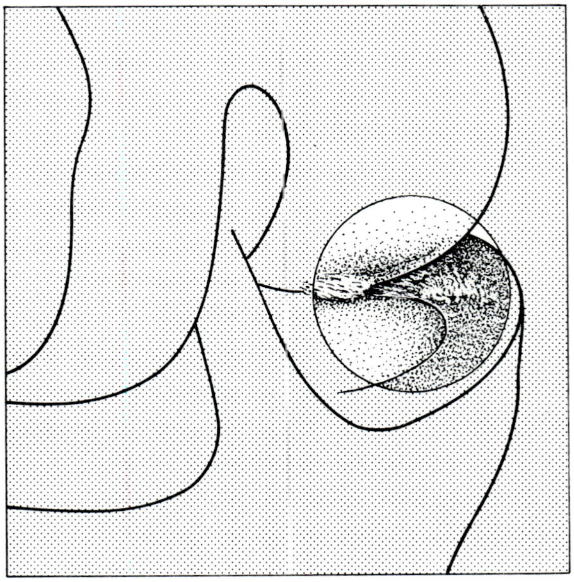

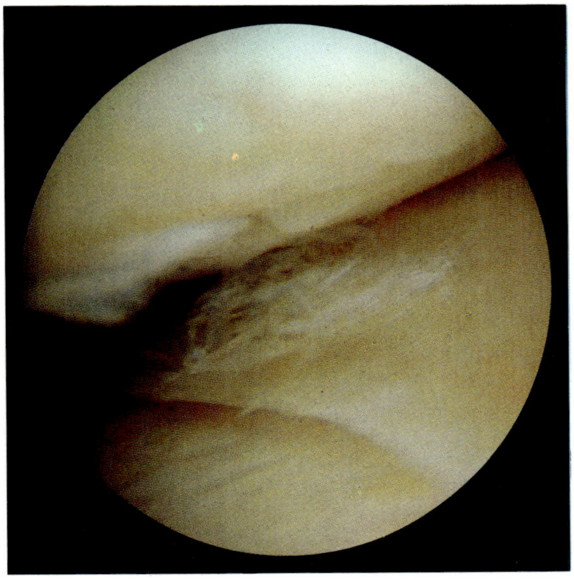

42

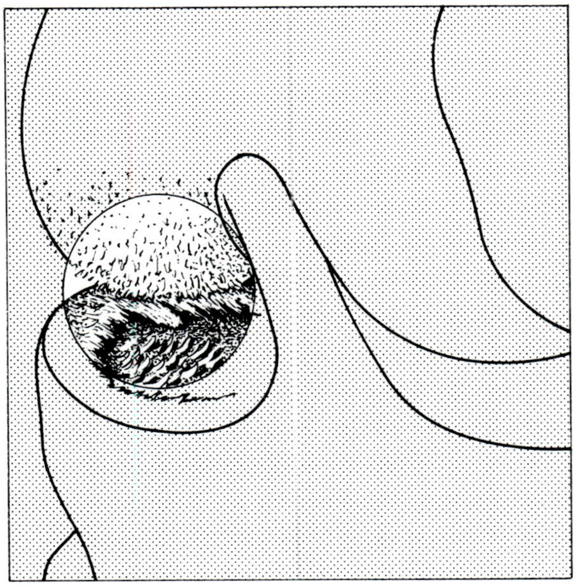

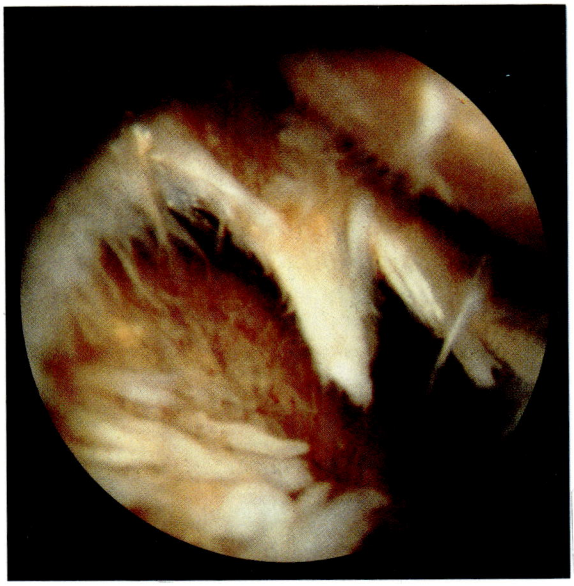

43

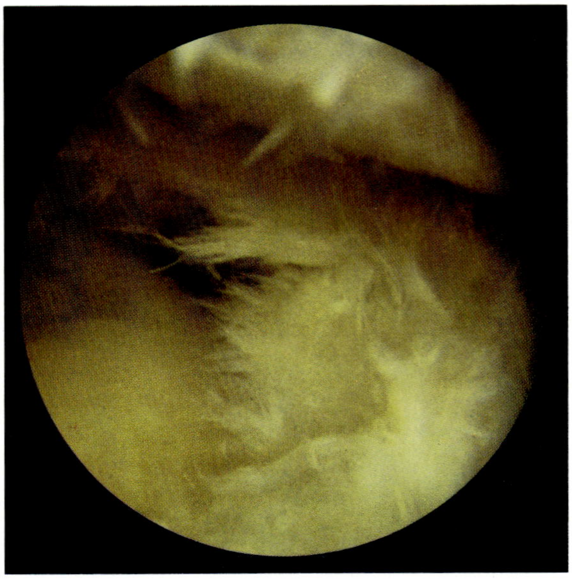
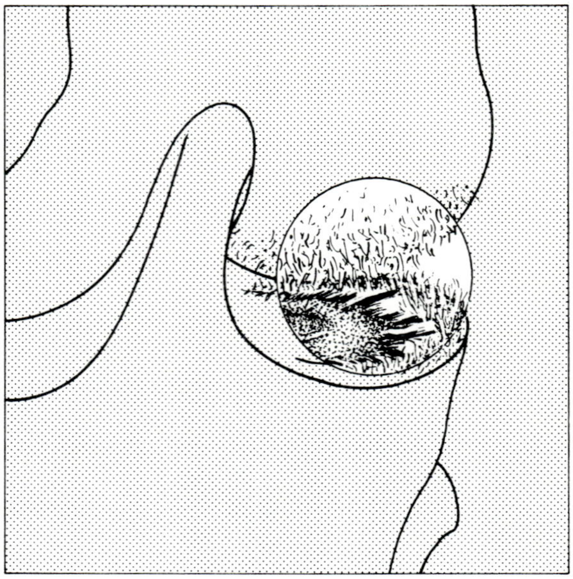

Abb. 44
Völlige Auffaserung des lateralen Meniskus in der Mittelzone bei schwerem Knorpelschaden am Tibiaplateau und Femurkondylus (33jähriger Fußballspieler).

nicht selten. Im fortgeschrittenen Stadium kommt es zum Abrieb großer Meniskusanteile; bei der Arthroskopie wird man das **Fehlen großer Meniskusabschnitte** feststellen. Solche Meniskusveränderungen sind arthrografisch besonders schwierig zu beurteilen.

Degenerative Meniskusschäden dürfen nicht als Meniskusverletzungen interpretiert werden. Wir sind überzeugt, daß ein solchermaßen geschädigter Meniskus nicht entfernt werden soll, es sei denn, es liege zusätzlich eine eigentliche Rißbildung vor.

2. Knorpelverletzungen und chronische Knorpelschäden

Das Erkennen von Schädigungen des Gelenkknorpels war eines der größten diagnostischen Probleme am Kniegelenk, bevor die Arthroskopie zur Verfügung stand. Erfassung und Behandlung von Knorpelverletzungen und chronischen Knorpelschäden wurden deshalb lange Zeit vernachlässigt, obwohl ihnen große klinische Bedeutung zukommt.

Knorpelläsionen sind die **häufigste** arthroskopische Diagnose, häufiger noch als die Meniskusläsion.

A. Hinweise zur Untersuchungstechnik

Sämtliche Knorpelflächen des Kniegelenkes sind bei der Arthroskopie einsehbar. Liegen noch keine degenerativen Abnützungserscheinungen vor, zeigen sie eine völlig glatte Oberfläche mit spiegelndem Glanz.

Eine alleinige Inspektion des Knorpels bei Verdacht auf Knorpelschaden ist ungenügend. Zur Untersuchung gehört vielmehr die **Palpation des Knorpelbelages** mit dem kleinen stumpfen Obturator oder dem Tasthäkchen. Damit können Knorpelerweichungen mit normalem Aspekt erkannt werden. Die Knorpelkonsistenz ist beim gesunden Knorpel leicht elastisch (Abb. 45); bei beginnender Chondromalazie versinkt der Obturator im erweichten Gelenkknorpel (Abb. 46).

Einen Monat nach ihrem Verkehrsunfall war bei der Arthroskopie einer 21jährigen Patientin der Knorpelbelag der Patellarückfläche aspektmäßig normal. Bei der Palpation zeigte sich jedoch eine völlige Erweichung des Knorpelbelages: Der Gelenkknorpel ließ sich völlig eindrücken, und beim Nachlassen des Druckes blieb längere Zeit eine Delle zurück.

Bei der gleichen Patientin wurde fünf Monate nach dieser ersten Untersuchung erneut arthroskopiert: Nun fand sich eine Auffaserung des Patellaknorpels im früher lediglich erweichten Bereich (Abb. 50).

Eine «**vernachlässigte**» **Knorpelfläche** ist das **femorale Gleitlager** der Patella, die **Trochlea:** Der arthroskopische Untersuchungsgang muß die Beurteilung dieser Gelenkfläche unbedingt einschließen.

Abb. 45
Palpation des Patellaknorpels mit dem dünnen stumpfen Obturator: Beim gesunden Knorpel ist die Konsistenz leicht elastisch.

Abb. 46
Bei Chondropathia patellae versinkt der dünne stumpfe Obturator im erweichten Knorpel.

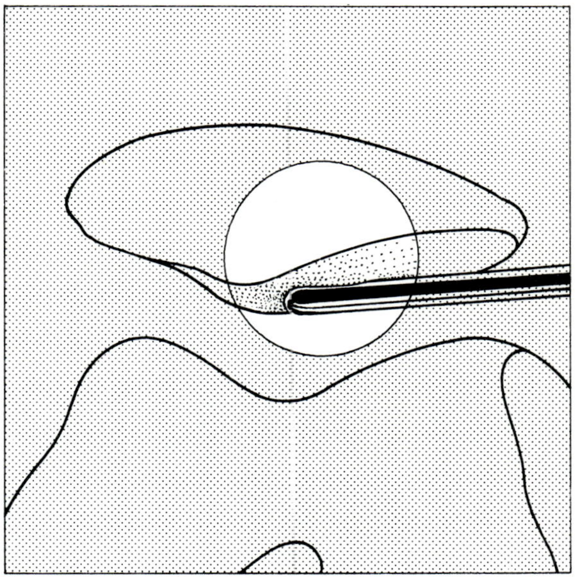

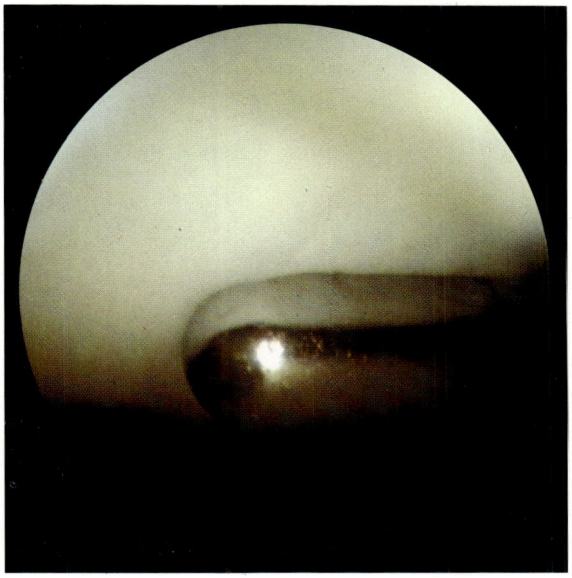

45

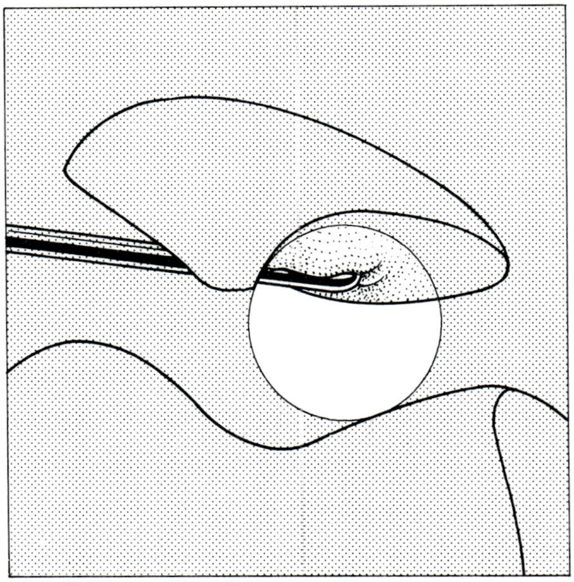

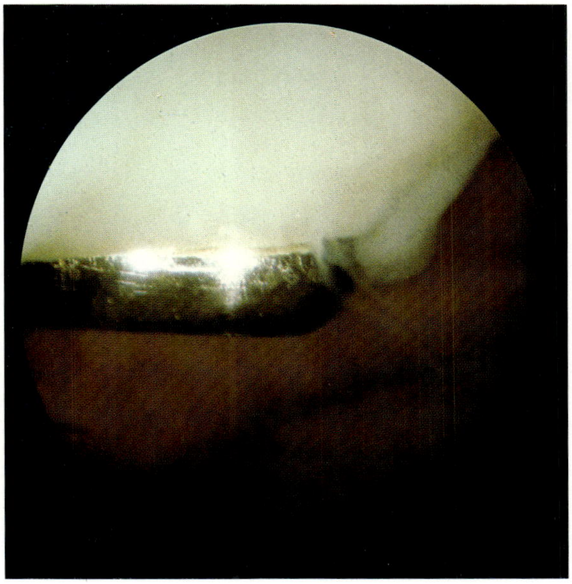

46

B. Frische Knorpelverletzungen

Bei der **reinen frischen Knorpelverletzung,** also ohne die osteochondralen Frakturen, ist die Arthroskopie als diagnostisches Kriterium konkurrenzlos. Die **klinische Symptomatik** ist völlig uncharakteristisch: Weder Anamnese, Schmerzcharakter noch Erguß sind typisch. Eine Blockierung des Kniegelenkes führt wenigstens zur Operation und dabei indirekt zur Diagnose. Im **normalen Röntgenbild** und bei der **Tomographie** nicht sichtbar, kann die Schädigung mit einer **Arthrographie** nur ausnahmsweise erkannt werden.

So bleibt für eine sichere Diagnosestellung nur die **Arthroskopie,** allenfalls die **diagnostische Arthrotomie.** Die letztere ist heute nicht mehr berechtigt, da die Arthroskopie nicht

Abb. 47
Kleine frische Knorpelverletzung am medialen Femurkondylus.

Abb. 48
Traumatische Knorpelaussprengungen an der Patellarückfläche.

47
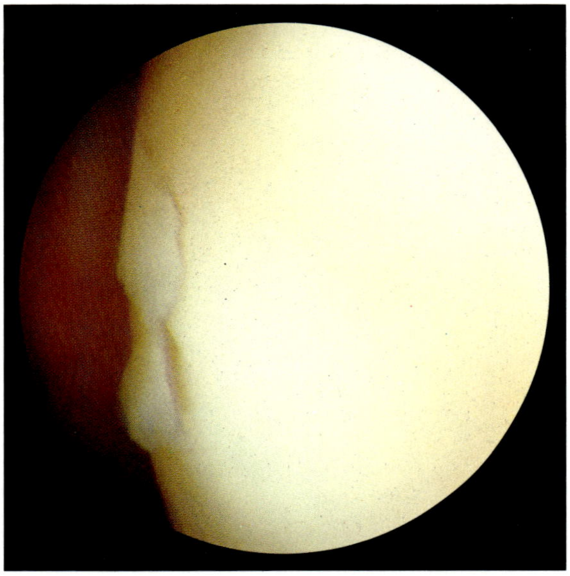
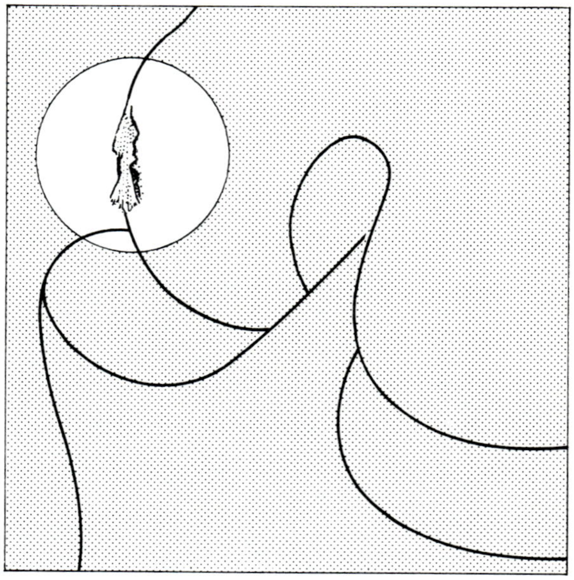

48
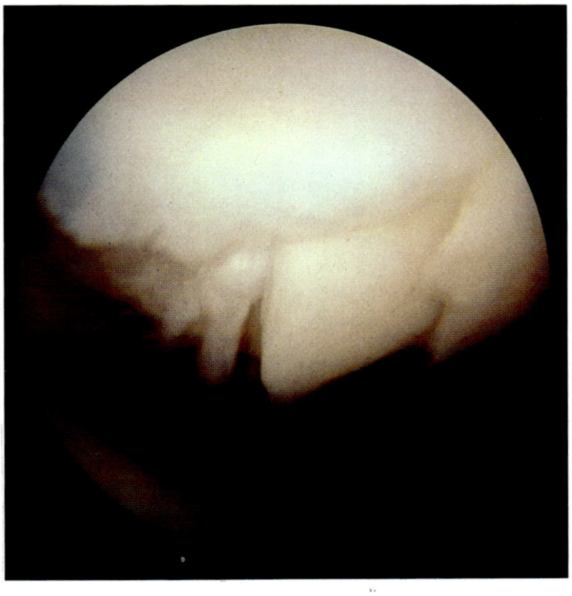
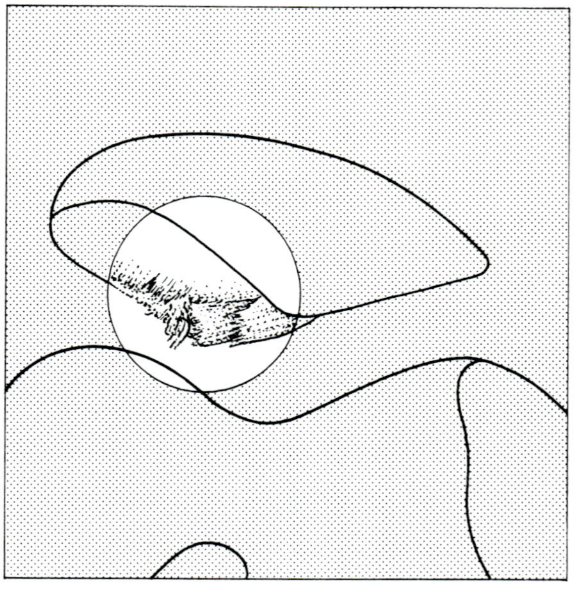

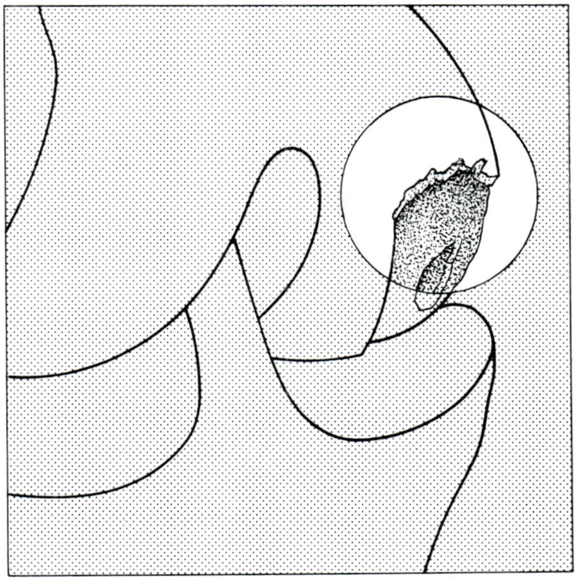

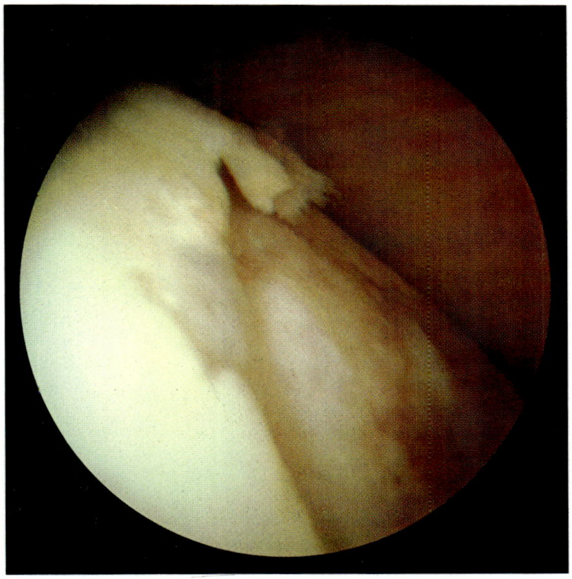

Abb. 49
Frische Knorpelverletzung: Ausbruch eines großen Teils des Knorpelbelags am lateralen Femurkondylus bis auf die subchondrale Schicht.

nur eine viel geringere Morbidität aufweist, sondern einen Überblick über alle Knorpelflächen des Kniegelenkes gestattet und damit diagnostisch zuverlässiger ist [140]. Es ist leider eine Tatsache, daß die meisten frischen Knorpelverletzungen immer noch unerkannt bleiben. Allein der vermehrte Einsatz der Arthroskopie beim frischen Trauma ermöglicht das Erkennen solcher Läsionen ohne Schädigung des Patienten.

Das **arthroskopische Bild frischer Knorpelverletzungen** reicht von sehr geringen Läsionen mit kleinen Einrissen, Erweichungsherden und Knorpelkontusionen bis zu sehr schweren Verletzungen mit Aufbruch des Gelenkknorpels oder ausgedehnten Knorpelabsprengungen. Die Abbildungen 47 bis 49 vermitteln einen Eindruck über das unterschiedliche Verletzungsspektrum.

C. Chronischer Knorpelschaden

Das **arthroskopische Bild der Chondropathia patellae** ist außerordentlich vielfältig. Gelegentlich findet sich eine reine Knorpelerweichung, oft eine Auffaserung des Gelenkknorpels (Abb. 50). Häufig findet sich auch ein aufgebrochener, schollig zerfallender Knorpel (Abb. 51). Eine Spätform liegt vor, wenn bereits ausgedehnte Knorpelbezirke bis auf den Knochen abradiert sind.

Es versteht sich, daß der arthroskopische Befund nicht nur die zuverlässige Diagnose ermöglicht, sondern daß ihm ganz besondere Bedeutung bei der **Operationsindikation** und bei der **Wahl der Operationsmethode** zukommt (s. S. 140).

Ähnlich liegen die Verhältnisse am **Femurkondylus.** Auch hier finden sich, lokalisiert oder ausgedehnt, Auffaserung des Knorpels (Abb. 52), Aufbrüche im Knorpelbelag oder die Abradierung des Knorpels.

Eine diffuse Schädigung aller Knorpelüberzüge des Gelenkes finden sich nach Hämarthrosbildung über längere Zeit und – in geringerem Ausmaß – bei chronischer Ergußbildung. Im Anfangsstadium dieser Knorpelschädigung verliert der Knorpel seinen Glanz, etwas später wird er samtartig aufgerauht. Im weiteren Verlauf kommt es zur Arthrose. Als Spätfolge von Knorpelkontusionen bei gleichzeitig bestehendem Hämarthros können bei der Arthroskopie Hämosiderineinlagerungen im Knorpel beobachtet werden.

Abgesprengte Knorpelfragmente können und sollen **arthroskopisch entfernt** werden.

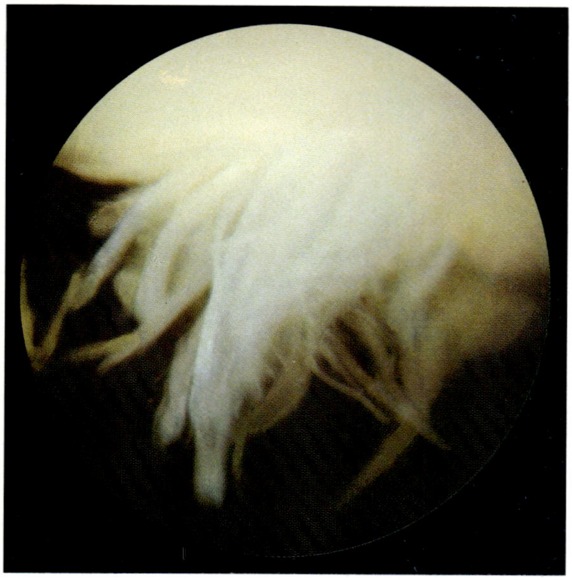

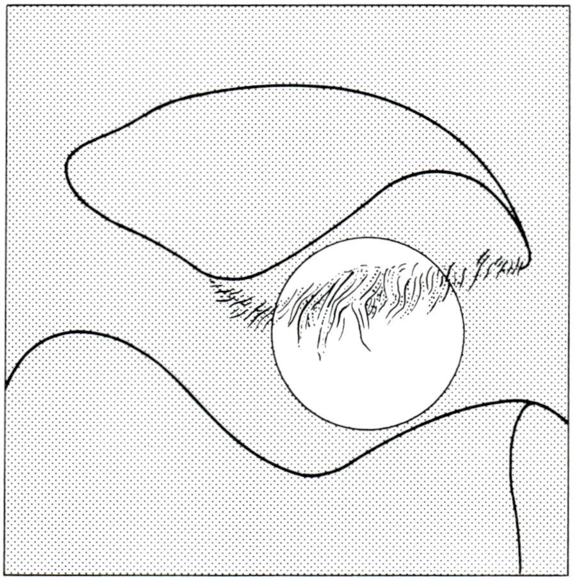

Abb. 50
Auffaserung des Knorpelbelags an der Patella, 6 Monate nach Trauma. Bei einer vorgängigen Arthroskopie ein Monat nach der Verletzung war der Knorpelbelag aspektmäßig noch normal, jedoch bereits erweicht (s. Text).

Abb. 51
Chondropathia patellae: Ein Nest von sich loslösenden Gelenkkörpern bei aufgebrochenem Knorpelbelag.

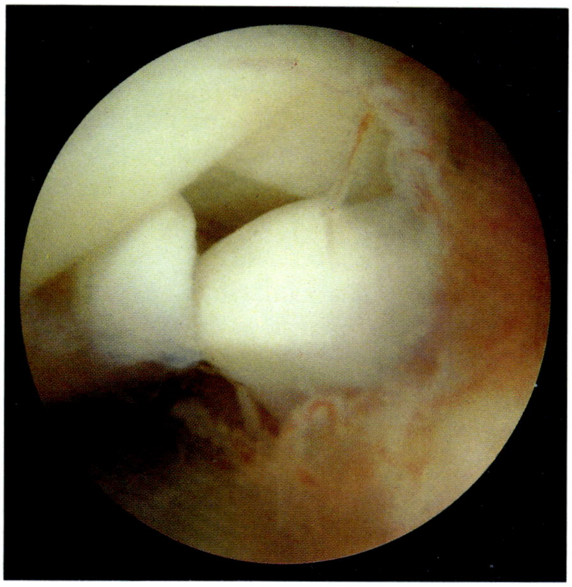

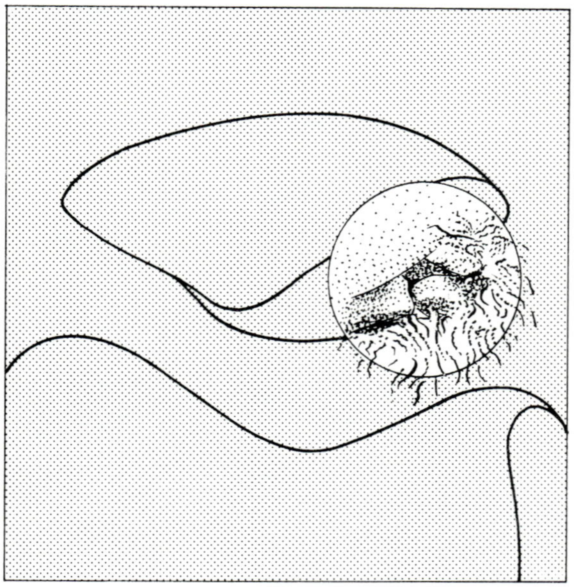

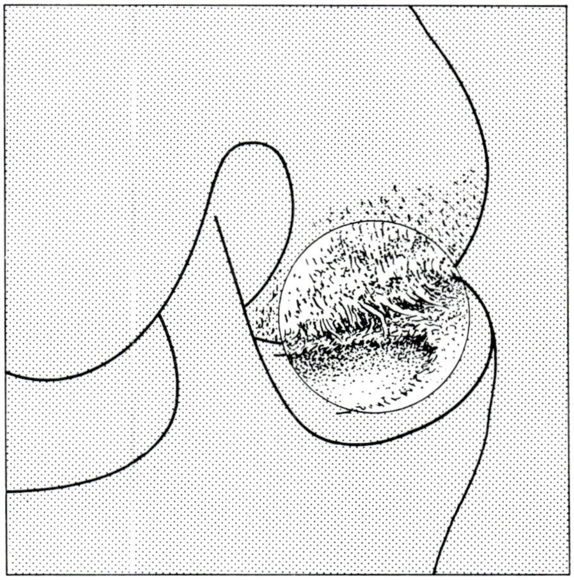

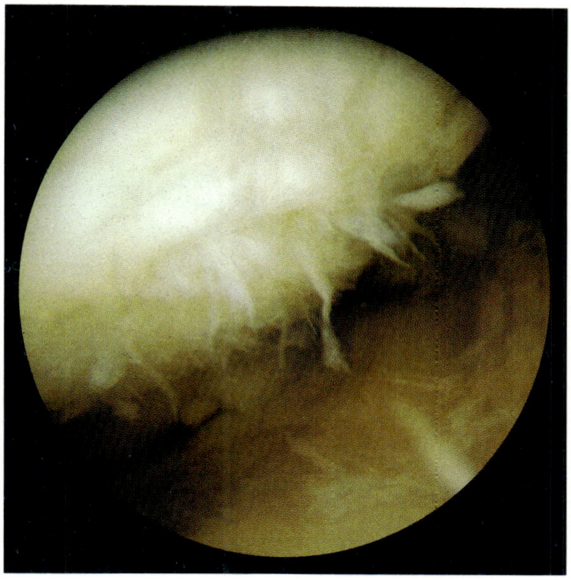

Abb. 52
Schwerer posttraumatischer Knorpelschaden mit Auffaserung des Knorpelbelags am lateralen Femurkondylus.

D. Differentialdiagnose des arthroskopischen Befundes bei Knorpelschäden

Es muß auf die **Differentialdiagnose** zu banalen Knorpelschäden hingewiesen werden:

1. Glitzerige, kristalline Auflagerungen auf dem Knorpelbelag finden sich bei der **Gicht** (s. Abb. 70): Unter arthroskopischer Kontrolle abgeschabtes Material läßt bei chemischer Untersuchung die Harnsäure nachweisen.

2. Ein vergleichbares Bild, meist mit starken Knorpelschäden einhergehend, die gelegentlich mit freien kristallinen Auflagerungen durchsetzt sind, findet sich bei der **Chondrokalzinose,** also der **Pseudogicht:** Das Gelenkpunktat zeigt Kalzium-Pyrophosphatkristalle, die bei mikroskopischer Untersuchung im polarisierten Licht einwandfrei festgestellt werden können.

3. Abgerundete, knorpelige Gelenkkörper von Stecknadelkopfgröße bis Bohnengröße (wobei größere Körper meist verkalkt sind) sind oft nicht durch Knorpelloslösung aus einer Gelenkfläche entstanden, sondern Ausdruck einer **Chondromatose.**

4. **Freie Gelenkkörper bei Osteochondrosis dissecans** enthalten Knochenstruktur und sind im Röntgenbild sichtbar; der entsprechende Defekt (das «Mausbett») reicht in den Knochen hinein. Ist das Dissektat noch in situ, erweckt bei der Arthroskopie nur die Form der Knorpelschädigung den Verdacht auf diese Krankheit.

5. **Traumatische Knorpelknochenabsprengungen,** also **osteochondrale Frakturen,** sind durch den Knochenanteil des Fragmentes ebenfalls im Röntgenbild zu erkennen; bei der Arthroskopie findet sich blutige Knochenstruktur an der Absprengungsstelle.

6. Die intraartikuläre Applikation von **Steroiden** kann zu Knorpelschäden führen. Eine subchondrale Knochenresorption mit späterem Einbruch des Gelenkknorpels wird nach langdauernder systemischer Anwendung von Kortikosteroiden beobachtet.

3. Osteochondrosis dissecans, traumatische Knorpelknochenabsprengungen

Sowohl bei Osteochondrosis dissecans wie bei traumatischen Knorpelknochenabsprengungen (osteochondrale Fraktur, flake fracture) wird die Diagnose im allgemeinen nicht durch Arthroskopie gestellt. Röntgenleeraufnahmen und Tomographien sind in der Regel diagnostisch beweisend. Bei kleineren osteochondralen Frakturen allerdings ist die Abbruchstelle selbst im Tomogramm oft nicht mit Sicherheit zu lokalisieren.

Die Arthroskopie ist in solchen Fällen hilfreich, wenn beurteilt werden soll, ob das Knorpelknochenfragment entfernt oder reponiert und fixiert werden soll. Entschließt man sich zur Entfernung, wird diese arthroskopisch vorgenommen. In geeigneten Fällen kann auch die Refixation auf arthroskopischem Weg erfolgen (s. Teil IV).

A. Arthroskopisches Bild bei Osteochondrosis dissecans

Ist das Dissektat noch in situ, mag der Befund bei der Arthroskopie übersehen oder fehl gedeutet werden. Die Form der Knorpelschädigung weist auf diese Krankheit hin. Die Palpation des geschädigten Bezirkes zeigt, wie fest das sich lösende Fragment noch in seinem Bett haftet.

Der Defekt (das «Mausbett») beim losgelösten Knorpelknochenfragment zeigt einen charakteristischen arthroskopischen Befund, der sich von der reinen Knorpelabsprengung unterscheidet. Deutlich ist in der Tiefe des Defektes Knochenstruktur zu erkennen. Oftmals ist der Defektgrund blutunterlaufen. Die Prädilektionsstelle liegt am medialen Femurkondylus gegen das Gelenkinnere zu.

Nach arthroskopischer Beurteilung des Defektes wird das Dissektat aufgesucht. Seine Größe und sein Zustand entscheiden darüber, ob eine Replantation und Fixation vorgenommen werden soll oder ob der freie Gelenkkörper mit Vorteil entfernt wird.

Bei einem 35jährigen Patienten konnte trotz eindeutigem Röntgenbefund einer Osteochondrosis dissecans in situ während der Arthroskopie nur der ausgedehnte Defekt am medialen Femurkondylus, aber kein Dissektat im Mausbett beobachtet werden. Das Absuchen des ganzen Gelenkraumes nach dem vermeintlichen freien Gelenkkörper blieb erfolglos.

Bei der späteren Operation stellte sich heraus, daß das Dissektat an einem Randbereich immer noch am Knorpel haftete: Bei Einführen der Arthroskops wurde es jeweils aus seiner Unterlage herausgehoben und der Knorpelknochendefekt kam zur Darstellung; nach Zurückziehen des Arthroskops sank es wieder in sein Bett zurück.

B. Arthroskopisches Bild der traumatischen Knorpelknochenabsprengung

Das losgelöste Knorpelknochenfragment findet sich irgendwo im Kniegelenk. Der Defekt zeigt bei frischen Absprengungen immer einen stark blutigen Grund. Es findet sich immer ein Hämarthros. Blutkoagula können allerdings den Defektgrund völlig verdecken; da sie oft fest haften und das Gelenk durch zahlreiche weitere Blutgerinnsel gefüllt sein kann, mag die Aussprengstelle unentdeckt bleiben, sofern die haftenden Koagula oder Fibrinbeläge nicht mit einem Instrument weggeschoben werden (Abb. 53).

Die Größe des abgesprengten Fragmentes, mehr aber noch die Lage des Knorpelknochendefektes entscheiden darüber, ob die osteochondrale Fraktur reponiert und fixiert oder das Fragment nur entfernt werden kann. Liegt die Absprengung im unbelasteten Knorpelanteil, beschränkt man sich mit Vorteil auf die arthroskopische Entfernung des Fragmentes (Abb. 54 und 55).

Nach Einheilung operativ fixierter Knorpelknochenfragmente kann das Osteosynthesematerial (z. B. Kleinfragmentschrauben) unter arthroskopischer Sicht entfernt und so eine erneute Arthrotomie vermieden werden (s. Teil VI).

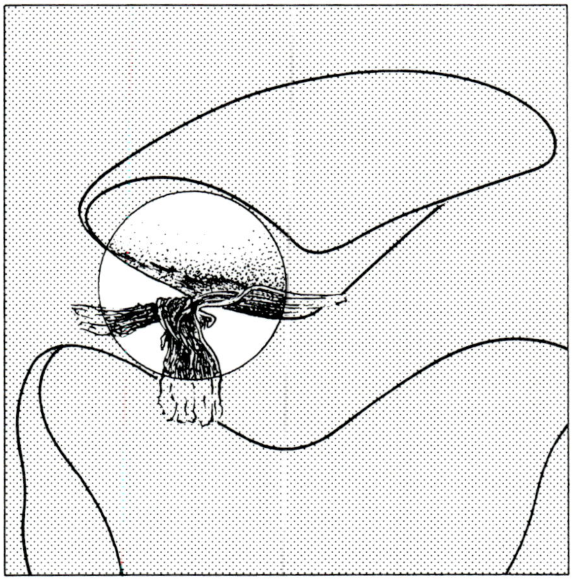

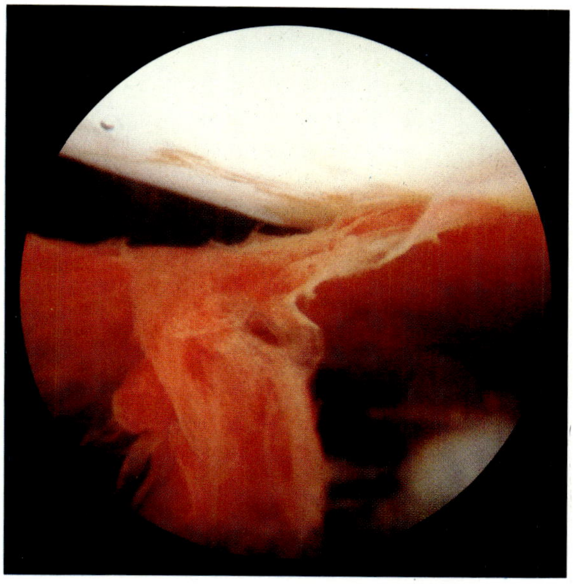

53

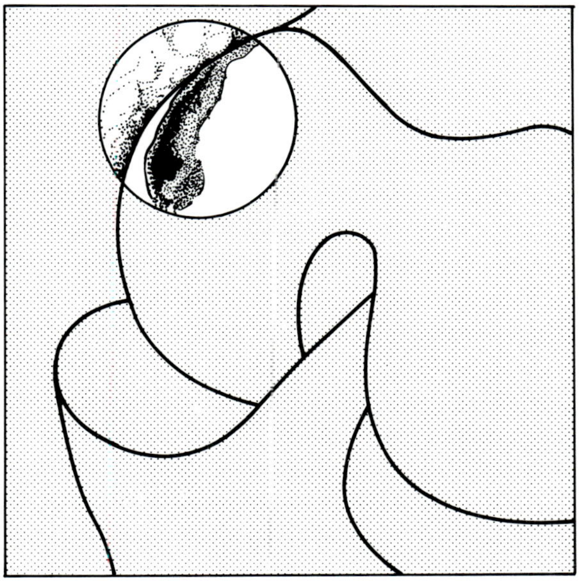

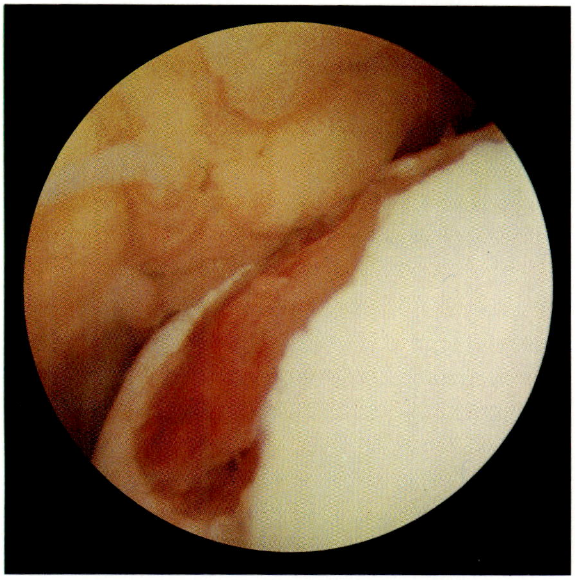

54

Abb. 53
Abbruchstelle einer osteochondralen Fraktur an der Patellarückfläche medial: Blutkoagula verdecken den Defekt und erschweren die Diagnose.

Abb. 54
Frischer traumatischer Knorpel-Knochendefekt am Femurkondylus lateral.

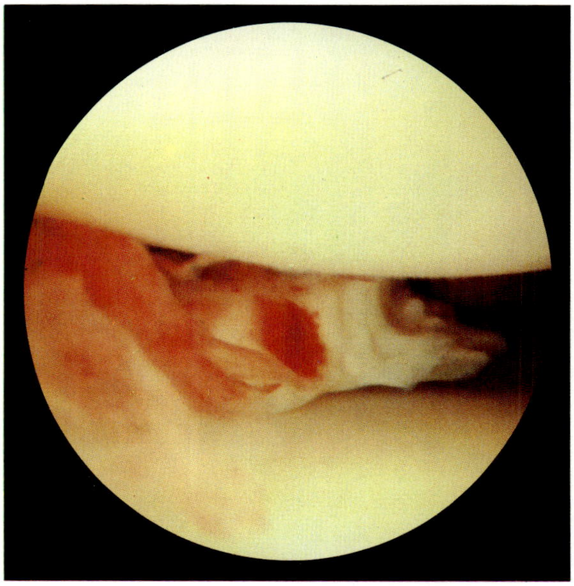

55

Abb. 55
Abgesprengtes Knorpelknochenfragment im Femorotibialgelenk interponiert (gleicher Pat. wie Abb. 54).

4. Bandverletzungen

Eine frische Bandverletzung sollte in der Regel durch die **klinische Untersuchung,** gegebenenfalls auch durch Untersuchung in Narkose, erkannt werden. Bei unklarem Befund und komplexen Verletzungen jedoch mag die Arthroskopie die Situation klären und hilft natürlich auch, Begleitverletzungen an Menisken und Knorpel zu erkennen. Kurz nach dem Trauma erlaubt sie das Erkennen von partiellen Läsionen und die Beantwortung der Frage, ob eine frische oder möglicherweise eine veraltete Läsion vorliegt [131, 256].

Häufig werden bei einer Arthroskopie wegen posttraumatischen Kniebeschwerden primär übersehene Verletzungen erkannt.

Es gehört bei uns zur strikten Routine, im Anschluß an jede arthroskopische Untersuchung in Narkose auch die **Bandstabilität** des Gelenkes im Vergleich zur Gegenseite zu prüfen.

A. Kreuzbänder

Das **vordere Kreuzband** kann arthroskopisch in seinem ganzen Verlauf vom medialen wie vom lateralen Zugang aus eingesehen werden. Seine parallel verlaufenden hellen Fasern sind gut sichtbar und zeigen einen spiegelnden Glanz. Oft wird ein feines Netz von Blutgefäßen auf dem Band beobachtet. Eine Zweiteilung des Bandes stellt eine selten beobachtete, normale Variante dar [583].

Bei chronischen Reizzuständen im Kniegelenk mit Ergußbildung verdickt sich der synoviale Überzug; das Band verliert seinen spiegelnden Glanz, und die einzelnen Bandfasern können nicht mehr unterschieden werden.

Bei zunehmender Synovitis kann nur noch eine hypertrophe Synovialis im Bandverlauf beobachtet werden. In diesen Fällen ist die Palpation mit dem dünnen stumpfen Obturator zur Prüfung der Bandfestigkeit unerläßlich, da sich hinter der dicken Synovialis eine völlige Ruptur oder gar das Fehlen des Bandes verbergen können.

Vom **hinteren Kreuzband** kann durch die üblichen arthroskopischen Zugänge nur gerade der proximale Ansatz eingesehen werden; der übrige Bandverlauf ist durch das vordere Kreuzband verdeckt. Es ist aber gut zu palpieren und kann so auf seine Festigkeit geprüft werden. Ist das vordere Kreuzband rupturiert oder fehlt es, wird die Sicht auf das hintere Kreuzband frei. Isolierte Verletzungen des hinteren Kreuzbandes werden unter Umständen

Abb. 56
Kleine Hämatome im Bandverlauf und an den Bandansätzen bei frischer Zerrung des vorderen Kreuzbandes.

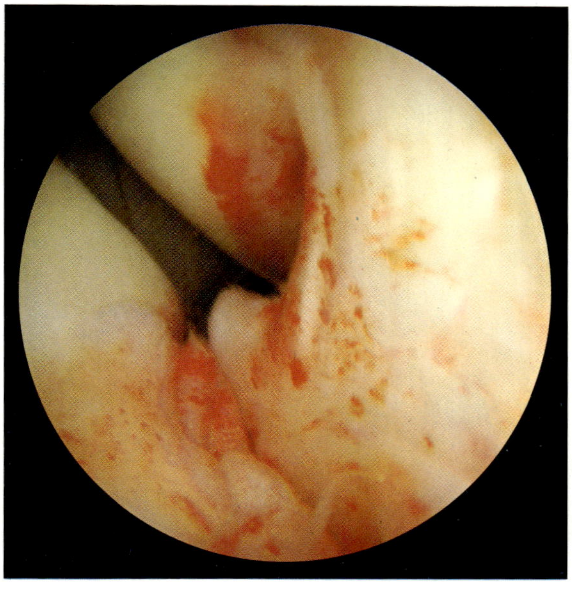

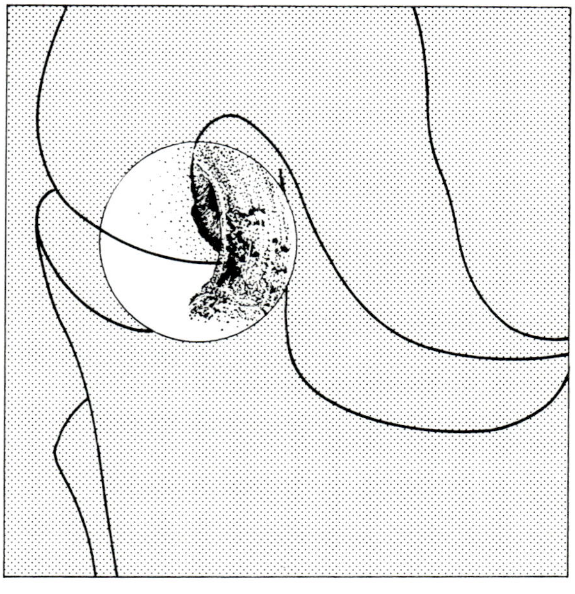

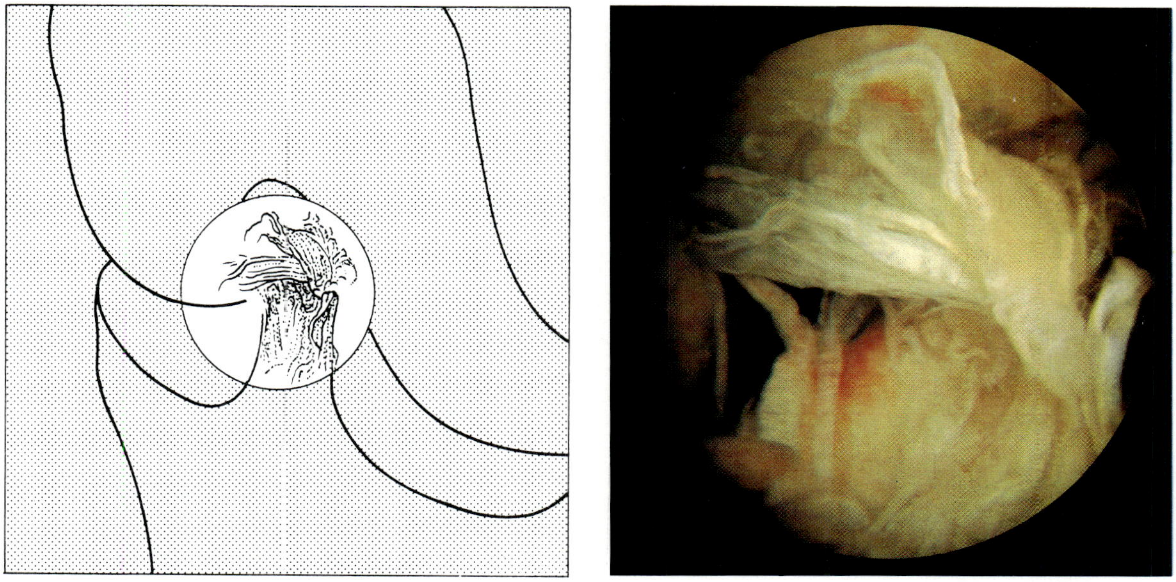

57

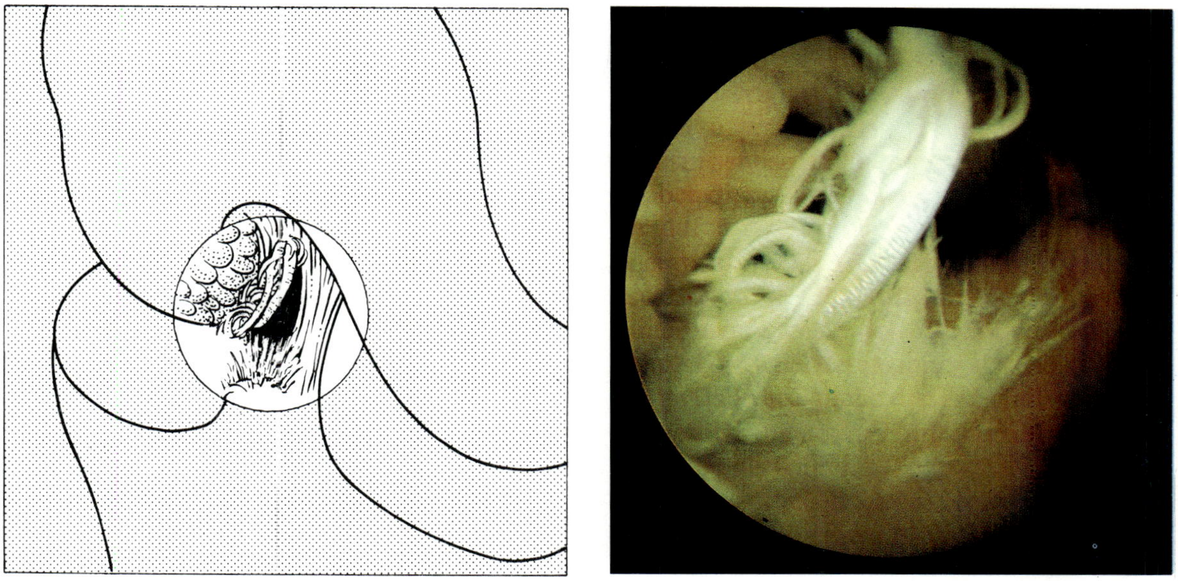

58

Abb. 57
Partielle, fast vollständige Ruptur des vorderen Kreuzbandes.

Abb. 58
Partielle Ruptur des vorderen Kreuzbandes mit einzelnen abgerissenen Bandfasern.

auch erkannt, wenn bei intaktem vorderem Band ein Kreuzbandstummel in der Interkondylarregion sichtbar ist. Ist die Beurteilung des hinteren Kreuzbandes von Bedeutung, mag ein Zugang durch das Ligamentum patellae nach Gillquist [130] oder der postero-mediale Zugang nach Johnson [586] gewählt werden (s. S. 23).

Bei der **Akut-Arthroskopie** werden oft **Hämatome** im Verlauf des vorderen Kreuzbandes ohne Zerreißung von Bandfasern beobachtet (Abb. 56).

Bei **frischen partiellen Rupturen** [120, 153] finden sich wirre Bilder einzelner zerrissener Fasern, die den typischen glänzenden Aspekt der Kreuzbandfasern zeigen und so leicht zu identifizieren sind (Abb. 57 und 58). Partielle oder totale Rupturen lassen sich ohne Palpa-

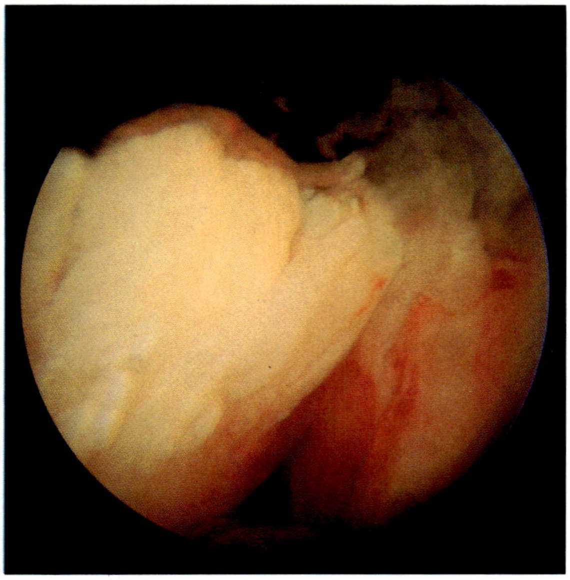

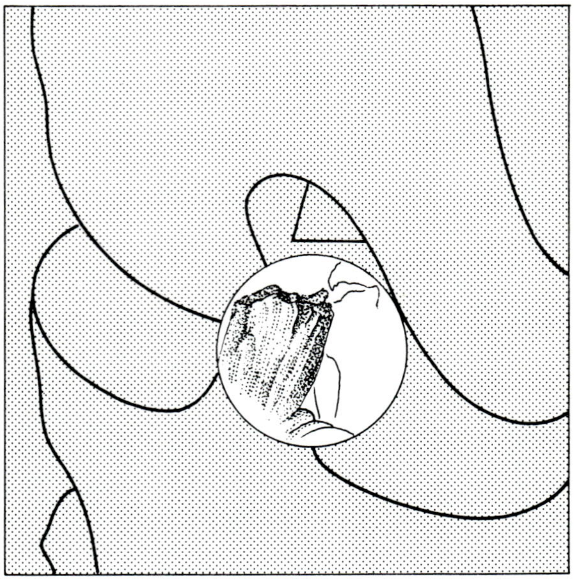

Abb. 59
Totale Ruptur des vorderen Kreuzbandes.

tion nicht voneinander unterscheiden; es besteht ohnehin die Gefahr, daß irrtümlicherweise totale Rupturen als partiell interpretiert werden.

Totale Kreuzbandrupturen können ein ähnliches wirres Bild einzelner zerrissener Fasern zeigen, wenn diese nicht auf gleicher Höhe zerrissen wurden. Dies ist vor allem der Fall, wenn die Ruptur im Bandverlauf liegt. Häufiger jedoch findet sich die vollständige Bandruptur proximal oder distal am Bandansatz: Dann zeigt das arthroskopische Bild einen queren Durchriß durch die ganze Banddicke mit deutlich sichtbarem Bandstumpf (Abb. 59); bei distalen Läsionen kann oft gleichzeitig der

Abb. 60
Frische totale Ruptur des medialen Seitenbandes, Einriß der Synovialis und Abriß des medialen Meniskus am Kapselansatz.

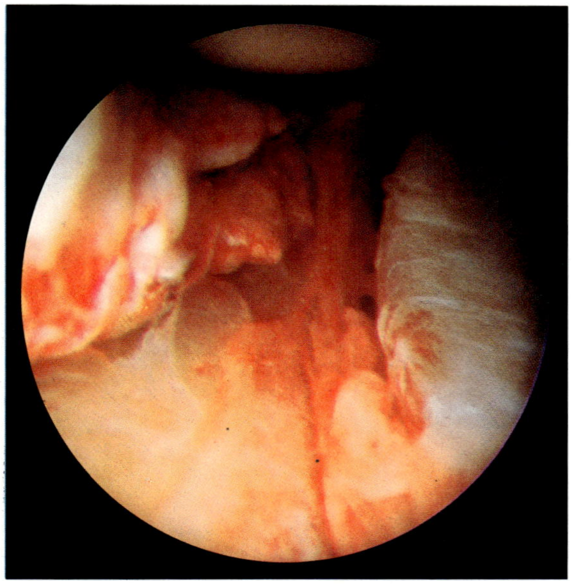

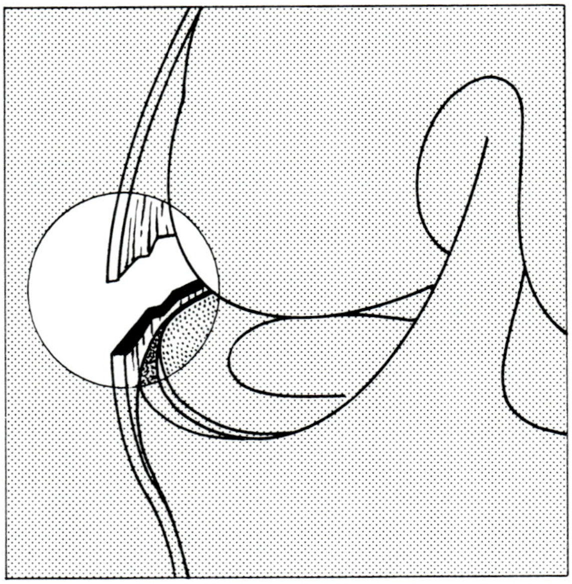

Ausriß eines Knochenfragmentes beobachtet werden.

Alte Läsionen des vorderen Kreuzbandes zeigen ebenfalls ein unterschiedliches Bild: Es findet sich ein abgerundeter Kreuzbandstummel, oder das Kreuzband kann völlig fehlen. Oft liegt an Stelle des Kreuzbandes nur ein kümmerlicher bindegewebiger Strang vor. In diesen Fällen ist die Palpation zur Beurteilung besonders wichtig.

Ein frei beweglicher, längerer Kreuzbandrest nach alter Verletzung kann wesentliche Störungen, sogar Einklemmungserscheinungen verursachen und sollte arthroskopisch reseziert werden, sofern nicht ohnehin eine Kreuzbandplastik geplant ist (s. Teil VI).

B. Verletzungen der Seitenbänder

Beide Seitenbänder verlaufen extraartikulär und können bei der Arthroskopie nicht direkt eingesehen werden. Bei einer **vollständigen, frischen Ruptur des medialen Seitenbandes** ist die Verletzung dennoch arthroskopisch erkennbar, da eine enge anatomische Beziehung zwischen dem tiefen Anteil des medialen Seitenbandes und der Synovialis besteht. Bei der totalen Ruptur dieses Bandanteiles wird in der Regel auch die Synovialis eingerissen; diese Rißbildung wird bei der Arthroskopie leicht bemerkt, da sie immer mit Hämatombildung einhergeht (Abb. 60). Auch der gleichzeitige Abriß des medialen Meniskus am Kapselansatz ist arthroskopisch leicht zu erkennen (Abb. 61).

Bei **alten Rupturen** des medialen Seitenbandes ist die synoviale Wunde geheilt; der Verdacht auf eine mediale Bandinstabilität wird jedoch schon geweckt, wenn das Hinterhorn des medialen Meniskus ohne Mühe vollständig, bis zu seinem Kapselansatz, eingesehen werden kann. Natürlich ist auch in diesen Fällen die anschließende klinische Prüfung der Bandstabilität im Vergleich zur Gegenseite entscheidend.

Frische Rupturen des lateralen Seitenbandes sind nie direkt arthroskopisch zu beobachten: Hinweise darauf sind Einrisse der lateralen hinteren Gelenkkapsel oder subsynoviale Hämatome im lateralen Gelenkspalt.

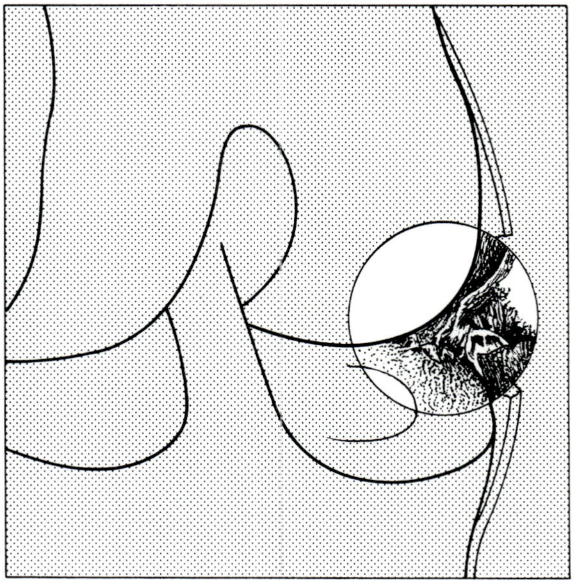

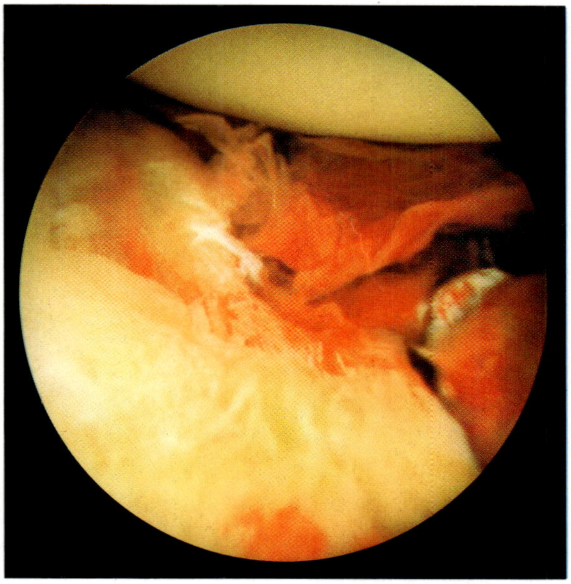

Abb. 61
Frische totale Ruptur des medialen Seitenbandes, Einriß der Synovialis, Blutkoagula.

5. Pathologische Befunde an der Synovialis

Die Synovialis zeigt dem Untersucher bei verschiedenen Arthroskopietechniken ein unterschiedliches Bild: Hohe Gelenkinnendrucke führen zu einer Abblassung, die Verwendung von gasförmigen Medien presst die Synovialzotten an die Wand, während bei Untersuchung in Flüssigkeit sich diese frei entfalten und flottieren. Die Verwendung einer Blutleere führt ebenfalls zu einer Abblassung der normalen Synovialis. Entzündlich gerötete Synovialzotten verlieren dabei ihre Farbe kaum und die Unterscheidung zwischen normalen und pathologischen Befunden wird erleichtert. Der Aspekt einer normalen Synovialis wird auch wesentlich durch das Alter des Patienten bestimmt [585].

Einige Erkrankungen gehen mit einem charakteristischen Bild an der Synovialis einher, so bei der synovialen Chondromatose, bei den Kristallsynovitiden (Gicht, Pseudogicht), bei der pigmentierten villonodulären Synovitis. Die meisten synovialen Entzündungen zeigen jedoch ein uncharakteristisches Bild, und es ist wenig sinnvoll, bestimmte Zottenformen einzelnen Krankheitsbildern zuzuordnen, wie es Watanabe vorgeschlagen hat [50].

Der Untersucher wird bei der Arthroskopie folgende Veränderungen an der Synovialis beurteilen:

1. Hyperämie?
2. Ödembildung?
3. Hypertrophie?
4. Fibrose?
5. Hämosiderineinlagerungen?
6. Kristalline Auflagerungen?

Überdies wird eine allfällige **Ergußbildung** beurteilt (Ausmaß, Art des Ergusses).

Von der Möglichkeit, Synovialisbiopsien unter Sicht zu entnehmen, wird man reichlich Gebrauch machen. Die Technik der Synovialisbiopsie, aber auch die Grenzen der histologischen Beurteilung wurden früher beschrieben (s. S. 38).

Die arthroskopische Beurteilung der Synovialis ist nicht nur diagnostisch; sie hilft auch mit, zusammen mit Klinik und histologischem Befund, die Indikation für eine allfällige arthroskopische Synovektomie oder eine Synoviorthese zu stellen.

A. Synovialisveränderungen nach Trauma

1. Nach **frischem Trauma** werden oft **Hämatome** in der Synovialis, gelegentlich auch Einrisse und Ödembildung beobachtet (Abb. 62). Solche Veränderungen sind meist von geringer klinischer Bedeutung und bilden sich unter antiphlogistischer Therapie in kurzer Zeit zurück.
2. Nach länger zurückliegendem Trauma findet sich oft eine **unspezifische chronische Synovitis.** Dies ist immer dann der Fall, wenn eine wesentliche intraartikuläre Störung zurückbleibt. Es handelt sich dabei um eine uncharakteristische Reizreaktion. So kann bei jeder Meniskusverletzung, jedem schweren Knorpelschaden und bei jedem freien Gelenkkörper zumindest histologisch eine chronische Synovialisentzündung nachgewiesen werden. Sie klingt erst ab, wenn die Störung behoben ist. Eine vergleichbare Reaktion der Synovialis findet sich auch nach Hämarthrosbildung und nach Einbringen von Kontrastmittel bei der Arthrographie, gelegentlich auch nach reinen Kontusionen des Gelenkes.
   Liegt kein für die synoviale Reizung verantwortlicher intraartikulärer Befund vor, muß bei kürzerer Dauer der Synovitis unbedingt der Circulus vitiosus zwischen Ergußbildung und synovialer Reizung durchbrochen werden. Die Arthroskopie schafft dazu durch das Ausspülen des Gelenkes eine günstige Ausgangslage.
3. **Einzelne Synovialisabschnitte** können – besonders nach Trauma – dermaßen anschwellen und später hypertrophieren, daß sie bei Gelenkbewegungen **eingeklemmt** werden [585]. Wir haben solche Fälle sowohl im Bereich der femorotibialen Gelenkspalten wie auch parapatellar beobachtet. Es resultiert daraus eine starke, bewegungsabhängige Schmerzreaktion, unter Umständen mit Einklemmungserscheinungen, und meist eine starke lokale Druckdolenz von außen. Die Resektion dieser angeschwollenen,

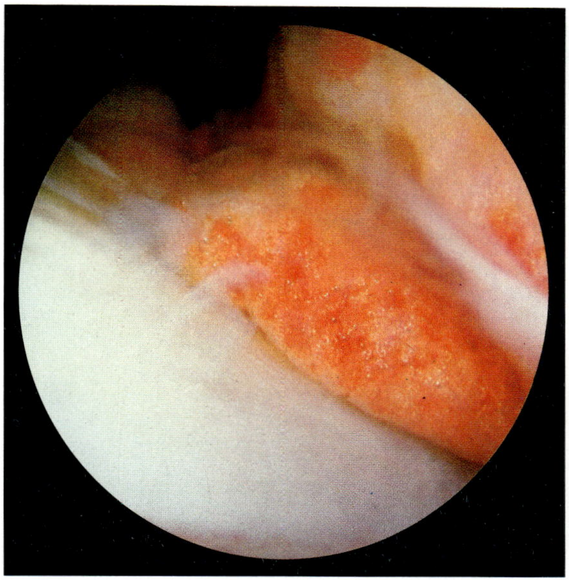

Abb. 62
Hämatome und Ödem der Synovialis bei frischer Knieverletzung.

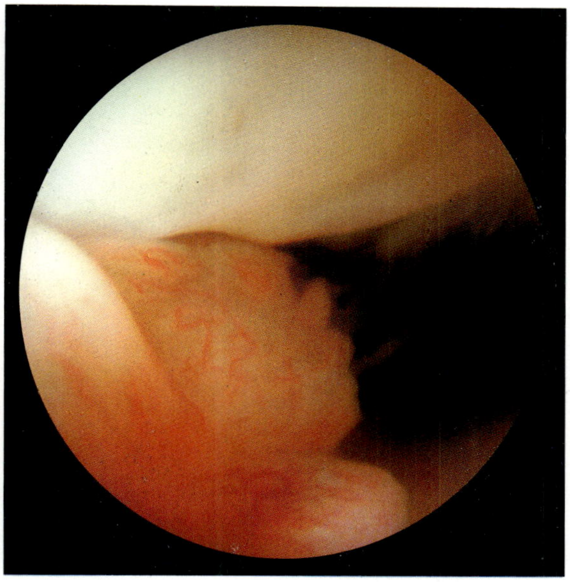

Abb. 63
Reizsynovitis nach länger zurückliegendem Knietrauma.

entzündlich veränderten und gelegentlich auch teilweise nekrotischen Synovialzotten ist die Therapie der Wahl. Sie kann bei der Arthroskopie erfolgen.

Bei einer Spagatübung während des Karatetrainings überstreckte ein 39jähriger Patient das Bein; er verspürte sofort einen starken Stich im Kniegelenk. Anschließend trat ein Kniegelenkerguß auf. Seit diesem Ereignis bestanden Blockierungserscheinungen.

Bei der Arthroskopie erkannte man über dem Hinterhorn des lateralen Meniskus den vorderen Anteil eines weichen, abgerundeten freien Gelenkkörpers. Der bohnenförmige Körper von 2,7 cm Länge und 1,5 cm Breite konnte arthroskopisch mühelos entfernt werden (Abb. 64).

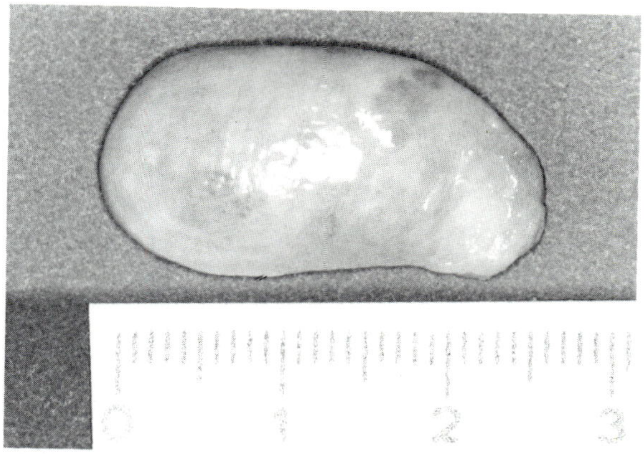

Abb. 64
Abgelöste, teilweise nekrotische Synovialiszotte als freier Gelenkkörper, arthroskopisch entfernt (s. Text).

Es handelte sich dabei offensichtlich um eine beim Training eingeklemmte und später losgelöste riesige Synovialiszotte, die zu akuten Blockierungen des Gelenkes geführt hatte. Die histologische Untersuchung ergab eine weitgehend nekrotische Synovialis, deren oberflächliche Schichten noch vital waren. Unter dem Deckmesothel fanden sich kollagene, teils hyalinisierte Bindegewebslamellen und fokale Hämosiderinablagerungen.

Am Tag nach der Arthroskopie war der Patient voll arbeitsfähig. Er blieb seit dem arthroskopischen Eingriff beschwerdefrei.

4. **Synoviale Adhäsionen** können eine Untersuchung sehr erschweren. Sie können unter arthroskopischer Sicht durchtrennt werden. Solche Narbensegel sind außerordentlich stark; der Versuch, sie mit einem stumpfen Instrument oder mit dem Arthroskop selbst zu zerreißen, muß meist mißlingen.

B. Rheumatische Synovitiden

Für den Rheumatologen liegt die Indikation zur Arthroskopie zumeist lediglich in der Entnahme einer Synovialisbiopsie [31, 32, 39, 307, 324]. Ein trüber Erguß erschwert oft zunächst die Sicht und muß ausgespült werden. Besonderes Augenmerk ist auf allfällige Begleitbefunde an den Menisken und den Knorpelflächen zu richten. Der Aspekt der entzündeten

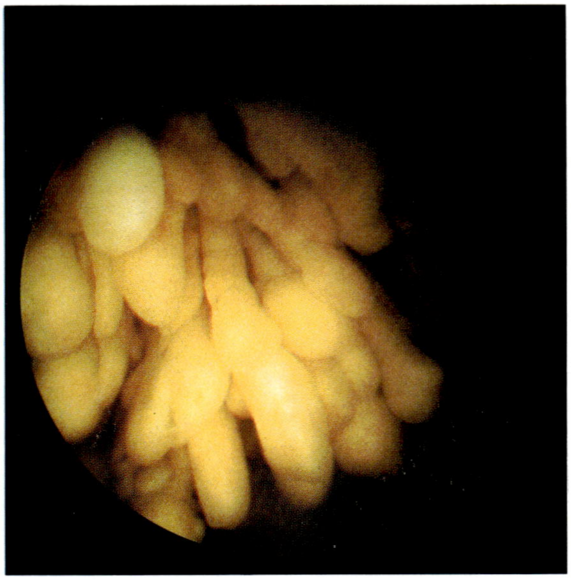

Abb. 65
Chronische Synovitis mit aufgequollenen Synovialiszotten.

Synovialis (Abb. 65) erlaubt in der Regel keine sichere Differentialdiagnose gegenüber unspezifischen Reizsynovitiden.

C. Arthrose

Die Störung der Gelenkfunktion durch die geschädigten Knorpelflächen, vor allem aber das fortwährende Loslösen kleiner Knorpelfragmente führen zur unspezifischen synovialen Reaktion.

D. Pigmentierte villonoduläre Synovitis

Die arthroskopischen Befunde bei diesem Krankheitsbild sind klassisch: Die großen hypertrophen, aufgequollenen und braun verfärbten Synovialiszotten sind nicht zu übersehen. Gelegentlich wird eine Invasion synovialen Gewebes in den Gelenkknorpel beobachtet [586].

Abb. 66
Braunverfärbung der Synovialis bei chronisch rezidivierendem Hämarthros.

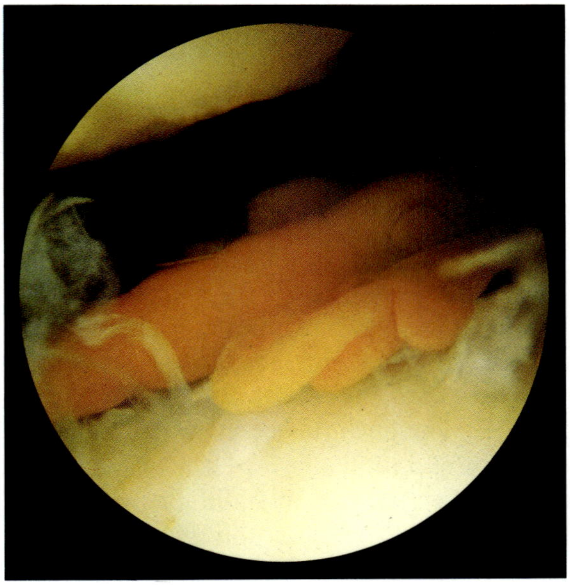

Abb. 67
Synovialis mit kapillären Angiektasien bei Angiodysplasie.

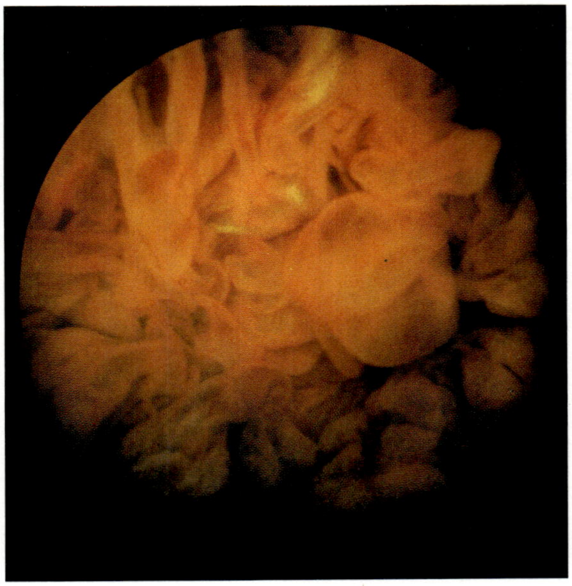

Abb. 68
Metaplasiezone bei synovialer Chrondromatose mit Bildung freier Gelenkkörper

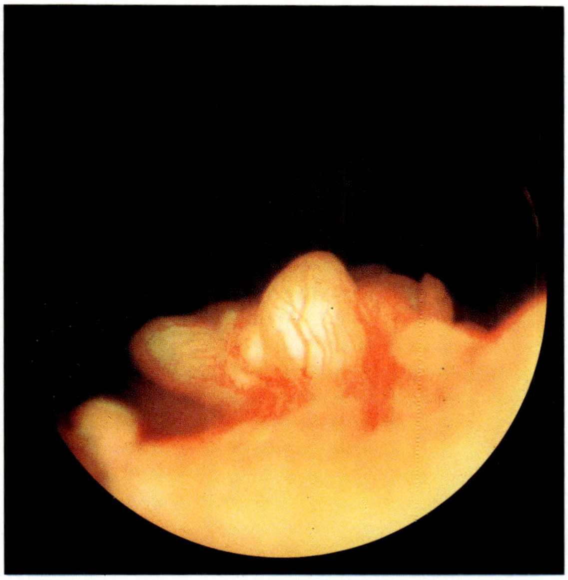

E. Synoviale Chondromatose

Bei diesem seltenen Krankheitsbild liegen im Gelenk einzelne bis mehrere hundert kleine freie Körper, die arthroskopisch entfernt werden können. Es ist besonders faszinierend, die Bildung solcher knorpeliger und gelegentlich auch knöcherner Gelenkkörper - gleichsam ihre Geburt - an der Synovialis zu beobachten (Abb. 68 und 69). In den Metaplasiegebieten finden sich dabei alle Stadien der Ausbildung der chondromatösen Herde bis zu ihrer unmittelbar bevorstehenden Freilassung ins Gelenk.

Im Gegensatz zu abgesprengten kleinen Knorpelstückchen bei der Arthrose, die von der Synovialis resorbiert werden können, werden die freien Gelenkkörper bei der Chondromatose nie spontan resorbiert [586].

Die Behandlung der Wahl bei der umfassenden synovialen Chondromatose ist die arthroskopische Entfernung der Gelenkkörper und die arthroskopische Synovektomie (s. Teil IV).

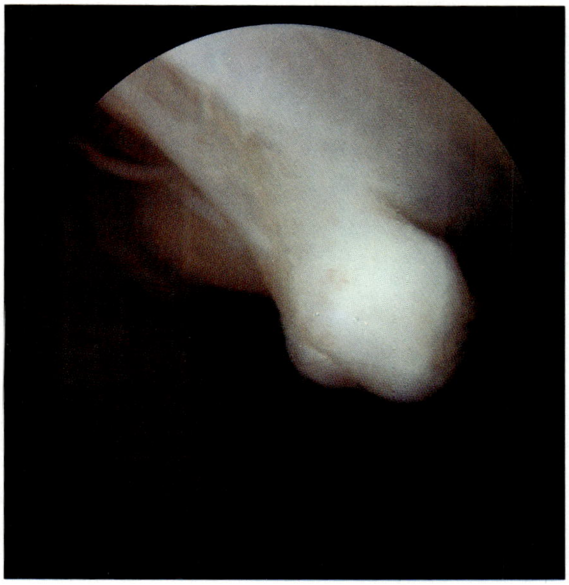

Abb. 69
Synoviale Chrondromatose: Ein von der Synovialis gebildeter Knorpelkörper kurz vor der «Geburt».

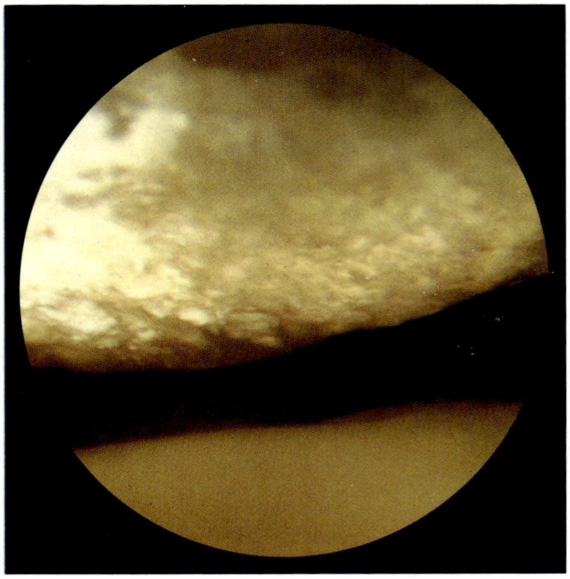

a

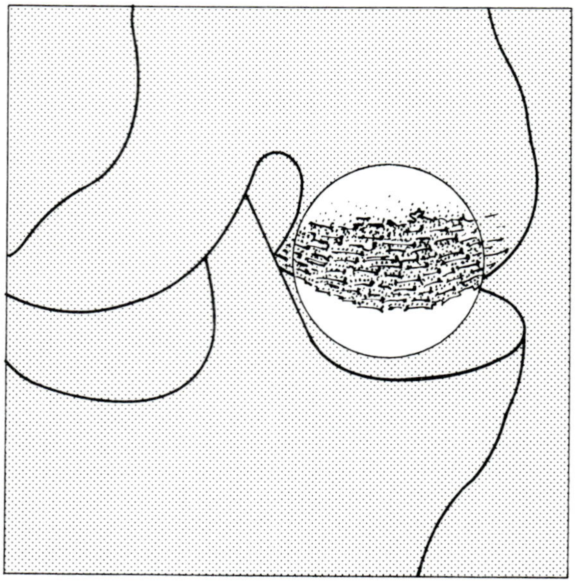

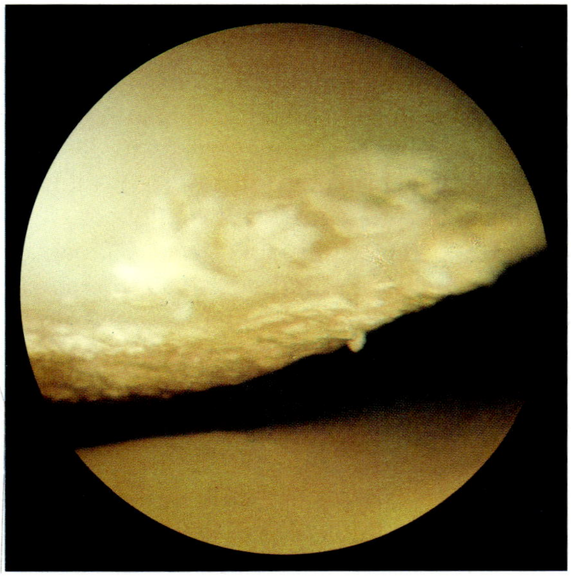

b

Abb. 70a und b
Glitzernde Uratauflagerungen am medialen Femurkondylus bei Gicht (normale Blutharnsäurewerte)

F. Gicht

Bei der Gichtarthritis leuchten im Licht des Arthroskops zahlreiche kleine kristalline Auflagerungen an der entzündlich veränderten Synovialis auf. Die Differentialdiagnose zur Pseudogicht wird bei der chemischen Analyse von arthroskopisch entnommenem Material gestellt, die leicht Harnsäure nachweisen läßt. Häufig finden sich glitzernde Auflagerungen von Urat-Kristallen auch auf den Knorpelflächen des Gelenkes (Abb. 70).

G. Chondrokalzinose (Pseudogicht)

Auch bei diesem Krankheitsbild finden sich Kristalle, teils auf der Synovialis, teils eingebettet in Knorpeldefekten (Abb. 71). Die Untersuchung des Gelenkpunktates oder von entnommenem kristallinem Material im polarisierten Licht läßt die Kalzium-Pyrophosphatkristalle nachweisen. Gelegentlich werden auch Pyrophosphateinlagerungen in den Menisken beobachtet (Abb. 72) [56]. Einlagerungen von Kalzium-Pyrophosphat in die Knorpelflächen

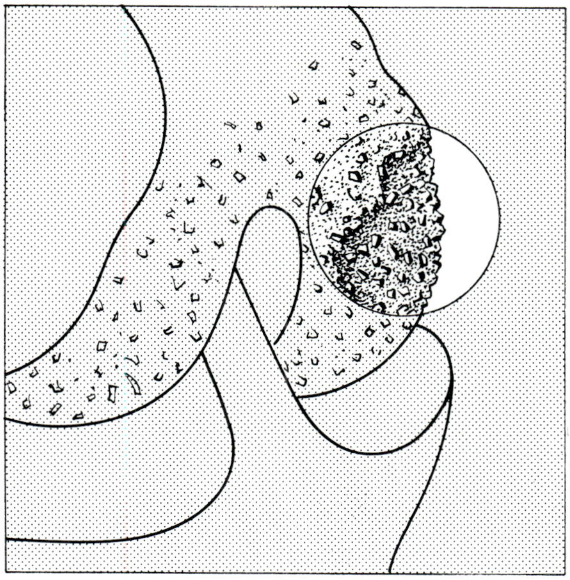

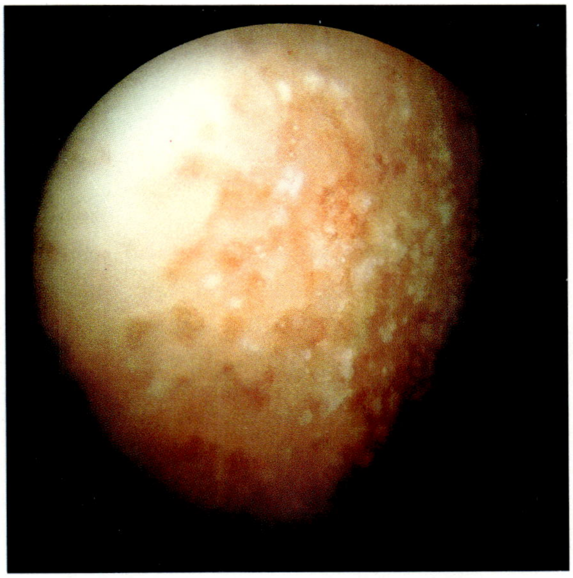

71

oder in die Menisken sind im Gegensatz zu Gichtauflagerungen im Röntgenbild sichtbar (Abb. 73).

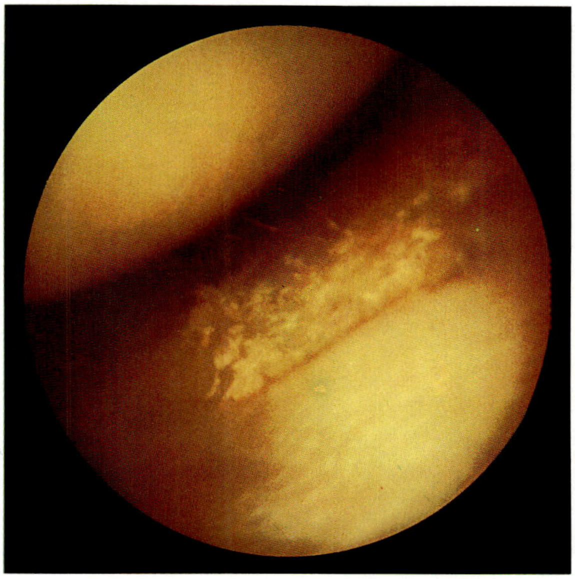

72

Abb. 71
Knorpelschädigung mit Einlagerung von Kalziumpyrophosphat-Kristallen bei Chondrocalzinose.

Abb. 72
Kalziumpyrophosphat-Kristalle im medialen Meniskus bei Chondrocalzinose.

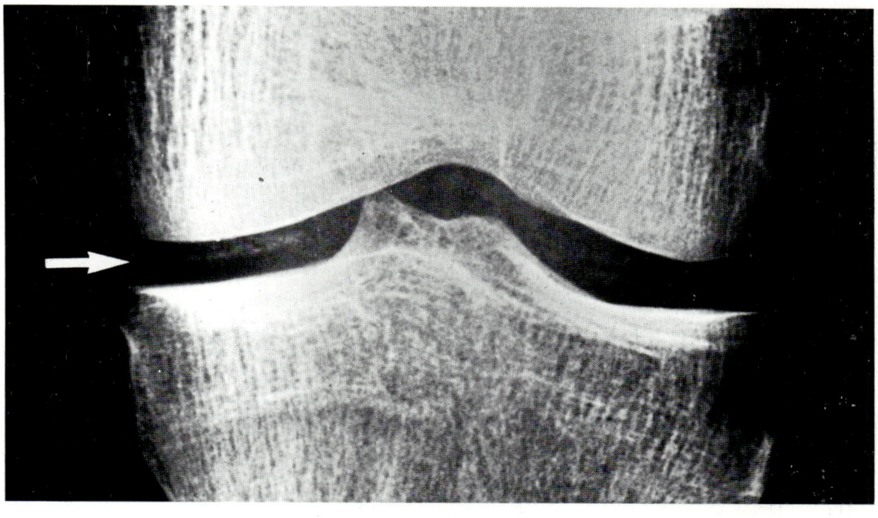

Abb. 73
Im Gegensatz zu den kristallinen Einlagerungen bei Gicht sind die Kalziumpyrophosphat-Einschlüsse der Chondrocalzinose im Röntgenbild sichtbar.

6. Plicae

A. Pathologische Plica synovialis medio-patellaris

Die beiden Plicae alares sind Gewebesepten, die sich vom Hoffa'schen Fettkörper seitlich in das distale Femoropatellargelenk hineinziehen. In der Fortsetzung der Plica alaris medialis findet sich gelegentlich ein bindegewebiges Band, das sich entlang der medialen Synovialis auf Höhe der distalen Patella hinzieht und sich wie ein Segel zwischen Patellarand und medialen Rand der Trochlea ausspannt. Dieses mediale Band hat verschiedene Namen gefunden: Plica synovialis medio-patellaris, intraarticular medial band, Chorda synovialis cavi articularis genu, Iino's band, the shelf [16, 50, 186, 190, 285, 310]. In der Literatur finden sich Häufigkeitsangaben von 19 bis 59% (Abb. 74).

Gelegentlich wird eine deutliche **Hypertrophie** dieser **Plica synovialis medio-patellaris** beobachtet. Durch vermehrte Zugwirkung und Einklemmungserscheinungen zwischen Patella und medialer Trochlea kann ein wenig charakteristisches Schmerzsyndrom entstehen, das oft als Chondropathia patellae beurteilt wird [212, 285, 310, 595]. Aus dem normalen Befund einer Schleimhautfalte wird ein hypertrophes, narbig verändertes Segel, das mechanisch stört. Oft löst ein Trauma die Beschwerden aus; gelegentlich kann aber auch eine Synovitis zur Plicaveränderung führen. Es kommt zum **Plica-Syndrom.**

Die Behandlung ist die arthroskopische **Resektion** der Plica, nicht die alleinige Durchtrennung. Die Indikation zu diesem Eingriff – selbstverständlich muß nicht jede festgestellte Plica reseziert werden – und das operative Vorgehen sind auf S. 124 ausführlich beschrieben.

B. Plica synovialis surprapatellaris

Bei diesen in mannigfaltigen Variationen zu beobachteten Überresten des Septum suprapatellare ist es besonders schwierig, dem Arthroskopie-Befund eine klinische Bedeutung zuzuordnen [168, 188]. Neben dem arthroskopischen Befund sind Anamnese und Klinik für diese Beurteilung entscheidend (Abb. 75).

Abb. 74
Breite Plica synovialis medio-patellaris bei Plica-Syndrom

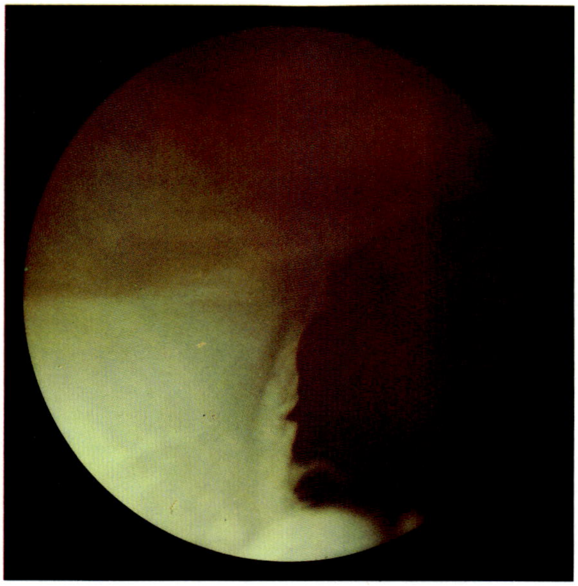

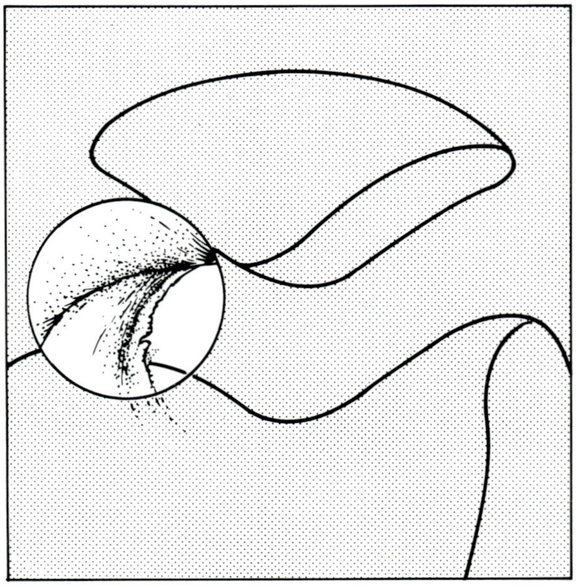

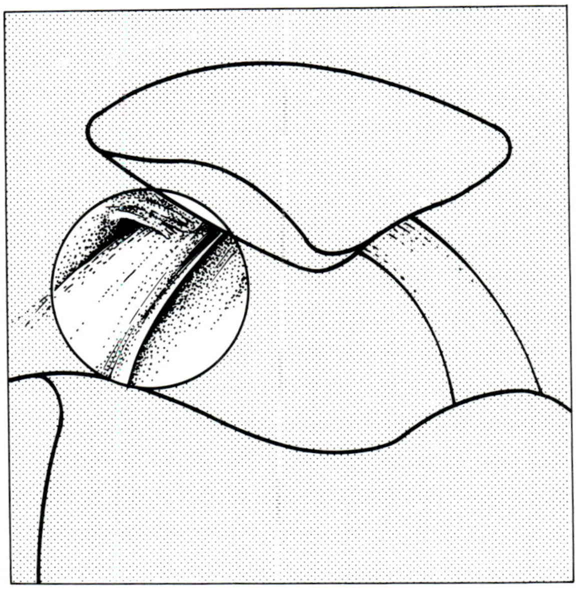

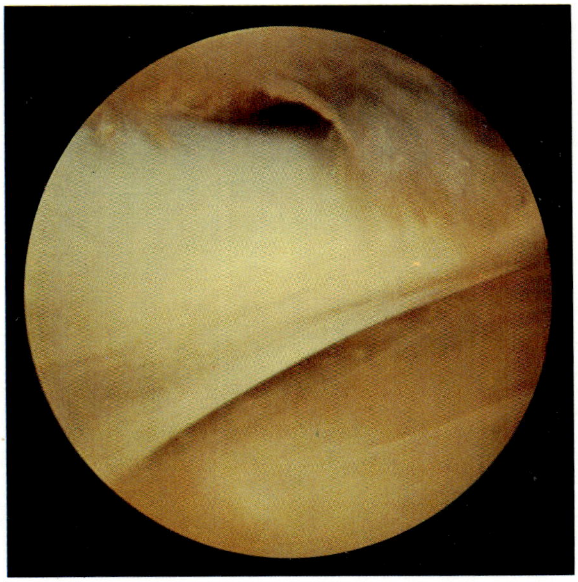

Abb. 75
Klinische Kriterien sind entscheidend, ob einer breiten und strangförmigen Plica synovialis supra-patellaris pathologische Bedeutung zukommt.

7. Weitere intraartikuläre Befunde

A. Meniskusganglion, zystische Degeneration des Meniskus

Bei der klinischen Diagnose eines **Meniskusganglions,** meist lateral gelegen, wird der Befund am Meniskus bei der Arthroskopie entscheiden, ob der Meniskus reseziert werden muß und in welchem Ausmaß (s. S. 113). In manchen Fällen kann so der betroffene Meniskus oder ein Teil davon erhalten werden.

Das sehr seltene Krankheitsbild einer **zystischen Degeneration des Meniskus** ohne Ganglionbildung [595] erfordert bei entsprechender klinischer Symptomatik die Meniskektomie.

B. Zystenbildung im vorderen Kreuzband

Kleine Zysten im Verlauf des vorderen Kreuzbandes gegen den distalen Ansatz zu haben wir in drei Fällen beobachtet. Ihre klinische Bedeutung ist nicht klar. Vermutlich handelt es sich um unbedeutende Nebenbefunde. In keinem Fall fanden sich Anhaltspunkte für eine vorhergehende Traumatisierung des Kreuzbandes.

In zwei Fällen haben wir durch Anstechen während der Arthroskopie die kleinen Zystchen entleert.

Bei einem 57jährigen Patienten mit chronischer Synovitis und Knorpelschaden fanden sich vier kleine Zysten am distalen Ansatz des vorderen Kreuzbandes (Abb. 76). Sie wurden bei der arthroskopischen Untersuchung belassen.

C. Verletzungen der Sehne des M. popliteus

Ein Riß der Popliteussehne in ihrem intraartikulären Verlauf wird nicht beobachtet, es sei denn, sie würde bei einer lateralen Meniskektomie durchtrennt. Jackson berichtet hingegen über mehrere Fälle eines knöchernen Ausrisses der Sehne am Femur und konnte das ins Gelenk verlagerte, an der Sehne fixierte kleine Knochenfragment arthroskopisch einsehen [585]. Die empfohlene Therapie ist die operative Reposition und Fixierung des Fragmentes.

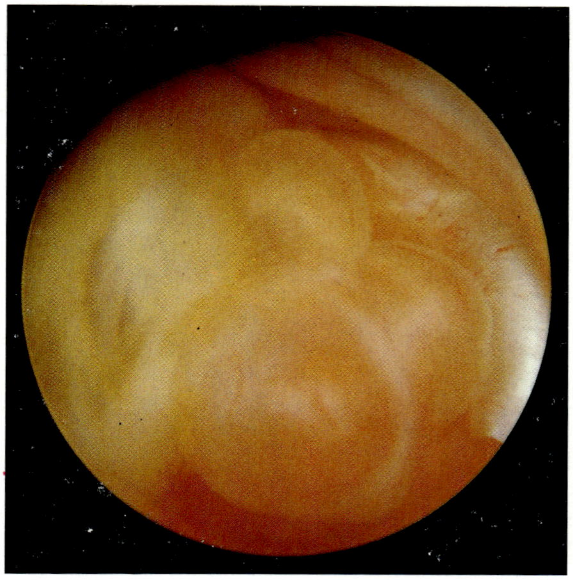

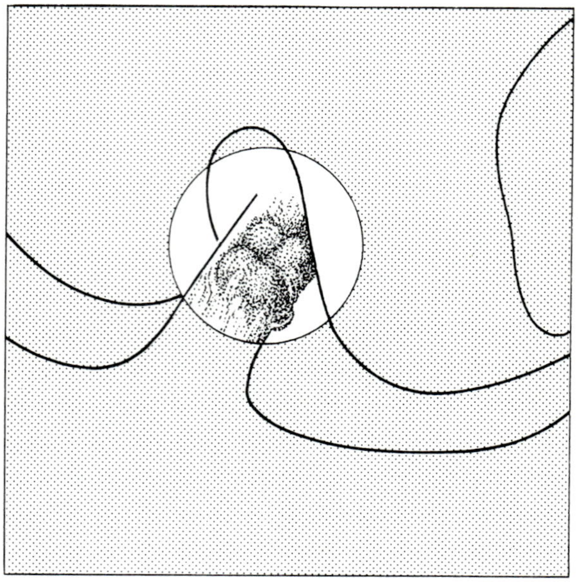

Abb. 76
Zystenbildung am vorderen Kreuzband.

D. Intraartikuläre Fremdkörper

Intraartikulär oder teilweise intraartikulär liegende kleine Geschosse, Geschoßsplitter, Glassplitter und andere Fremdkörper können endoskopisch besser als mit einer Arthrotomie lokalisiert und meist auch unter arthroskopischer Sicht mühelos entfernt werden (s. S. 123).

8. Befunde nach Meniskektomie

Anhaltende Beschwerden nach Meniskektomie sind leider häufig. Zu ihrer Abklärung wird mit Vorteil die Arthroskopie eingesetzt: Vor allem soll vermieden werden, daß durch eine erneute, möglicherweise nutzlose Arthrotomie dem bereits gestörten Kniegelenk noch weiterer Schaden zugefügt wird.

Die Häufigkeit von Knorpelschäden nach Meniskektomie [81, 92, 104, 579] lehren uns immer wieder Respekt vor diesem keineswegs harmlosen Eingriff.

A. Indikation zur Arthroskopie nach Meniskektomie

Persistierende Schmerzen einige Monate nach Meniskektomie bedingen die arthroskopische Abklärung, sofern bei der Operation nicht bereits eine mögliche Ursache festgestellt wurde. Die Interpretation einer **arthrographischen Untersuchung** ist schon bezüglich belassener Meniskusreste und allfälliger Rißbildung im Restmeniskus schwierig und unzuverlässig; über beginnende Knorpelschäden gibt die Arthrographie kaum Auskunft.

Durch die Arthroskopie sind folgende Fragen zu klären:

1. Belassenes Hinterhorn? Klinisch bedeutungsvoll? (Abb. 77)
2. Zustand des Restmeniskus? Rißbildung im Restmeniskus? Meniskusregenerat? (Abb. 78)
3. Zustand der Knorpelflächen?
4. Liegen andere signifikante intraartikuläre Befunde vor (z.B. eine Meniskusverletzung der Gegenseite)?
5. Synoviale Reizung?

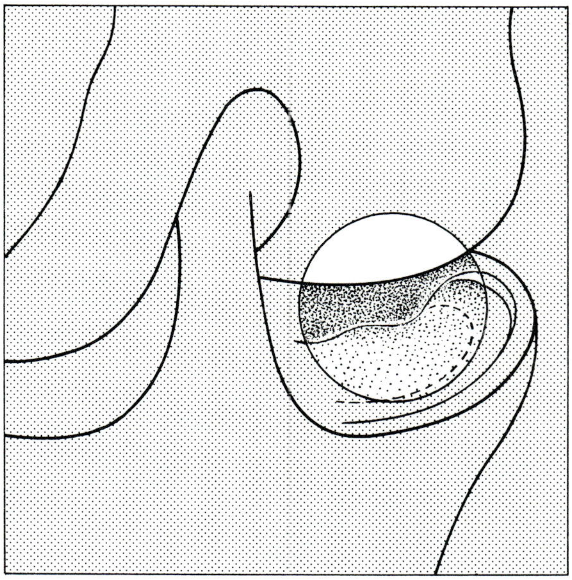

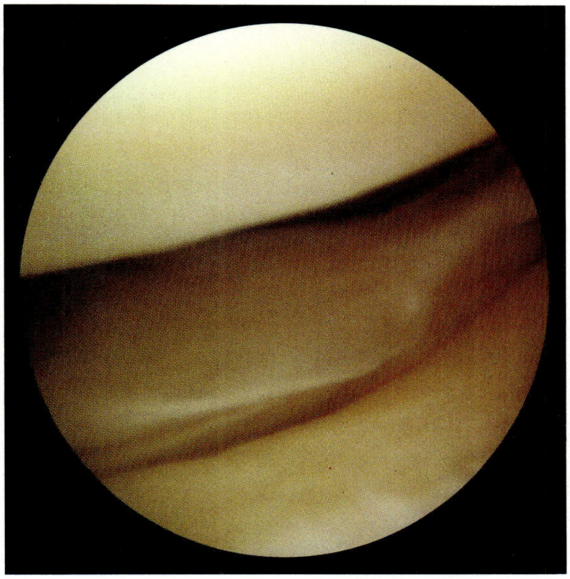

Abb. 77
Belassenes Hinterhorn ohne Rißbildung nach Meniskektomie lateral.

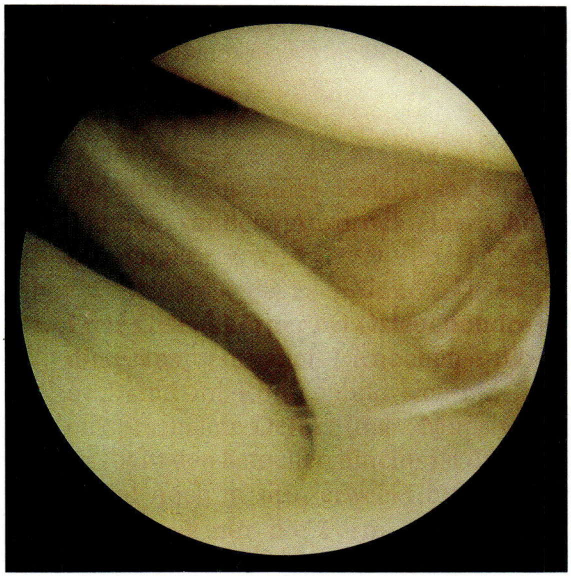

Abb. 78
Meniskusregenerat, 10 Monate nach totaler lateraler Meniskektomie wegen Meniskusganglion.

B. Knorpelschäden

Der häufigste Befund bei Beschwerden nach Meniskektomie ist eine ausgeprägte **Knorpelschädigung** im Femorotibialgelenk, also eine **Präarthrose.** Sie liegt interessanterweise nicht immer auf der Seite der Meniskektomie [579]. In Einzelfällen findet man einen Knorpelschaden, der eindeutig durch die Instrumente des Chirurgen entstanden ist. Die meisten Knorpelschäden sind jedoch Folgen der geänderten Belastung und der fehlenden Pufferwirkung des Meniskus. Solche Knorpelveränderungen treten früh auf; wir haben sie schon vier Monate nach der Operation beobachtet. Die **Arthrose nach Meniskektomie ist keine Spätarthrose!** Der Knorpelschaden als erstes Anzeichen der Arthrose ohne Veränderungen im Röntgenbild entsteht rasch, nur konnte er vor der Möglichkeit der Arthroskopie in diesem Zeitpunkt nicht erkannt werden. Befunde im Frühstadium sind meist **umschrieben.**

9. Kontrolluntersuchung nach anderen Knieoperationen

Mit Ausnahme der arthroskopischen Untersuchung nach Meniskektomie ist eine endoskopische Kontrolluntersuchung nach Knieoperation zur Erfolgskontrolle nur in Ausnahmefällen indiziert. Sie ist jedoch immer dann berechtigt, wenn Verdacht auf eine intraoperativ übersehene Läsion besteht oder ein neues Unfallereignis eingetreten ist.

In der **Forschung** ermöglicht die Arthroskopie allerdings, den Erfolg neuer Operationsmethoden zu beurteilen. Dies ist besonders bei **Operationen** zur Wiederherstellung des **Gelenkknorpels** notwendig, um bessere Behandlungsergebnisse als heute zu erzielen. So gibt erst die Arthroskopie nach frischen homologen Knorpelknochentransplantaten einen Einblick über das weitere Schicksal des Transplantates.

Für den **klinischen Gebrauch** sind es ebenfalls **Operationen am Gelenkknorpel,** die bei anhaltenden Schmerzen oder Ergußbildung einer Kontroll-Arthroskopie bedürfen. So kann nach Operationen wegen **Chondropathia patellae** die Patellarückfläche erneut beurteilt werden.

Eine arthroskopische Untersuchung nach **Fixation** von **osteochondralen Frakturen** oder einer **Osteochondrosis dissecans** liefert wenig Information. Die Einheilung des Replantates kann im Tomogramm besser als mit der Arthroskopie beurteilt werden. Eine Indikation zur Arthroskopie besteht, wenn die arthroskopische Entfernung von Osteosynthesematerial geplant ist.

Nach der Resektion einer **pathologischen Plica synovialis medio-patellaris** beim Plicasyndrom, mehr noch nach der alleinigen Durchtrennung, treten oft Narbenbildungen oder bei Durchtrennung wieder Verwachsungen auf, die durch einen zweiten arthroskopischen Eingriff behoben werden können.

Der Erfolg einer **Kreuzbandoperation,** sei es die primäre Reinsertion oder eine Plastik, wird klinisch anhand des Beschwerdebildes und der Stabilitätsprüfung beurteilt. Die Arthroskopie ist hier hilfreich, um die Längsrisse im Hinterhornbereich des medialen oder lateralen Meniskus zu erfassen, die als Folge einer anhaltenden Instabilität typischerweise entstehen. Vor einer erneuten Stabilisierungsoperation wird man auf die Arthroskopie nicht verzichten.

IV. Arthroskopische Operationen

«The feasibility of an operation is not the best indication for its performance.»
Lord Cohen's comment

1. Allgemeines, Prinzipielles zur Operationstechnik

Unter arthroskopischer Sicht können am Kniegelenk zahlreiche operative Eingriffe vorgenommen werden, die sich allesamt durch eine sehr geringe Morbidität auszeichnen. Es hat sich gezeigt, daß die Arthrotomie mit ihrer Durchtrennung von Gelenkkapsel und Synovialis viel eher für die postoperative Morbidität verantwortlich ist als die intraartikulären Operationsschritte, z. B. am Meniskus selbst. Dies gilt anscheinend auch für arthroskopische Operationen beim Pferd [354].

Die meisten arthroskopischen Operationen weisen unbestrittenerweise erhebliche Vorteile gegenüber dem früheren Vorgehen auf. Einige der heute durchgeführten arthroskopischen Eingriffe müssen aber erst noch beweisen, daß sie tatsächlich vorteilhafter sind und zu besseren Ergebnissen führen als die konventionelle Technik. Dies gilt beispielsweise für die Abrasions-Arthroplastik, für den arthroskopischen Kreuzbandersatz oder die arthroskopische Kreuzbandnaht und für die laterale Retinaculumspaltung. Ich habe den Eindruck, daß man allzu oft fragt, ob eine Operation arthroskopisch **möglich** ist; man sollte eher fragen, ob eine Operation arthroskopisch **besser** ist.

Die große Verbreitung, die arthroskopische Operationstechniken heute gefunden haben, darf nicht darüber hinwegtäuschen, daß es sich meist um technisch schwierige und anspruchsvolle Operationen handelt. Arthroskopisches Operieren erfordert völlige Vertrautheit mit der diagnostischen Arthroskopie und mit der Führung von Operationsinstrumenten im Gelenk unter arthroskopischer Sicht. Die Gefahr, durch unsachgemäße Handhabung von Instrumenten im Innern des Kniegelenkes schwere Schäden zu setzen, ist groß. Die Versuchung besteht, unter dem Druck von außen, von der Öffentlichkeit und vom Patienten, oder aus Konkurrenzgründen Operationen durchzuführen, für die die notwendige Ausbildung und Erfahrung fehlt.

Somit sind für die **Indikation** zum arthroskopischen Vorgehen auch das Können des Operateurs und die instrumentelle Ausrüstung zu berücksichtigen.

Die Tatsache, daß der Zeitaufwand für das arthroskopische Operieren größer ist als für eine Arthrotomie [346], ist hingegen kein stichhaltiges Argument, wenn dabei andere Vorteile überwiegen. Eine obere zeitliche Grenze ist durch die Verwendung einer Blutsperre ohnehin gegeben; was schlußendlich aber zählt, ist das Resultat und nicht die Operationsdauer.

Das operative Vorgehen im Innern des Kniegelenkes sollte darum umsichtig und so optimal wie möglich erfolgen und nicht unter zeitlichem Druck auf drei Viertel des Weges mit einem noch ungenügenden Endresultat abgebrochen werden. Arthroskopisches Arbeiten braucht ein ruhiges Umfeld und Muße und leidet unter dem Druck eines überladenen Operationsprogrammes [351].

A. Vorteile arthroskopischer Operationen gegenüber der Arthrotomie

1. Der Hauptvorteil des arthroskopischen Vorgehens ist die wesentlich **geringere postoperative Morbidität,** die **kürzere Arbeitsunfähigkeit** und die **verminderte Rehabilitationsdauer** [341, 347, 353, 359, 393].
2. Die meisten arthroskopischen Operationen können **ambulant** durchgeführt werden [343, 358]. Eine Ausnahme bilden hier ausgedehnte Knorpelabtragungen oder die Resektion von Osteophyten im Innern des Kniegelenkes, die arthroskopische Synovektomie oder die arthroskopische Behandlung von eitrigen Knieinfektionen. Auch das Alter des Patienten oder sein Allgemeinzustand können eine Hospitalisation erforderlich machen.
3. Bei vielen arthroskopischen Eingriffen besteht **kaum eine klinisch erfaßbare Quadricepshemmung** durch die Operation oder durch eine nach Arthrotomie immer notwendige Bettruhe [361].
4. In manchen Fällen besteht eine **bessere Sicht** im Operationsgebiet, z.B. bei Operationen im Hinterhornbereich der Menisken, wodurch die partielle Meniskektomie erst möglich wird, oder bei Entfernung von Gelenkkörpern aus den hinteren Gelenkabschnitten. Zugleich bringt die Arthroskopie eine bessere Übersicht über die anderen Strukturen des gesamten Gelenkes.
5. Die **Verlockung zu unnötigen chirurgischen Eingriffen** ist sicher **kleiner** (z. B. bei intaktem, aber vermehrt beweglichem Meniskus, «wenn das Gelenk schon offen ist ...»).
6. Die arthroskopische Operation im Anschluß an die diagnostische Arthroskopie ermöglicht **Diagnose und Operation im gleichen Schritt.**

B. Prinzipielles zur Operationstechnik

Selbstverständlich wird vor jedem operativen Eingreifen die Diagnose geklärt und durch Verwendung eines **Taststabes** oder eines **Tasthäkchens** die Lokalisation und das Ausmaß eines Schadens genau festgelegt. Aufgrund dieser Informationen erfolgt das Festlegen der Operationstaktik, die Wahl der einzusetzenden Instrumente und der Zugänge.

Wir verwenden in der Regel eine **Blutleere** oder **Blutsperre,** sofern keine Kontraindikation dafür besteht. Dadurch wird die Sicht kaum mehr durch kleine Einblutungen getrübt, das operative Vorgehen wird erleichtert und der Wasserbedarf wie auch der Zeitbedarf für klärende Gelenkspülungen verringert.

Besondere Bedeutung kommt der **Gelenkfüllung** zu. Es sei daran erinnert, daß die von einem Autor vorgeschlagene arthroskopische Technik immer ein **ganzes System** umfaßt, bei dem nicht voneinander abhängige Maßnahmen gegeneinander ausgetauscht werden dürfen. Dieses System befindet sich in einem Gleichgewicht; die Wasserzufuhr muß den Verlusten entsprechen. Eine kontinuierliche Wasserzufuhr durch das Arthroskop selbst, wie wir es bei den meisten Operationen verwenden, ist nur dann erfolgreich, wenn die Verluste beschränkt werden. Sobald motorgetriebene Instrumente mit Sog oder auch ein Saugpunch mit Sog und nicht nur mit Ableitung der Flüssigkeit eingesetzt werden, muß eine vermehrte Wasserzufuhr durch eine separate Spülkanüle erfolgen. Die Verwendung einer Flüssigkeitspumpe ist dann vorteilhaft. Aus diesem Blickwinkel des Wasserverlustes ist es auch sinnvoll, die schwierigsten operativen Schritte am Anfang bei praller Füllung des Gelenkes vorzunehmen.

Ewing und Mitarb. [338] haben die Flüssigkeitsdrucke im Innern des Kniegelenkes während operativen Arthroskopien gemessen und dabei stark schwankende Werte zwischen 0 und 750 mmHg gefunden, wobei aber meist bei Werten zwischen 70 und 120 mmHg gearbeitet wurde. Für die Sicht im Kniegelenk ist ein Mindestdruck von 30 mmHg notwendig. Die Autoren empfehlen, den Druck zwischen 70 und 100 mmHg zu halten.

Operationsinstrumente werden heute immer durch einen **zweiten Zugang,** unabhängig von der Optik ins Gelenk eingeführt (Prinzip der Triangulation [335]). In der Regel wird das optische System von der Gegenseite, das Operationsinstrument von der gleichen Seite wie die zu operierende Struktur eingeführt. Die genaue Einführungsstelle für das Operationsinstrument bestimmt seine Möglichkeiten im Innern des Kniegelenkes wesentlich mit und muß deshalb sorgfältig geplant werden.

Wenn immer möglich ist das Arbeiten mit nur **einem Operationsinstrument** dem gleichzeitigen Einsatz von zwei Instrumenten vorzuziehen, da sich zwei Instrumente im Innern des Kniegelenkes gegenseitig behindern oder die Sicht auf das Operationsgebiet erschweren können.

Die Verwendung einer **Videokamera** ist vorteilhaft, da dadurch ein zweifelsfrei steriles Arbeiten ermöglicht wird. Steht eine solche nicht zur Verfügung, ist der Wahrung der Sterilität noch vermehrt Beachtung zu schenken als bei der diagnostischen Arthroskopie, da der Eingriff länger dauert und mit den Instrumenten oft nahe am Okular und am Gesicht des Untersuchers gearbeitet wird. Wir haben aus diesen Gründen vor der Videoära nie auf die Verwendung eines zusätzlichen sterilen Tuches über der Gesichtsmaske verzichtet.

Immer dann, wenn an durchbluteten Strukturen operiert wurde, wenn also in der Folge der Operation eine Blutung ins Gelenk möglich ist, legen wir am Schluß der Untersuchung durch den Schaft des Arthroskopes eine **Redondrainage** ins Innere des Gelenkes ein (Abb. 79). Die Drainage wird angenäht. Es wird ein normaler Sog angeschlossen. Der Drain wird bei ambulanten Patienten abends vor der Entlassung nach Hause entfernt, bei hospitalisierten Patienten über Nacht belassen.

C. Nachbehandlung

Wir führen fast alle arthroskopischen Operationen **ambulant** durch, so in der Regel die Meniskusresektionen. Dem Patienten ist volle Belastung gestattet, und er wird aufgefordert, von Anfang an auf einen normalen Gang zu achten. Er erhält die für eine Behandlungsdauer von 2 Tagen notwendigen Tabletten eines Analgetikums, die er nach Bedarf einsetzen kann. Etwa die Hälfte der Patienten macht von dieser Möglichkeit keinen Gebrauch.

Es hat sich gezeigt, daß bei der Verwendung von **Antiphlogistika** die postoperative Phase wesentlich günstiger verläuft [259]. Sofern keine Kontraindikation besteht, verschreiben wir allen unseren arthroskopisch operierten Patienten Flurbiprofen, ein Prostaglandinsynthesehemmer (Froben, 3 × 100 mg täglich) oder Diclofenac (Voltaren, 3 × 50 mg täglich) für die Dauer von 2 Wochen mit der Aufforderung, diese Medikamente auch dann einzunehmen, wenn keine Schmerzen bestehen. Eine Ausnahme bilden lediglich geringfügige Eingriffe wie die Resektion einer Plica oder die Durchtrennung von Narbensträngen. Bei ausgedehnten Eingriffen am Knorpel oder an der Synovialis wird die antiphlogistische Medikation auf 4, allenfalls auf 6 Wochen postoperativ verlängert.

Der Patient wird ermuntert, die normalen täglichen Aktivitäten und in der Regel auch die

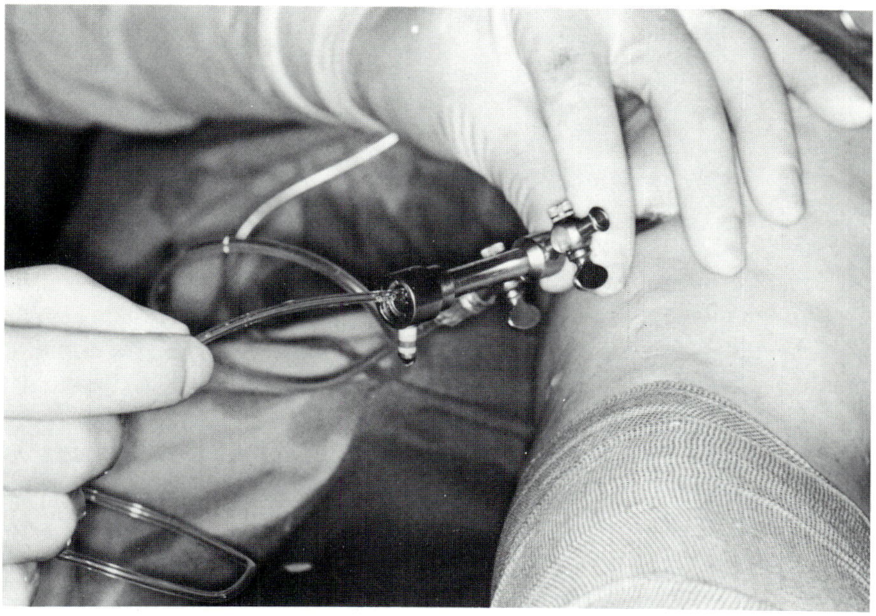

Abb. 79
Einbringen eines Redondrains durch den Trokarschaft am Schluß einer arthroskopischen Operation.

normale Arbeit so rasch als möglich wieder aufzunehmen, um eine zusätzliche postoperative Muskelatrophie durch eine übermäßige Schonung möglichst zu vermeiden. Dieses Vorgehen hat sich auch aus psychologischen Gründen als günstig erwiesen und zur Senkung der postoperativen Morbidität beigetragen. Andererseits warnen wir vor einer zu früheren Wiederaufnahme der sportlichen Betätigung. Das Sportverbot richtet sich natürlich nach dem erfolgten Eingriff und auch nach dem Trainingszustand des Patienten. Es beträgt beispielsweise bei Patienten mit ausgedehnter Meniskusresektion 4 bis 6 Wochen. Auch dann sollte sportliche Belastung aufbauend erfolgen und Sport nur so weit erfolgen, daß keine Schmerzen oder Ergußbildungen auftreten. Beim voll trainierten Spitzensportler allerdings kann im Einzelfall eine Sportaufnahme bereits wesentlich früher erfolgen.

Auch wenn die weitere Behandlung nicht durch den Operateur selbst vorgenommen wird, sollte mindestens eine frühe postoperative Kontrolle durch den operierenden Chirurgen selbst erfolgen. Trotz ausführlichem Gespräch unmittelbar nach der Operation müssen dabei oft Fragen und Unklarheiten bezüglich dem intraartikulären Befund, der Operation oder dem weiteren Vorgehen beantwortet werden.

2. Operationsinstrumente

Atraumatische, subtile arthroskopische Chirurgie ist völlig abhängig vom Gebrauch geeigneter Operationsinstrumente. Gewisse Eingriffe sind ohne ein geeignetes Instrumentarium schlechthin nicht möglich. Mußten wir uns in den Anfangszeiten der operativen Arthroskopie noch mit behelfsmäßigen Werkzeugen begnügen und oft genug zu Improvisationen Zuflucht nehmen, sind heute die instrumentellen Voraussetzungen weitgehend gelöst, und es stehen hervorragende Operationsinstrumente zur Verfügung.

Die Entwicklung eines **speziellen Operationsarthroskopes** durch O'Connor [595], das neben der Optik einen Kanal zum Einführen von Instrumenten aufwies, ursprünglich als unabdingbare Voraussetzung für arthroskopische Eingriffe beurteilt, erwies sich als ein Nebengeleise der Arthroskopie, das sich in der Zwischenzeit völlig in der Wüste verlor. Heute werden alle verwendeten Operationsinstrumente unabhängig von der Optik durch einen **zweiten Zugang** ins Gelenk eingebracht. Während mit dem Operationsarthroskop immer nur in Blickrichtung gearbeitet werden konnte, ergibt die Verwendung des zweiten Zuganges eine Bewegungsdimension mehr für das Operationsinstrument. Der Überblick über das ganze Operationsgebiet bleibt zudem gewahrt und wird nicht durch ein Instrument unmittelbar vor dem optischen System beeinträchtigt.

Es wird eine Vielfalt von hilfreichen und unnützen Instrumenten auf dem Markt angeboten, überdies von einer Vielfalt von Firmen. Die Instrumentenhersteller scheinen noch wesentlich besser von der Arthroskopie zu leben als die Chirurgen. Es ist für den wenig Erfahrenen außerordentlich schwierig geworden, zu beurteilen, welche Instrumente er tatsächlich benötigt, und mit welchem man besser, mit welchen man schlechter arbeiten kann. Manches Instrument, das anfänglich völlig überzeugt, erweist sich in der praktischen Anwendung als unbrauchbar. In den Kästen vieler Arthroskopeure liegen Instrumente, die nach ein- oder zweimaligem Gebrauch dahinschlummern.

Tatsächlich können die meisten arthroskopischen Operationen mit recht **wenigen, ausgewählten Instrumenten** vorgenommen werden. Es ist nicht das Ziel dieses Kapitels, eine vollständige Übersicht über den Markt zu geben, sondern eine **Orientierungshilfe.** Natürlich hat jeder Vater seine Lieblingskinder, und so auch jeder Operateur seine 3–4 Instrumente, an die er besonders gewohnt ist, auf die er immer wieder zurückgreift. So sollen im folgenden vor

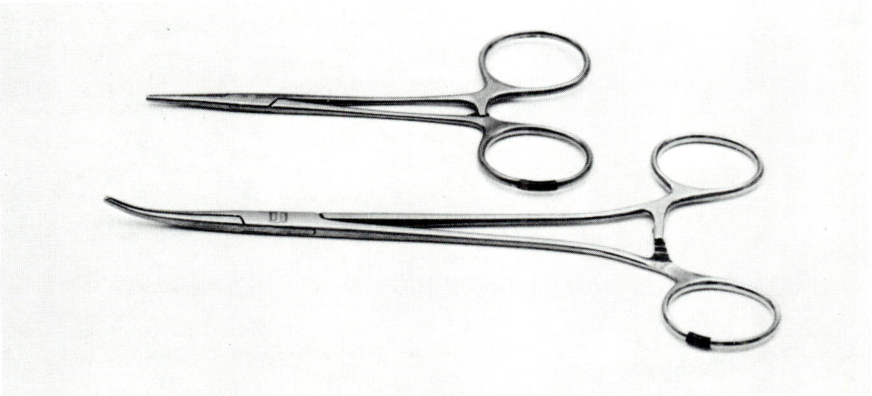

Abb. 80
Kleine gerade und größere gebogene Kocherklemme zur Extraktion freier Gelenkkörper.

allem die Instrumente erwähnt werden, die bei uns im täglichen Einsatz stehen. Instrumente, die nur für eine ganz spezielle arthroskopische Operation geschaffen wurden (z. B. für die Meniskusnaht, für die arthroskopische Kreuzbandplastik), werden bei der entsprechenden Operation vorgestellt.

A. Faß- und Halteinstrumente

Zum Fassen und Halten intraartikulärer Strukturen haben sich uns zunächst **zwei normale Kocherklemmen** bewährt, eine kleine gerade für das Arbeiten im vorderen und mittleren Abschnitt des Femorotibialgelenkes und eine größere gebogene, die bequem um den Femurkondylus herum nach hinten geführt werden kann und für Arbeiten im hinteren femorotibialen Gelenkabschnitt Verwendung findet (Abb. 80). Von der Größe her sind die Instrumente so gewählt, daß sich das Schloß jeweils ungefähr im Bereich der Hautinzision befindet. Der große Vorteil solcher Klemmen ist, daß sie sich im Gelenk sehr weit öffnen lassen und mit ihren Zähnen die Struktur packen und festhalten (s. S. 115 bezüglich dieser Vorteile bei der Entfernung freier Gelenkkörper). Für weniger grobe Strukturen und für die Verwendung im femoropatellaren Raum, wo zwischen Einführungsstelle und Arbeitsort eine größere Distanz besteht, ist eine gerade arthroskopische **Faßzange** (Abb. 81) unerläßlich.

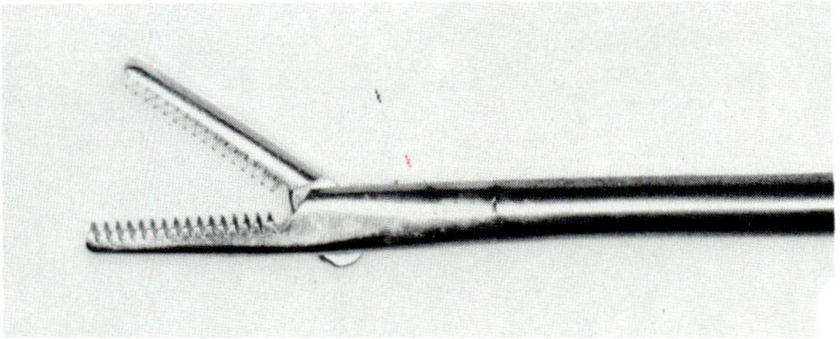

Abb. 81
Faßzange aus dem arthroskopischen Instrumentarium.

B. Scheren

Eine feingliedrige, recht spitze, **gebogene Schere** (Turmschere) (Abb. 82 a und b) verwenden wir für Resektionen aller Art im vorderen und mittleren Abschnitt des Femorotibialgelenkes. Das Einführen ist leicht und atraumatisch. Durch ihre Größe und die sich im Gelenk weit öffnenden Scherenblätter kann die zu durchtrennende Struktur (z. B. der freie Rand des Meniskus) gut unterfahren werden. Es ist damit auch möglich, steil von kranial her in die Oberfläche eines Meniskus einzuschneiden, wie es ein Messer tun würde. Wird sie im leicht geöffneten Zustand an eine zu durchtrennende Struktur (z. B. den vorderen Anteil eines Korbhenkels) angesetzt und dann gegen die Synovialis des vorderen Gelenkabschnittes geführt, wird die Gelenkschleimhaut durch die geöffneten Tranchen weggeschoben: Die Schere dient als Retraktor und Schneideinstrument in einem.

Von den arthroskopischen Scheren haben sich die gebogenen **Hakenscheren** (Abb. 83) besonders bewährt. Während dem Schneidevorgang wird dabei die zu durchtrennende Struktur gefaßt und kann nicht ausweichen.

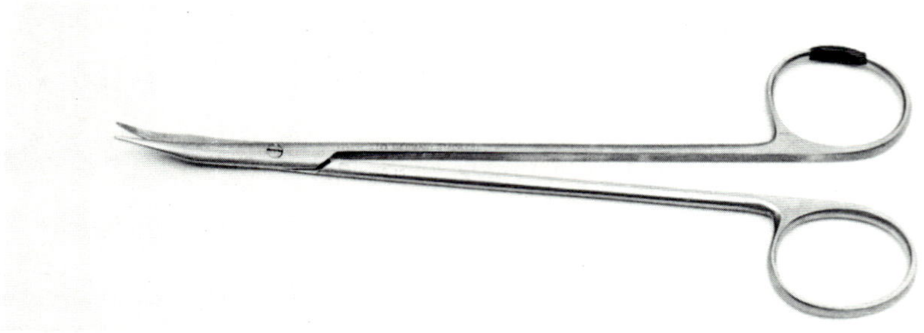

a

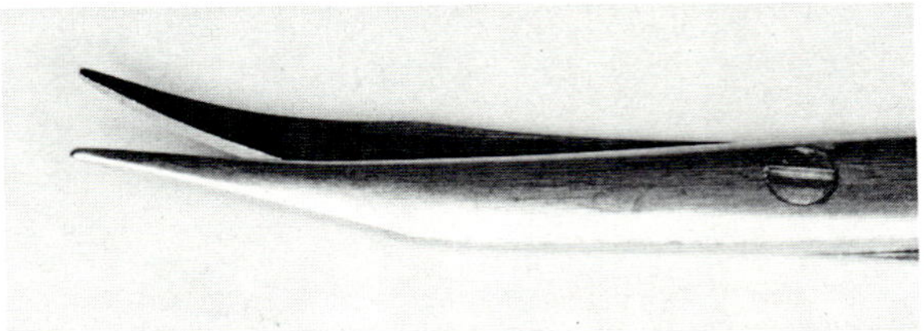

b

Abb. 82a und b
Kleine, gebogene Operationsschere (Turmschere, Martin).

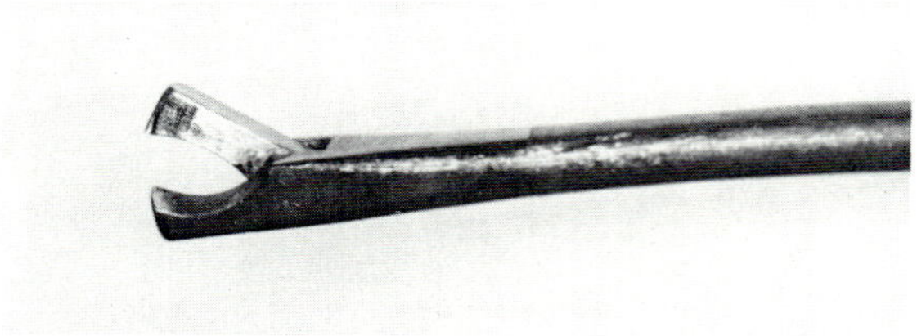

Abb. 83
Gebogene Hakenschere (Storz).

C. Stanzen

Hervorragende Instrumente sind die beiden **Saugpunches** von Dyonics (5,2 mm und 3,4 mm) (Abb. 84), die abgetrennte Gewebestücke durch ihren Schaft nach außen absaugen. Werden sie ohne Sog verwendet und die Flüssigkeit nur über einen Schlauch in die Auffangflaschen des Saugers geleitet, ist die Zufuhr der Spülflüssigkeit über den Arthroskopschaft selbst genügend. Mit ihnen bleibt die Resektionsstelle immer frei; sie können überdies auch als «Staubsauger» für die Entfernung kleiner Gewebestücke, die durch andere Stanzen abgetrennt wurden, gebraucht werden. Es ist erstaunlich, was diese stabilen In-

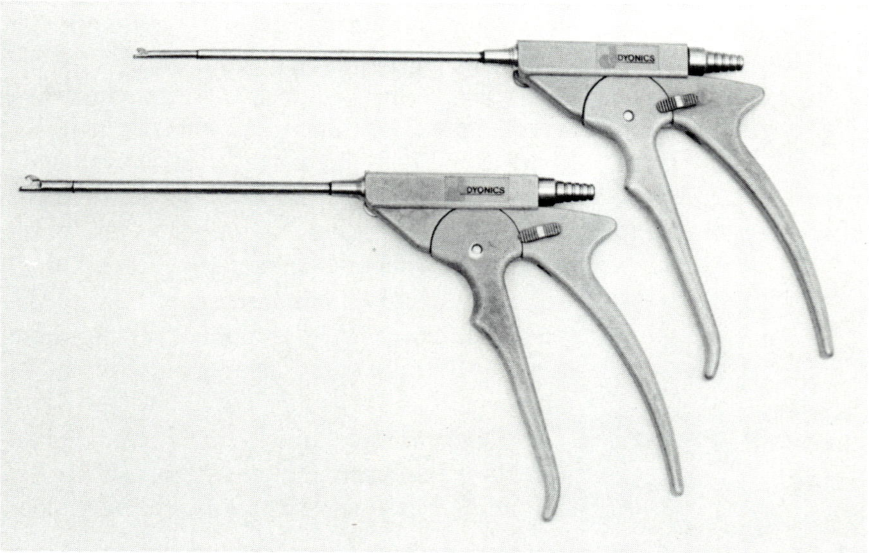

Abb. 84
Saugpunches 5,2 mm und 3,4 mm (Dyonics).

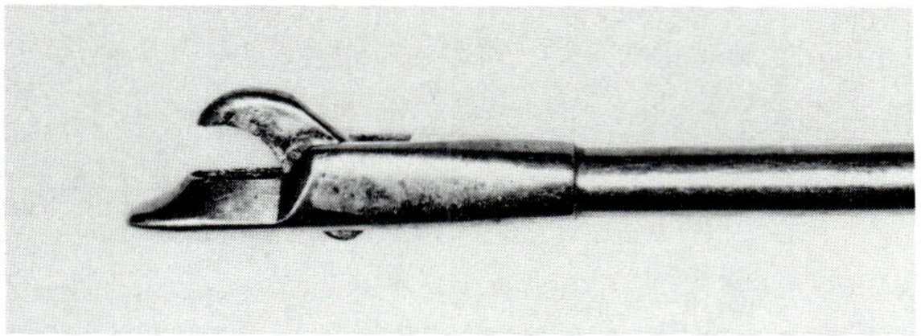

Abb. 85
Stanze mit Nasenform (Storz).

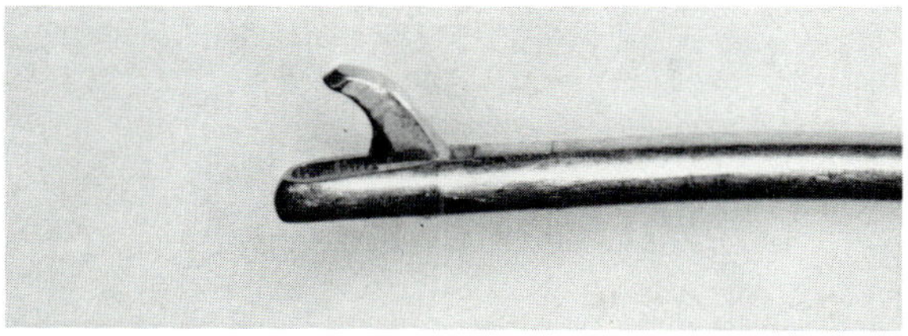

Abb. 86
Abgerundete, im Schaft gebogene Stanze (Storz).

strumente alles abbeißen können: Vom Meniskus über Knorpelanteile bis zum Knochen. Je härter, um so lieber.

Konventionellere Stanzinstrumente gehören zur Gruppe der durchschneidenden Stanzen (basket cutting forceps), wobei die Nasenform das Unterfahren am Meniskus erleichtert (Abb. 85 und 86). Auf den Wert der im vordersten Teil aufwärts gebogenen Stanzinstrumenten für die Meniskuschirurgie im Hinterhorn wird auf Seite 93 hingewiesen (Abb. 87 a und b).

Zeitlich schneidende Stanzen sind besonders im vorderen und mittleren Gelenkabschnitt hilfreich (Abb. 88).

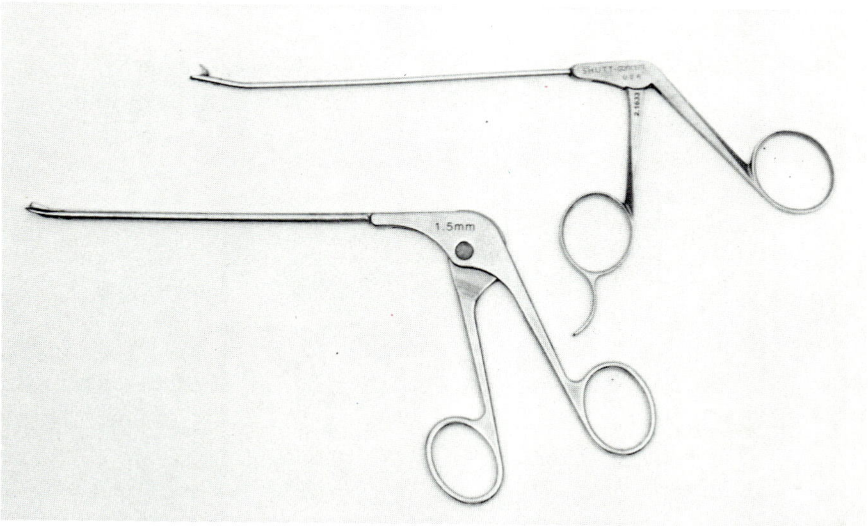

a

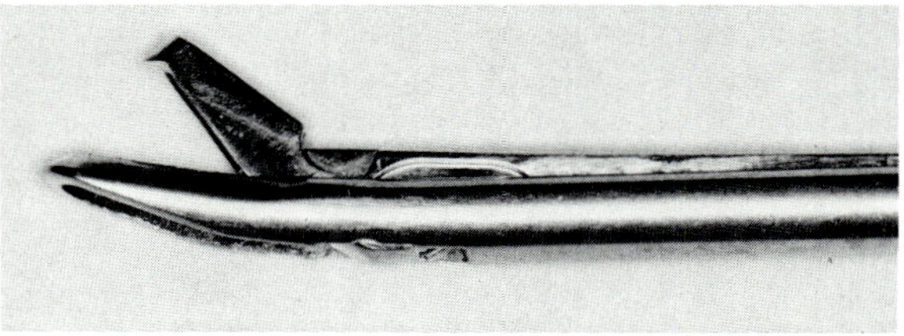

b

Abb. 87a und b
Vorne aufwärts gebogene Resektionsinstrumente zum Erreichen des Hinterhorns des medialen Meniskus (s. S. 93) (Shutt, Acufex).

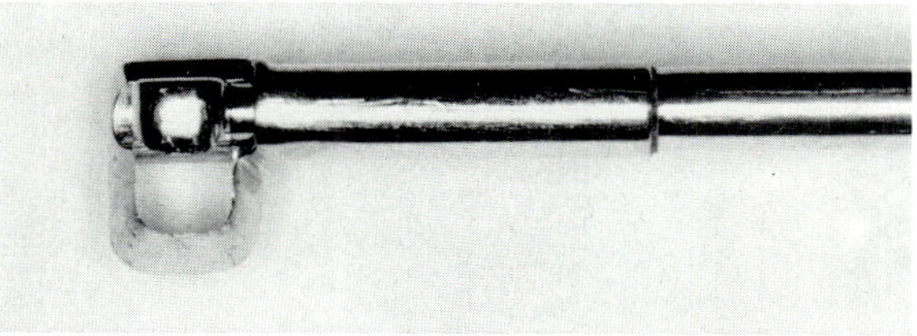

Abb. 88
Seitlich schneidende Stanze (Acufex).

D. Messer

Nur Messer **mit auswechselbaren Klingen** erfüllen die Forderung, absolut scharf zu sein. Oretorp hat Messer mit versenkbarer Klinge in die arthroskopische Chirurgie eingeführt, die im versenkten Zustand ohne die Gefahr einer Verletzung ins Gelenk eingebracht und dort ausgefahren werden können. Heute stehen davon Weiterentwicklungen zur Verfügung, wobei eine große Anzahl von verschiedenen Klingen, die auch in verschiedener Richtung schneiden können, vorliegen (Abb. 89 a bis c). Messer sind jedoch immer problematische und potentiell gefährliche Instrumente, da sie beim Schneiden in die Struktur versinken und ihr Schnitt damit nicht mehr unter Sicht stattfindet. Häufig wird, z. B. in der Meniskuschirurgie, der darunterliegende Knorpel verletzt.

Ein rückwärts schneidendes Messer kann in einen Meniskusriß eingesetzt werden und erlaubt so die Resektion von hinten nach vorne (Abb. 90). Hilfreich für Durchtrennungen ganz hinten im Gelenk ist ein kleines gebogenes Meniskotom (Abb. 91).

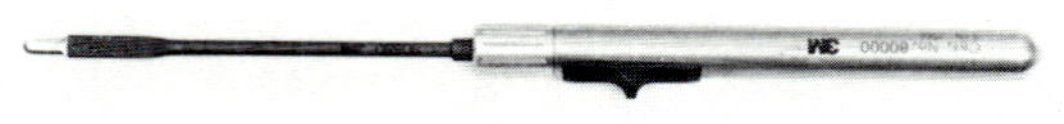

a

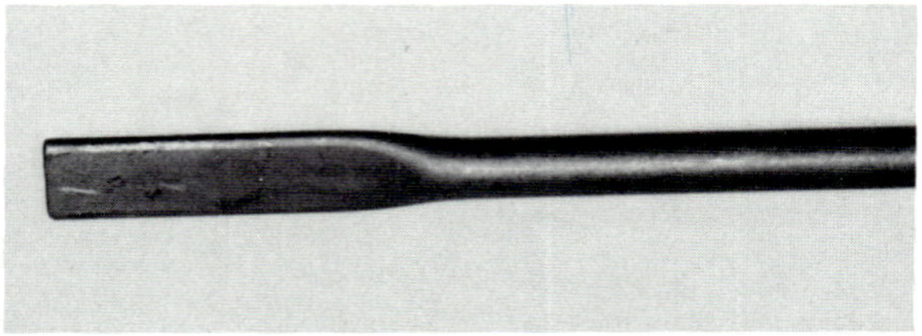

b

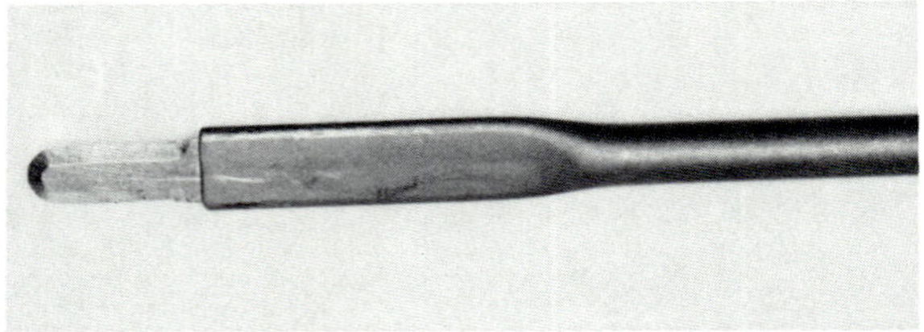

c

Abb. 89a bis c
Ausfahrbares Messer mit Klingen zum Einmalgebrauch (3M).

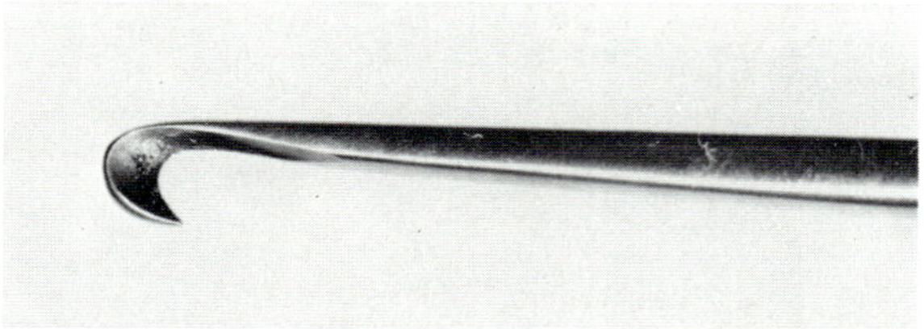

Abb. 90
Rückwärts schneidendes Hakenmesser (Storz).

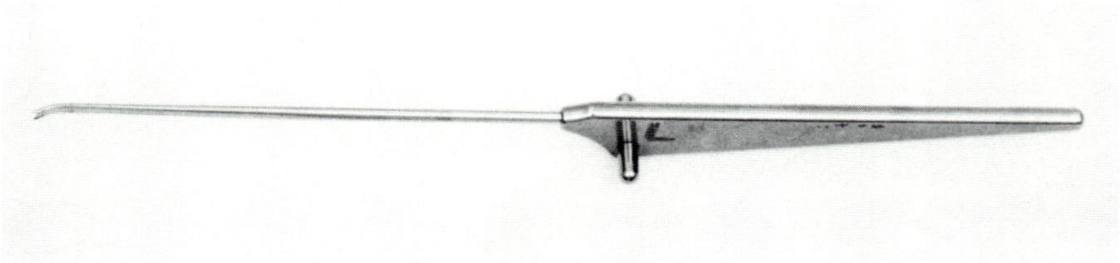

Abb. 91
Kleines gebogenes Meniskotom.

E. Motorgetriebene Instrumente

Die Entwicklung eines **motorgetriebenen Resektionsinstrumentes,** das **unter Sog** arbeitet (Shaver) durch Johnson [587], hat neue chirurgische Möglichkeiten erschlossen, so z. B. die arthroskopische Synovektomie. Es handelt sich im wesentlichen um ein in einer Hülse rotierendes Messer, wobei verschieden ausgestaltete Kopfteile für ganz unterschiedliche Funktionen entwickelt wurden, die je nach Typ nur seitlich, nach vorne oder in beide Richtungen schneiden, wobei auch Fräsen zur Verfügung stehen.

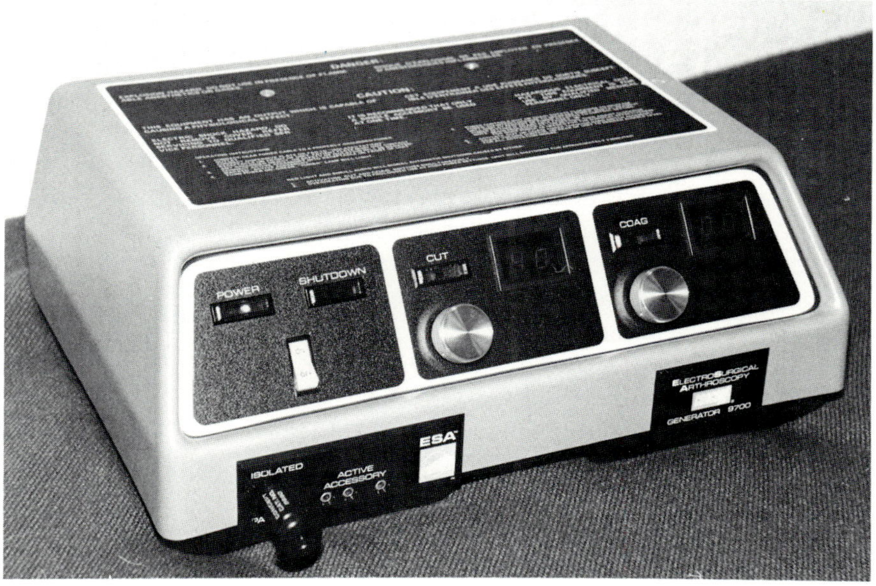

Abb. 93
Hochfrequenz-Chirurgie-Gerät für Arthroskopie (Concept).

lierte Spitze beim Schneiden den darunterliegenden Knorpel verletzt, ist jedoch sehr groß.

Die bei tiefen Stromstärken erzielte Schädigung des Gelenkknorpels ist wegen der Braunverfärbung zwar eindrücklich, reicht aber nach experimentellen Untersuchungen von Rand und Gaffey [363] nicht sehr tief (bei 24,4 W entsteht im Tierexperiment eine Knorpelnekrose von 11% der Knorpeldicke).

Von Vorteil hingegen ist es, daß diese Instrumente beim Einführen und beim Bewegen im Gelenk, also ohne Stromzufuhr, kaum zu wesentlichen Verletzungen führen können. Ihr Platzbedarf ist gering, was in den hinteren Gelenkabschnitten vorteilhaft ist.

Wird bei eingeschaltenem Strom die Spitze des optischen Systems berührt, ist die Optik sofort schwer geschädigt und gebrauchsunfähig.

Im deutschsprachigen Raum sind Elekrochirurgiegeräte mit Einmalgebrauch-Elektroden von den Firmen Concept und Aesculap gebräuchlich (Abb. 93 und 94).

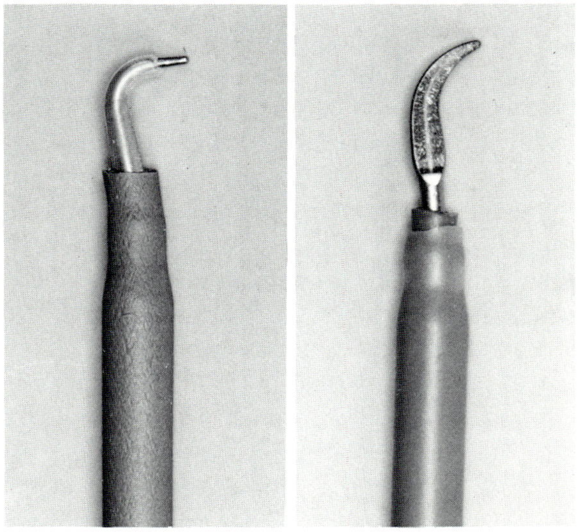

Abb. 94
Elektrode für Meniskusresektion (links) und Hakenelektrode für lateral release (rechts) (Concept).

4. Meniskusresektionen

A. Einleitung

Schon 1925 berichtete Kreuscher in den USA über erste arthroskopische Meniskusoperationen [21]. Der Bericht blieb weitgehend unbeachtet, und es fand sich während Jahrzehnten niemand, der diese Idee aufgenommen hätte. In Japan resezierte am 4. Mai 1962 Watanabe, ein Schüler des Arthroskopiepioniers Takagi, einen kleinen Meniskuslappen bei einem L-förmigen Meniskusriß unter arthroskopischer Sicht [442].

Allerdings wurden in der Folge bis 1967 durch Watanabe lediglich sechs partielle Meniskusresektionen vorgenommen, die alle einen äußerst günstigen postoperativen Verlauf zeigten. 1970 gelang es Ikeuchi, ebenfalls an der Orthopädischen Klinik in Tokio, einen diskoiden lateralen Meniskus total arthroskopisch zu entfernen [401, 442].

O'Connor [595] hat, nach Besuchen in Tokio 1970 und 1971, die arthroskopische Chirurgie in den Vereinigten Staaten in größerem Maße aufgenommen und wesentlich weiterentwickelt. Er berichtet in seinem Buch 1977 über 40 arthroskopische Meniskektomien. Jackson publizierte 1978 zusammen mit Dandy [403] seine ersten Erfahrungen mit der arthroskopischen Meniskuschirurgie, wobei er seinen ersten Patienten 1970 operiert hatte. Auch Jackson war durch einen Aufenthalt in Tokio von der Arthroskopie begeistert worden.

1978 veröffentlichte Dandy [383] seine ersten Fälle von arthroskopischer Meniskuschirurgie. Oretorp und Gillquist publizierten ebenfalls 1978 eine kurze Notiz über die Möglichkeit dieser Operation [425]; weitere erste Erfahrungen in dieser Zeit wurden durch McGinty und Mitarb. 1977 [418], Metcalf 1979 [420] und Glinz 1979 [579] mitgeteilt. Ich publizierte in der ersten Auflage meines Buches 1979 das operative Vorgehen und die Resultate bei 18 Patienten aus dem Krankengut des Universitätsspitals Zürich.

In der ersten Zeit wurde ein arthroskopisches Vorgehen noch auf Fälle beschränkt, die besonders geeignet waren, mit kleinen Instrumenten unter arthroskopischer Sicht Resektionen vorzunehmen, nämlich Lappenabrisse und Korbhenkelläsionen. Mit zunehmender Erfahrung, verbesserten Instrumenten und vor allem durch das Konzept der Triangulationstechnik [335] wurde die Operationsindikation zunehmend erweitert, so daß heute sämtliche Formen einer Rißbildung am Meniskus arthroskopisch behandelt werden können.

B. Vorteile der arthroskopischen Meniskusresektion gegenüber der Arthrotomie

1. Möglichkeit der partiellen Meniskektomie

Der Hauptvorteil des arthroskopischen Eingriffes liegt wahrscheinlich nicht so sehr in der geringen postoperativen Morbidität, sondern darin, daß die arthroskopische Operation das **Prinzip der partiellen Meniskektomie** wirklich möglich macht. In Einzelfällen kann auch bei offener Operation partiell reseziert werden; eine zuverlässige partielle Resektion im Hinterhornbereich, wo die meisten Verletzungen liegen, ist jedoch auf offenem Weg wegen der ungenügenden Sicht meist nicht möglich.

Kontrollarthroskopien nach partieller Meniskektomie zeigen, daß in der Regel der Restmeniskus keilförmig umgewandelt wird (Abb. 95 und 96). Er gleicht einem normalen Meniskus, ist jedoch entsprechend schmaler.

Die Idee der partiellen Meniskektomie ist nicht neu. Bereits 1909 empfahl Jones, nur den losgelösten oder verletzten Meniskusanteil zu entfernen. King fand in seinen klassischen experimentellen Untersuchungen 1936, daß die degenerativen Veränderungen am Gelenkknorpel um so ausgedehnter waren, je mehr Meniskus entfernt wurde [406]. Weitere experimentelle Untersuchungen, so diejenigen von Dann et al. 1969 [385] und in jüngerer Zeit von Cox et al. [382] haben diese Befunde bestätigt.

Eine Reihe von klinisch vergleichbaren Studien ergab bessere Langzeitergebnisse der partiellen Resektion gegenüber einer subtotalen oder totalen Meniskektomie. In der klassischen Kontrolluntersuchung von Tapper und Hoover [440] 10 bis 30 Jahre nach Meniskektomie waren die Egebnisse der partiellen Resektion bei der Korbhenkelläsion besser. Bauer fand 1971 [372] in zwei vergleichbaren Serien

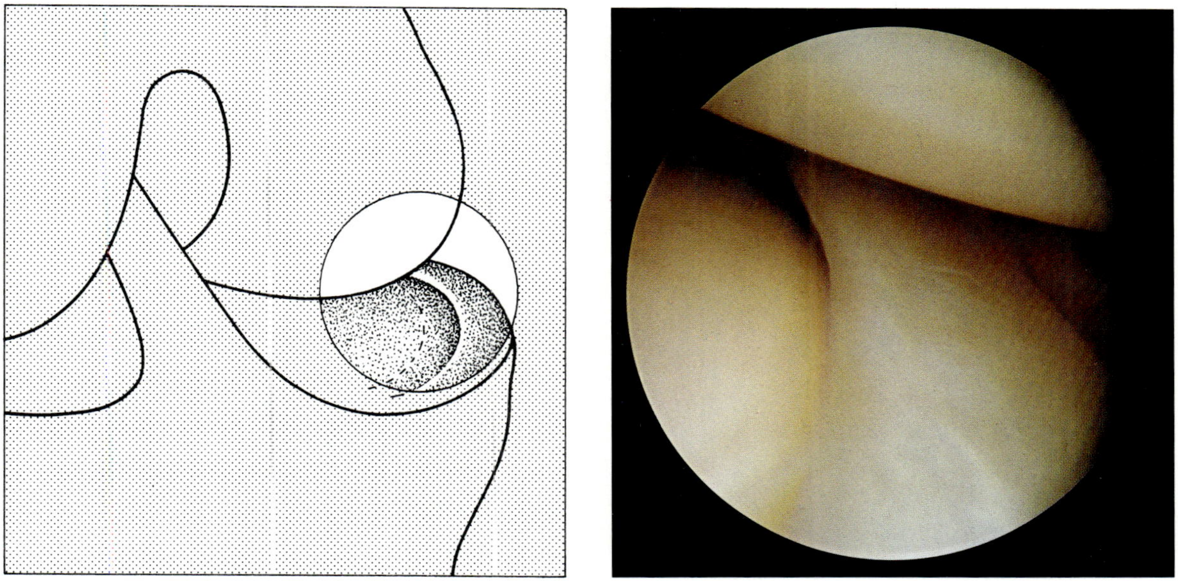

Abb. 95
Medialer Meniskus, 10 Monate nach arthroskopischer Resektion bei Korbhenkelverletzung: Schmaler Restmeniskus mit zartem freiem Rand ohne Auffaserung.

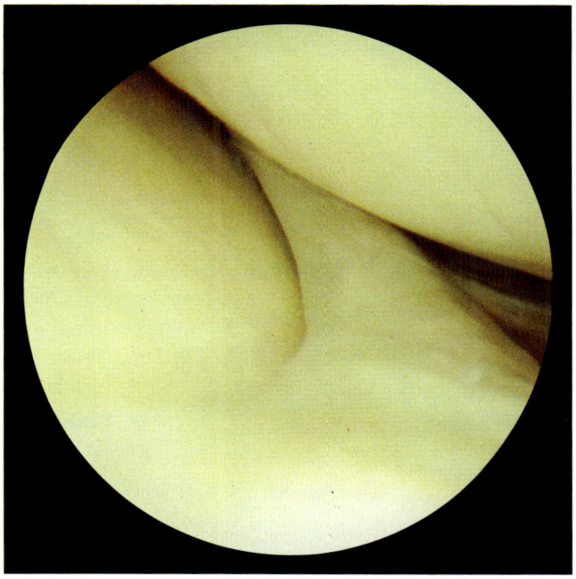

Abb. 96
Zustand 1½ Jahre nach partieller Meniskusresektion medial.

eindeutig bessere Resultate der partiellen Resektion. In der Untersuchung von Jackson und Dandy [403] ergab die partielle Resektion nicht nur eine geringere Morbidität, sondern führt auch in 91% zur Symptomfreiheit, während dies bei der totalen Resektion nur in 65% gelang. McGinty et al. [418] fanden bei der partiellen Resektion alle untersuchten Kriterien besser. Johnson et al. [405] sowie Cargill und Jackson [379] konnten allerdings in ihren Vergleichsserien keinen Unterschied finden. Wie viele andere Autoren ist bereits in der Arthrotomie-Ära auch Böhler sehr für die partielle Meniskektomie eingetreten und hat auch über sehr gute Resultate berichtet [377].

2. Geringe postoperative Morbidität

Schon 1978 haben Dandy [383] sowie Oretorp und Gillquist [425] darauf hingewiesen, daß das arthroskopische Vorgehen mit einer geringeren Traumatisierung des Kniegelenkes verbunden ist als die konventionelle Meniskektomie durch Arthrotomie. Tatsächlich zeichnet sich die arthroskopische Meniskusoperation durch eine sehr geringe Morbidität und einen günstigen Frühverlauf aus.

Dies zeigt sich auch in **kurzen Hospitalisationszeiten.** Wir führen die arthroskopische Meniskusresektion ambulant durch. Aber auch wenn andernorts die Patienten hospitalisiert werden, ist die Dauer der Spitalbehandlung doch kurz: Sie betrug zwischen 1 Tag bei Dandy und 4,7 Tage bei Löhnert und Raunest [381, 384, 388, 408, 410, 441, 444].

Die Notwendigkeit einer postoperativen Physiotherapie wurde erheblich reduziert. In unserem Krankengut haben sich nur 15% der Patienten einer Physiotherapie unterzogen, wobei die durchschnittliche Therapiedauer 6,8 Wochen betrug.

Von besonderem – natürlich auch volkswirtschaftlichem – Interesse ist die **Dauer der Arbeitsunfähigkeit** nach der Operation. Unsere Resultate liegen mit 6,2 Tagen am günstigsten von allen bisher publizierten Serien, wo eine durchschnittliche Arbeitsunfähigkeit von 8 Tagen [384] bis 18,8 Tagen [381] angegeben wird. Die Arbeitsunfähigkeit nach konventioneller Meniskektomie beträgt andererseits durchschnittlich bis zu 3 Monaten [393]; selbst neueste Serien wie jene von Tegonning (1983) [441] geben immer noch durchschnittlich 32,7 Tage Arbeitsunfähigkeit an, jene von Bergström et al. 1984 [374] 30,6 Tage.

3. Arthroskopie – zuverlässigste diagnostische Methode

Die Arthroskopie stellt anerkannterweise die zuverlässigste Methode für die Diagnostik der Meniskusverletzungen dar; gerade durch sie haben wir ja die Grenzen und die Unzuverlässigkeiten einer klinischen Diagnostik wie auch der Arthrographie kennengelernt. Bei der Arthroskopie sind demnach **Diagnostik und Therapie im gleichen Zuge** möglich.

C. Technik der arthroskopischen partiellen Meniskektomie

1. Operationstaktik

1. Besteht der Verdacht auf eine Meniskusverletzung, wird zunächst der klinisch als verletzt vermutete Meniskus **von der Gegenseite her** untersucht. Der Zugang für das Operationsinstrument auf der Seite der Verletzung ist dadurch noch frei wählbar, so daß das Resektionsinstrument möglichst gut eingesetzt werden kann. Jeder zusätzliche Zugang bedeutet auch einen zusätzlichen Wasserverlust und dadurch eine Erschwerung der Operation.
2. Als allgemeines Prinzip gilt: **Optisches System von der Gegenseite, Operationsinstrumente von der Seite der Meniskusverletzung.**
3. Erst die **Palpation** des Risses schafft Klarheit über die genaue Lokalisation und die Ausdehnung der Rißbildung und ermöglicht die Planung der Operation.
4. Die **Resektion in einem Stück** wird, wenn technisch ohne Schwierigkeiten möglich, einem stückweisen Abtragen vorgezogen.
5. Besteht die Wahl zwischen einer Operationstechnik unter Verwendung eines einzelnen Instrumentes oder von zwei Instrumenten, wird die Operation mit nur **einem Instrument** bevorzugt («crowding of instruments»-Prophylaxe).
6. Wenn immer möglich, wird die **Rißbildung** selbst (z. B. beim Korbhenkel- oder bei einem Längsriß) **als Resektionslinie** verwendet.
7. Nach Möglichkeit erfolgt die Resektion von Anfang an **an optimaler Stelle,** um eine spätere und meist schwierige Nachresektion zu vermeiden.
8. Es wird bewußt, wenn immer möglich, das Prinzip der **partiellen Meniskektomie** angewandt: Es wird also so viel Meniskus wie nötig, aber so wenig wie möglich reseziert. Die Resektionslinie muß aber glatt, bogenförmig verlaufen und der zurückbleibende Meniskus darf keine zusätzliche Rißbildung aufweisen.
9. Das **stückweise Abtragen** mit einem Punch ist ein Ausweg, ein Notausgang auch, wenn die auf andere Weise geplante Resektion nicht gelingt.
10. Man schaffe sich nicht selbst unnötige Schwierigkeiten.
11. Keine Kompromisse bezüglich belassenem Meniskusrest. Im Zweifelsfall lieber **Nachresektion** (unsere schlechten Resultate waren am häufigsten durch ungenügende Resektionen im Hinterhornbereich bedingt).

12. Lieber eine glatte, saubere Resektionslinie mit stabilem Restmeniskus als eine kurze Operationsdauer.
13. Bei der Resektion im durchbluteten Meniskusanteil oder bei mühsamer Operation **Redondrainage.**
14. Ist dies noch nicht vor der Meniskusresektion gesehen, wird anschließend an den operativen Eingriff auch das **gesamte Kniegelenk inspiziert.** Überdies wird die Narkose benutzt, um auch die **Bandstabilität** zu prüfen.

2. Zugänge

Für Resektionen in der Mittelzone und im Hinterhornbereich wird das Operationsinstrument durch den **vorderen Zugang** an üblicher Stelle, wenig neben dem Ligamentum patellae auf Gelenkspalthöhe eingeführt. Für Resektionen im Vorderhornbereich wird der Zugang immer noch vorne, aber doch fast 2 cm nach hinten versetzt und 1½ cm höher gewählt, um zwischen Einführungsort und Resektionsort möglichst viel Abstand und einen günstigen Arbeitswinkel zu schaffen (Abb. 97). Werden von vorne zwei Instrumente benötigt (z. B. Halte- und Resektionsinstrument), können sie durch denselben, etwas erweiterten Zugang eingeführt werden.

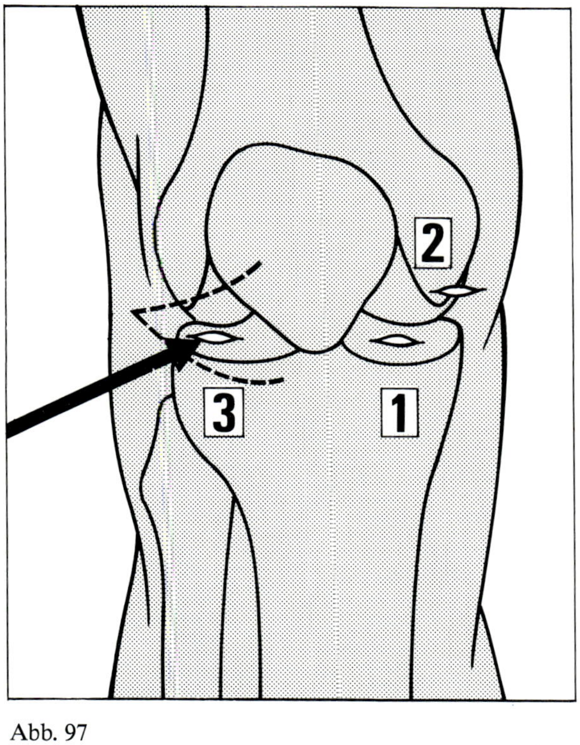

Abb. 97
Für Resektionen im Vorderhornbereich wird mit Vorteil nicht der Standardzugang (1), sondern ein höher und mehr gegen das Gelenkäußere zu gelegener Zugang verwendet (2) (s. Text).

Das gelegentlich verwendete kleine gebogene Meniskotom ist so schmal, daß es irgendwo zwischen vorne und hinten auf Gelenkspalthöhe, notfalls selbst durch das mediale Seitenband, eingebracht werden kann: Das Einführen ins Gelenk muß aber unter Sicht mit dem Arthroskop vom Gelenk aus erfolgen, da sonst beim Eintreten ins Gelenk Schäden am Knorpel des Femurkondylus gesetzt oder, bei zu tiefem Eingehen, der Meniskus selbst an seinem Kapselansatz verletzt wird.

In der Regel kann fast alles von einem vorderen Zugang aus reseziert werden; hintere Zugänge sind nur ausnahmsweise notwendig.

Die Hautinzision erfolgt immer quer, um sie mühelos erweitern zu können, falls es für die Extraktion des Meniskusstückes notwendig wird.

3. Operationsinstrumente

Die verwendeten Instrumente sind in Kapitel 2 dieses Buchsektors aufgeführt. Man wird mit wenigen ausgewählten Instrumenten auskommen und auch immer wieder die gleichen Instrumente bevorzugen. Auch wenn vorne knapp über dem Meniskus eingegangen wird, kann wegen der Form des Femurkondylus mit einem geraden Instrument die obere Schicht des Meniskushinterhorns im gelenkkapselnahen Anteilen des Meniskus nicht mehr erreicht werden (s. Abb. 98). Eine nach oben gebogene Stanze ist aus diesem Grund unerläßlich.

Bei dem von uns verwendeten einfachen System der Gelenkfüllung durch den Arthroskopschaft mit einem einfachen Anschluß an den Flüssigkeitsbehälter kann nicht mit motorgetriebenen Systemen unter Sog gearbeitet werden, ohne nicht das Gleichgewicht der Gelenkfüllung zu stören. Auch der Saugpunch von Dyonics muß ohne Sog betrieben werden, was seiner Effizienz keinen Abbruch tut, da durch den hohen Gelenksinnendruck die abgetragenen Meniskusstückchen ebenso gut durch den Punch in die Ableitungsflasche ausgeschwemmt werden. Soll mit Instrumenten unter Sog gearbeitet werden, wird eine Flüssigkeitspumpe oder mindestens ein zweiter, ausreichender Zugang für die Gelenkspülung verwendet.

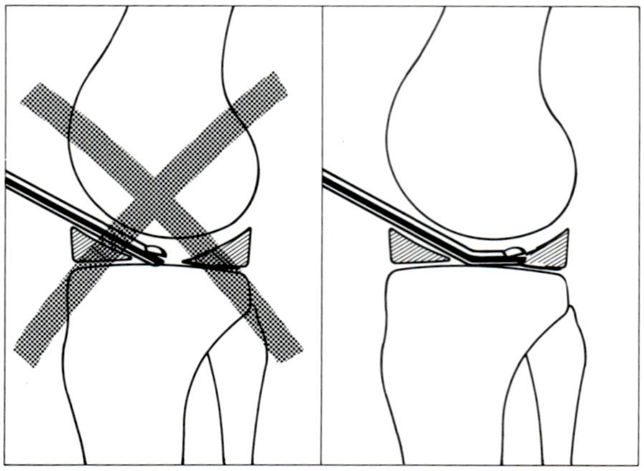

Abb. 98
Das Hinterhorn des medialen Meniskus, vor allem seine obere Schicht, sind wegen der Krümmung des Femurkondylus von vorne schlecht mit einem geraden Instrument zu erreichen. Aus diesem Grund sind im Hinterhornbereich aufwärts gebogene Resektionsinstrumente unerläßlich.

4. Operatives Vorgehen bei einzelnen Rißformen

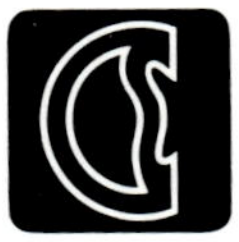

Korbhenkelverletzungen

Der Korbhenkelanteil wird an seiner Ansatzstelle im Vorder- und Hinterhornbereich durchtrennt und entfernt, anschließend erfolgt die Inspektion des Restmeniskus und allenfalls die Nachresektion an der Abrißstelle selbst oder an den Abtragungsstellen des Korbhenkelanteils.

Es stehen zwei prinzipielle Vorgehensweisen zur Verfügung: Die Durchtrennung zuerst im Vorderhorn bei eingeschlagenem Meniskusanteil oder die Durchtrennung zuerst im Hinterhorn bei reponiertem Korbhenkelanteil. Der zweite Weg ist der leichtere, sofern im Hinterhornbereich genügend Platz ist.

Methode 1: Zuerst Durchtrennung vorne (Abb. 99 a und b). Optik von der Gegenseite. Zunächst Durchtrennung des eingeschlagenen Korbhenkelanteils im Vorderhornbereich: Die Resektionslinie mündet in den Riß aus. **a:** Dazu wird in der Regel auf der Seite des verletzten Meniskus eine kleine, gebogene Schere direkt ins Gelenk eingeführt und so gedreht, daß eine bogenförmige Schnittführung möglich ist. Die schrittweise Durchtrennung der Meniskussubstanz unter arthroskopischer Sicht erfolgt durch neues Ansetzen immer im gleichen Schnitt. Sind alle Meniskusfasern durchtrennt, flottiert der Korbhenkelanteil frei im Gelenk. **b:** Entfernung der Schere und Fassen des Meniskus in seiner Längsrichtung mit einem durch dieselbe Inzision eingeführten Halteinstrument. Der Korbhenkelteil wird ungefähr in der Hälfte seiner Länge gefaßt, um daran noch richtig ziehen zu können. Für die zweite Phase, nämlich die Resektion im Hinterhornbereich, wird der Meniskus unter andauerndem Zug am Halteinstrument angespannt. Nur so ist eine gradlinige Durchtrennung ohne Auffaserung der Schnittränder möglich. Die Resektion kann ohne Gegenzug nicht genügend weit hinten erfolgen. Die Abtrennung im Hinterhornbereich erfolgt mit einer gebogenen Hakenschere, die neben dem Halteinstrument durch die gleiche, allenfalls etwas erweiterte Inzision eingeführt wird. Es kann auch ein klei-

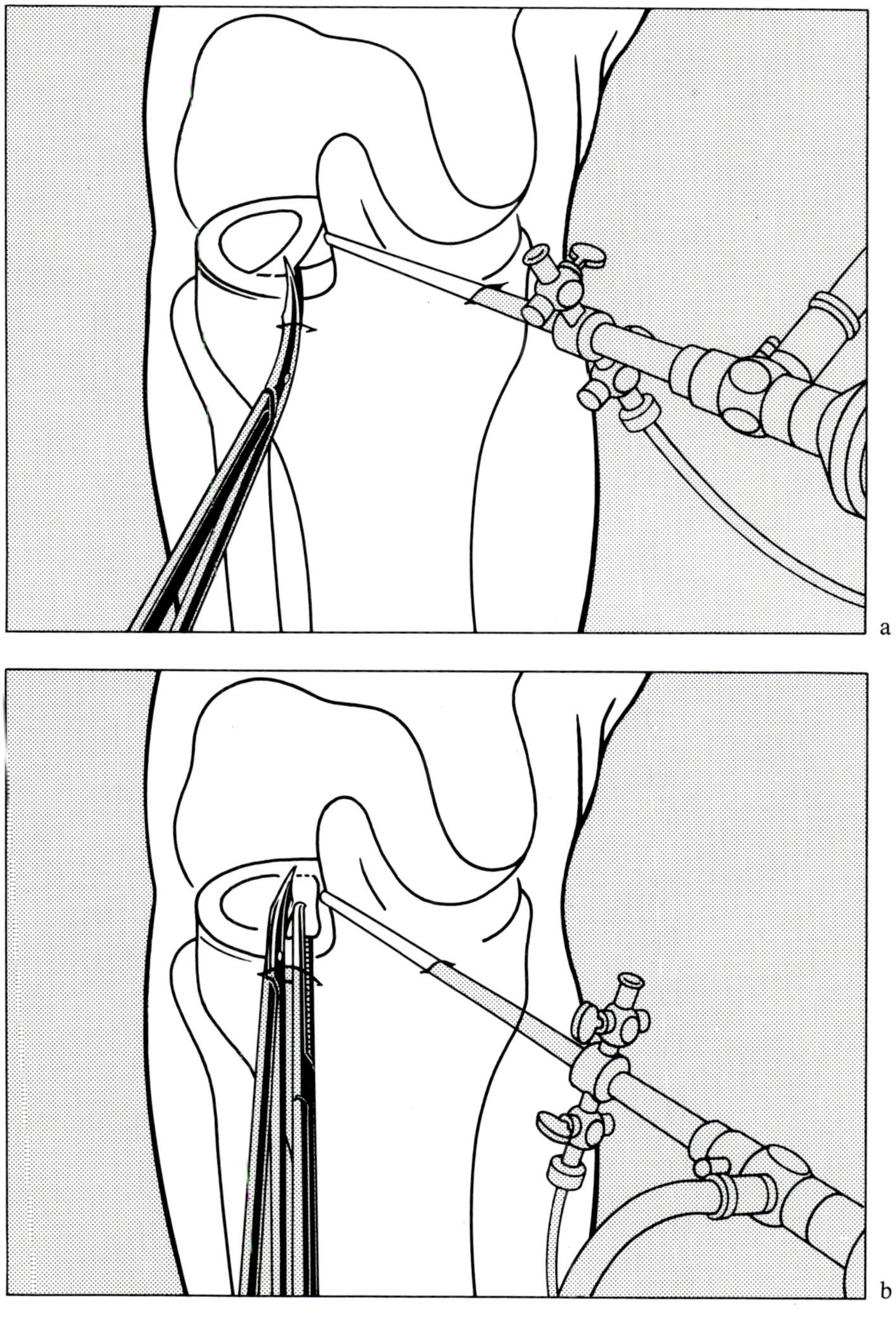

Abb. 99a und b
Korbhenkelläsion (s. Text).

nes Meniskotom verwendet werden. Arbeiten strikte unter Sicht: Bei Verlust der Orientierung besteht Gefahr, daß Kreuzbandanteile durchtrennt werden. Die Durchtrennung muß bis auf die letzte Faser vollständig sein; man wird die Erfahrung machen, daß selbst eine kleine Gewebebrücke wegen der straffen Struktur verunmöglicht, den resezierten Anteil zu entfernen.

Ist die Resektion vollständig, wird der Meniskus am Halteinstrument aus dem Gelenk extrahiert, gegebenenfalls unter geringfügiger Erweiterung der Inzision in der Gelenkkapsel.

Methode 2: Zuerst Durchtrennung im Hinterhorn (Abb. 100 a bis d). **a:** Ist der Korbhenkelanteil ins Gelenk eingeschlagen, wird er zunächst mit dem Tasthäkchen reponiert. Ist die Reposition nicht möglich, kommt diese Technik nicht in Frage. **b:** Mit einem kleinen, nach oben gebogenen Punch wird nun vom

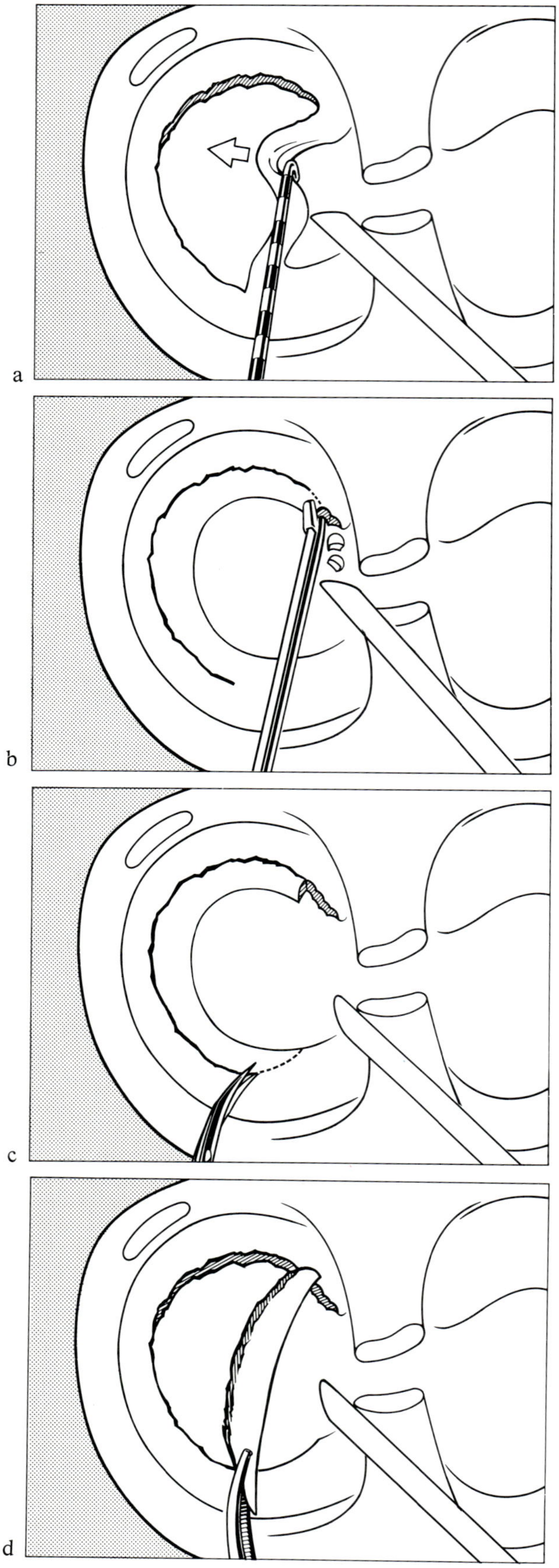

Abb. 100a bis d
Korbhenkelläsion (s. Text).

freien Rand ganz im Hinterhornansatz her schräg so in den Meniskus reseziert, daß eine leicht bogenförmige Abtragungsstelle im Hinterhornbereich resultiert, die genau in die Spitze des Längsrisses mündet (Abb. 101). **c:** Die Abtrennung in Fortsetzung des Längsrisses im Vorderhornbereich erfolgt in der Regel mit einer kleinen Schere. **d:** Fassen des Meniskus in seinem Längsverlauf am vorderen Ende mit der kleinen geraden Kocherklemme und Extraktion aus dem Gelenk.

Probleme und Gefahren: – Durchtrennen des Korbhenkelanteils nicht auf Höhe der Rißlinie, sondern zu weit im Anteil selbst: Der entstehende Stummel wird im Vorderhornbereich mit der kleinen Schere, im Hinterhornbereich mit einem Punch nachreseziert. Stummelbildungen im Vorderhornbereich sind später erheblich störend, im Hinterhornbereich sind geringe Stummelbildungen wenig bedeutungsvoll.

– Der Korbhenkel wird in der Fossa nach hinten in den Recessus geschlagen: Erneutes Zurückholen des umgeschlagenen Anteils mit dem Tasthäkchen, was recht schwierig sein kann. Diese Gefahr besteht nicht bei der Variante der Durchtrennung im Hinterhornbereich zuerst.

– Verlieren des Meniskusresektates im Innern des Gelenkes: Zunächst wird die Operation am Meniskus beendet, d.h. allenfalls die

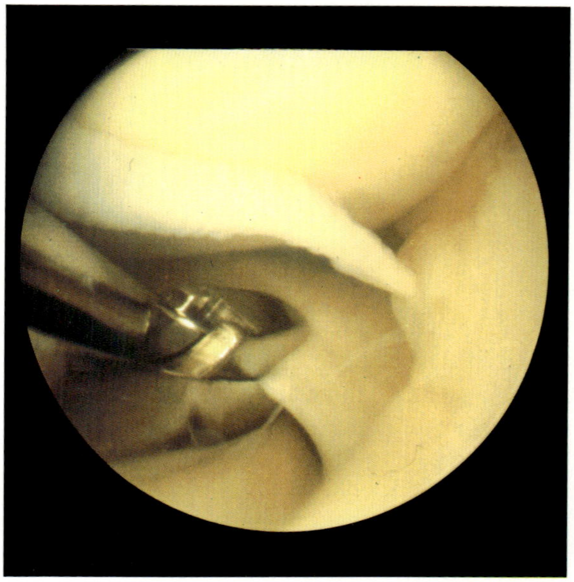

Abb. 101
Durchtrennung im Hinterhornbereich als erster Schritt bei reponierter Korbhenkelläsion.

Abrißstelle nachreseziert. Das verlorene Meniskusstück liegt meist im distalen Femoropatellargelenk, d.h. in der parakondylären «Schlammgrube» der entsprechenden Gelenkseite und kann dort bei der weiteren Inspektion des Gelenkes leicht eingesehen und mit einer Kocherklemme durch den gleichzeitigen vorderen Standardzugang entfernt werden.

Doppelte Korbhenkelbildung: Immer genaue Inspektion des Restmeniskus, da doppelte Längsrißbildungen gar nicht so selten sind und natürlich auch die Resektion des zweiten Korbhenkelanteils notwendig machen (Abb. 102). Wir haben in einem Fall schon eine dreifache Längsrißbildung beobachtet.

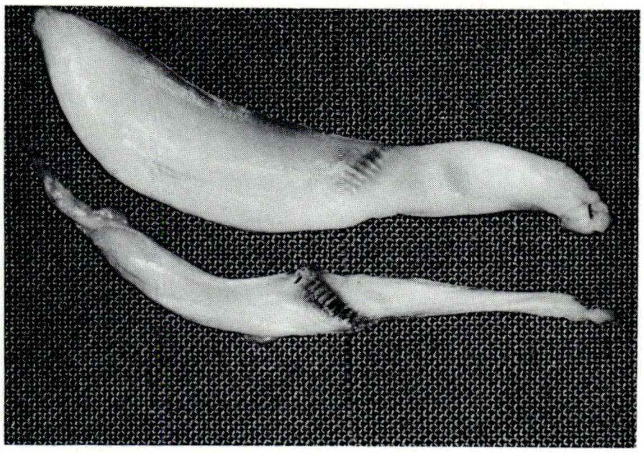

Abb. 102
Resektionspräparat bei doppeltem Korbhenkelriß.

Längsrisse

Die Rißbildung wird als Resektionslinie benutzt. Die Resektionslinie führt vom freien Rand in die Rißbildung, im hinteren Abschnitt von der Rißbildung wieder bogenförmig zum freien Rand.

Längsriß in der Mittelzone und im Hinterhorn (Abb. 103 a bis c). **a:** Bogenförmige Resektion mit der kleinen Schere vom freien Rand in die Rißbildung mündend. Der Anschnittspunkt am freien Rand wird sorgfältig gewählt, der Anschnitt ist das Schwierigste (Gefahr der Verletzung des darunterliegenden Knorpels). Die Schere kann bis zum Übergang Mittelzone/Hinterhorn verwendet werden;

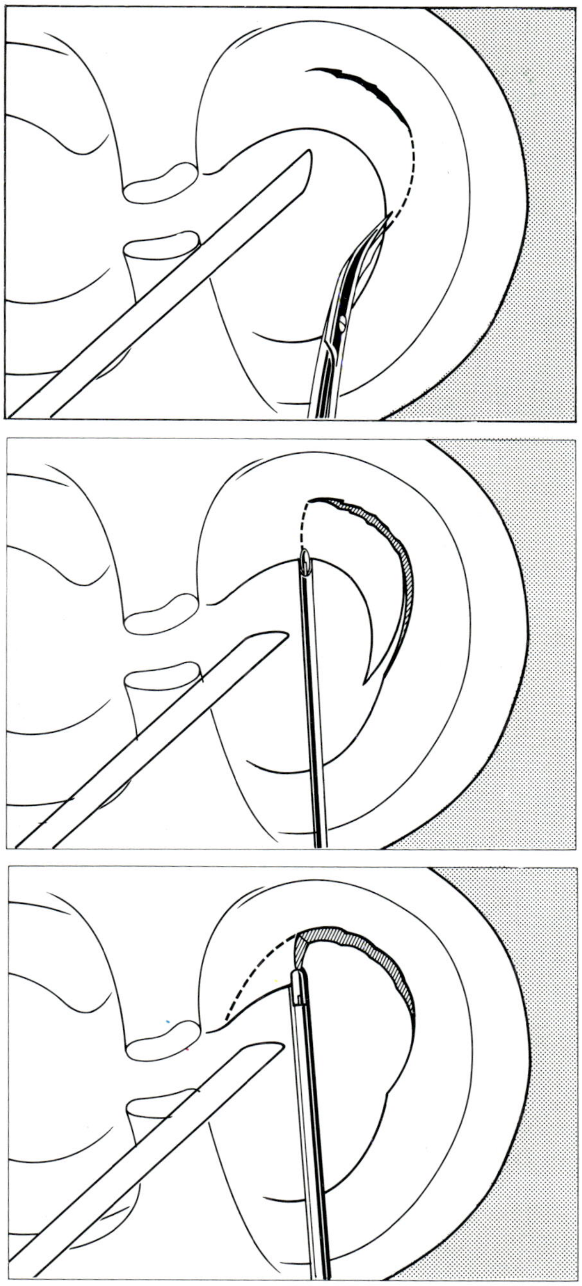

a
b
c

Abb. 103a bis c
Längsriß im Hinterhornbereich (s. Text).

muß weiter nach hinten reseziert werden, um den Längsriß zu erreichen, wird eine Hakenschere verwendet.

b: Quere Durchtrennung bis zur Rißbildung mit einer kleinen, aufwärts gebogenen Stanze im Hinterhornbereich. **c:** Abtragen des restlichen Ecks im Hinterhornbereich, bogenförmig, wenn möglich mit dem Saugpunch (Dyonics), wenn zu wenig Platz mit der breiteren, aufwärts gebogenen Stanze.

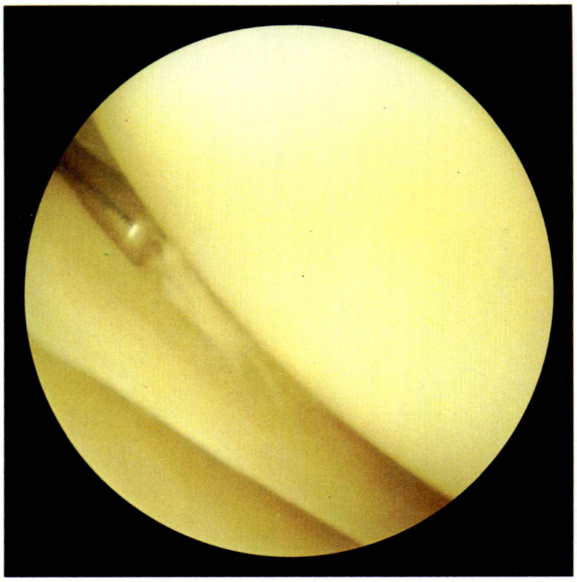

a

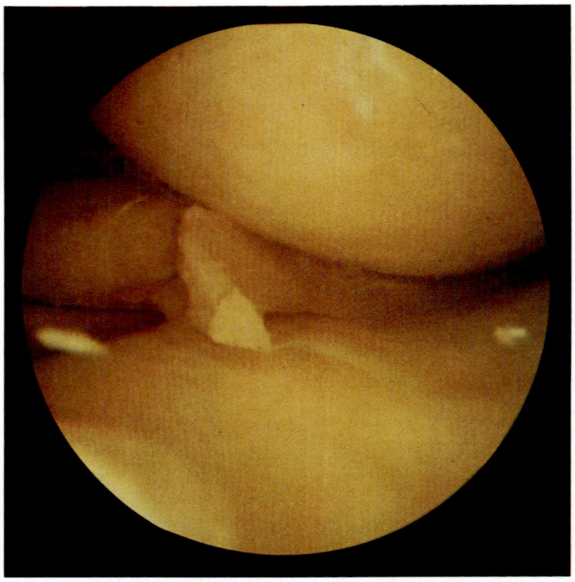

d

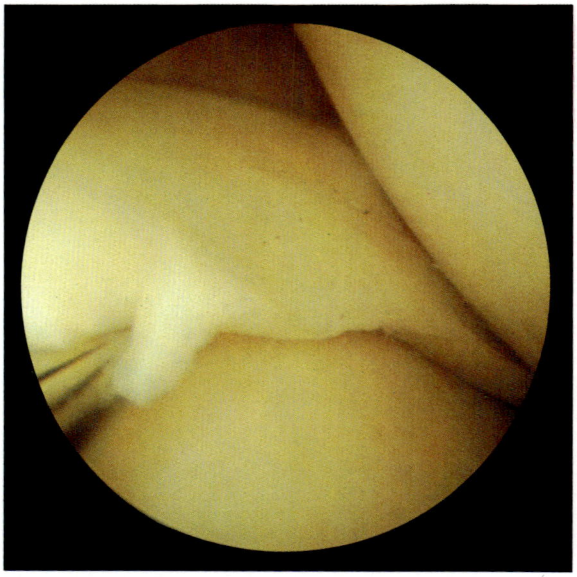

b

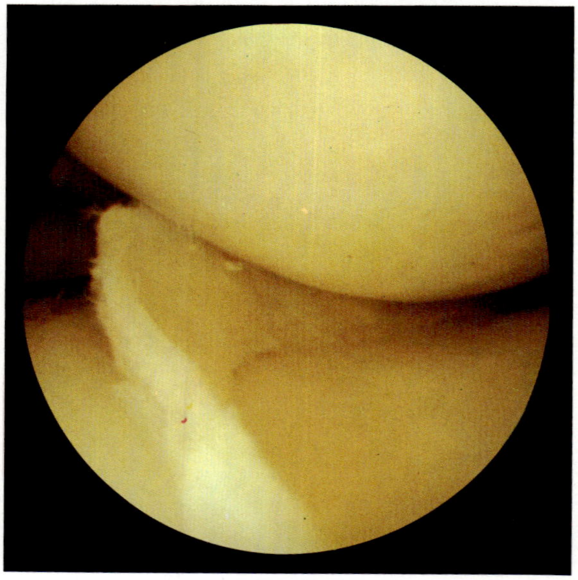

e

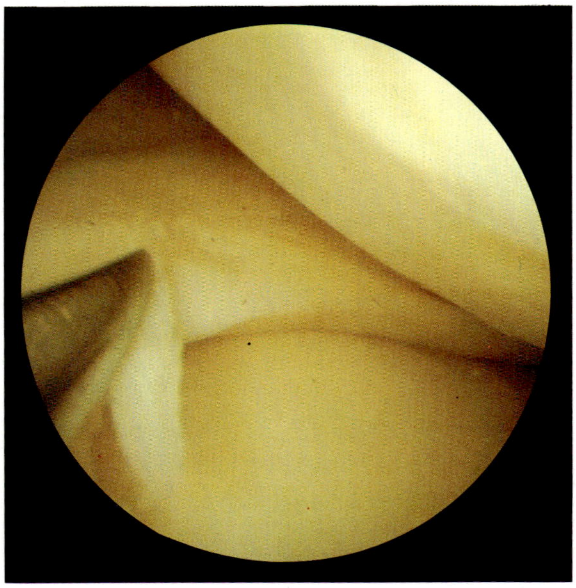

c

Abb. 104a bis e
Längsriß im Hinterhorn des medialen Meniskus. a: Abtasten des Risses mit dem Tasthäkchen zur genauen Lokalisation. b: Einschnitt vom freien Rand her in der Mittelzone mit der Turmschere. c: Weiterführen der Resektion gegen hinten in Richtung der Rißbildung. d: Die Resektion hat die Längsrißbildung erreicht. e: Der so losgelöste Meniskus läßt sich einschlagen. Es erfolgt noch die Durchtrennung im Hinterhornbereich wie in Abb. 101.

Längsriß in der Mittelzone und im vorderen Hinterhorn: Alternative (Abb. 105 a bis c). **a:** Beginn wie oben: Vom freien Rand her wird mit der kleinen Schere bogenförmig in Richtung des Risses reseziert. **b:** Ein gebogenes kleines Meniskotom wird durch eine sehr kleine Stichinzision von der Seite her ins Gelenk eingeführt und benutzt, um den Längsriß bogenförmig weiter nach hinten zu verlängern. Im medialen Gelenkspalt ist es oft schlecht möglich, von vorne mit der Stanze hinter dem Femurkondylus zu resezieren. Wird die Rißbildung weiter bis zum Meniskusansatz verlängert, kann der Stanze durch die Fossa nach hinten gebracht werden. **c:** Durchtrennung im Hinterhorn bis auf die durch das Meniskotom geschaffene Resektionslinie und Begradigung im Hinterhornbereich mit einer kleinen, aufwärtsgebogenen Stanze.

Längsriß im Vorderhornbereich (Abb. 106 a bis c). **a:** In Fortsetzung des Längsrisses wird vom Riß aus mit der kleinen Schere weiter bogenförmig zum freien Rand nach vorne reseziert. Der Zugang für dieses Instrument liegt etwas weiter gegen das Gelenkäußere und etwas höher, wie allgemein für Resektionen im Vorderhornbereich (s. Abb. 97). **b:** Ebenfalls vom Riß aus wird nun bogenförmig nach hinten mit der kleinen Schere reseziert. **c:** Als Alternative oder wenn wegen Eck in der Resektionslinie oder Auffaserung an der Resektionsstelle notwendig: Nachresektion im Vorderhornbereich mit dem seitlich schneidenden Punch.

a
b
c

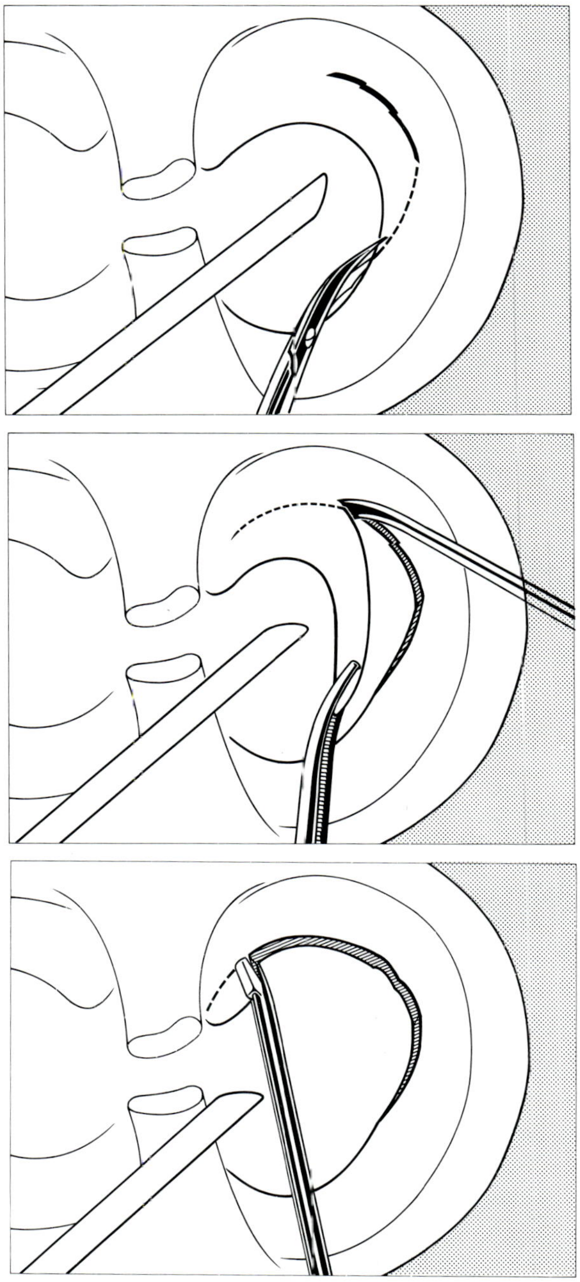

Abb. 105a bis c
Längsriß Mittelzone und Hinterhorn (s. Text).

a
b

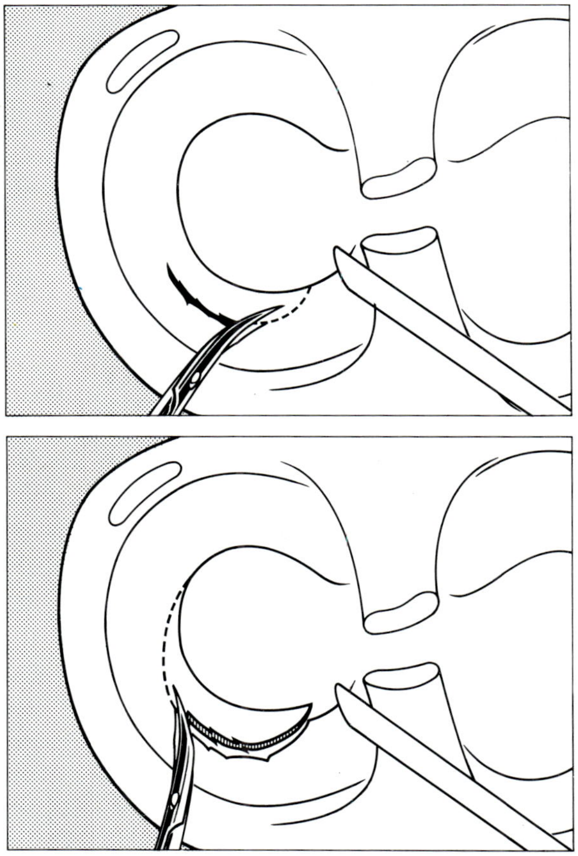

Abb. 106a und b
Längsriß im Vorderhorn (s. Text).

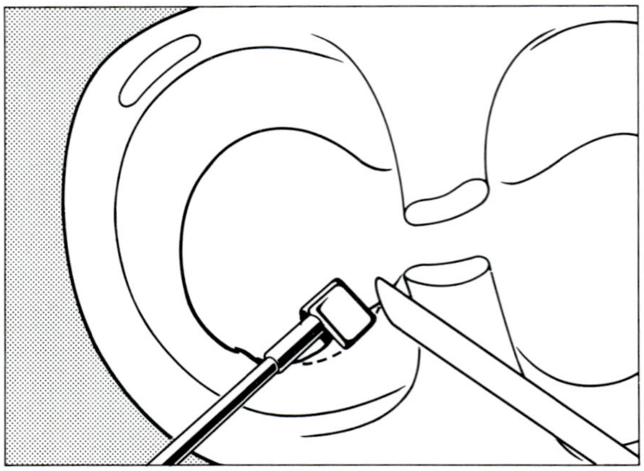

Abb. 106c
Längsriß im Vorderhornbereich (alternatives Vorgehen)

Probleme und Gefahren: – Gefahr der Knorpelschädigung besonders am Tibiaplateau im Hinterhornbereich: Darum nach oben gebogene Stanze benutzen und Größe an Verhältnisse anpassen.

– Das Einführen des kleinen gebogenen Meniskotoms durch mittlere oder hintere Inzision auf Gelenksspalthöhe ist nicht ganz einfach: Die Einstichstelle durch die Haut wird ermittelt, indem die Optik über dem Meniskus an der von innen ausgewählten Einstichstelle bis zur Gelenkkapsel geführt wird. Der durch die Haut von innen durchscheinende Lichtpunkt bezeichnet genau die Einstichstelle. Es spielt wegen dem sehr kleinen Instrument keine Rolle, ob diese im Bereich des Seitenbandes liegt oder nicht. Das Einführen des sehr scharfen kleinen Meniskotoms muß aber unbedingt unter Sicht vom Gelenkinnern her geschehen: Man sieht dann, wie sich unter dem eindringenden Instrument die Synovialis vorwölbt und kann die Richtung so wählen, daß beim Eintreten ins Gelenk nicht der Knorpel des Femurkondylus verletzt wird. Die Perforationsstelle muß überdies knapp oberhalb dem Meniskusansatz liegen; liegt sie zu tief, wird der Meniskus selbst aufgespalten.

– **Besonderheiten des lateralen Meniskus:** Es wird zunächst reseziert und dann beurteilt, ob der vor dem Hiatus liegende Meniskusanteil stabil ist. Sonst muß die Resektion in den Hiatus hinein erfolgen, wird also sehr viel ausgedehnter. Eine Resektion durch den Hiatus sollte wenn möglich vermieden werden, doch darf dies nicht dazu führen, daß erheblich geschädigtes oder zerrissenens Gewebe vor dem Hiatus belassen wird.

– **Resektionen im Vorderhornbereich** sind wegen der prolabierenden Synovialis, die die Sicht verdecken kann, schwierig: Deshalb die spezielle, etwas atypisch gelegene Einführungsstelle des Instrumentes, um die Durchtrittsstelle an der Synovialis, wo diese immer etwas vorgewölbt wird, möglichst weit von der Resektionsstelle entfernt zu halten. Überdies empfiehlt es sich, mit dem Instrument zuerst weit ins Gelenk hineinzufahren und dann dieses wieder zurückziehen, um damit die etwas eingestülpte Synovialis wieder zurückzubringen und die Sicht auf die Resektionsstelle freizumachen.

– **Resektion im Vorderhornbereich mit einem Messer:** Eine mögliche Alternative, doch ist die Gefahr, daß der unter dem Meniskus gelegene Knorpel des Tibiaplateaus verletzt wird, groß. Messer am besten durch den Riß hindurchführen und dann mit Richtung gegen das Gelenkinnere etwas nach oben schneiden.

– Problem mit dem seitlich schneidenden Punch: Alle seitlich schneidenden Punches auf dem Markt sind und müssen recht groß sein: Das Instrument verdeckt während dem Schneidevorgang die Sicht auf die Rißbildung und auf die Resektionsstelle.

Lappenrisse

In den Anfangszeiten der arthroskopischen Meniskusresektion haben sich alle Operateure auf die alleinige Resektion eines Lappens beschränkt. Inzwischen zeigt die Erfahrung, daß dies wegen weiterer Rißbildung an der Abrißstelle des Lappens selbst oder starker Auffaserung oft ungenügend ist, und daß meist eine entsprechende Nachresektion an der Lappenabrißstelle erfolgen muß. Diese Nachresektion kann meist mit dem Punch erfolgen (Abb. 107).

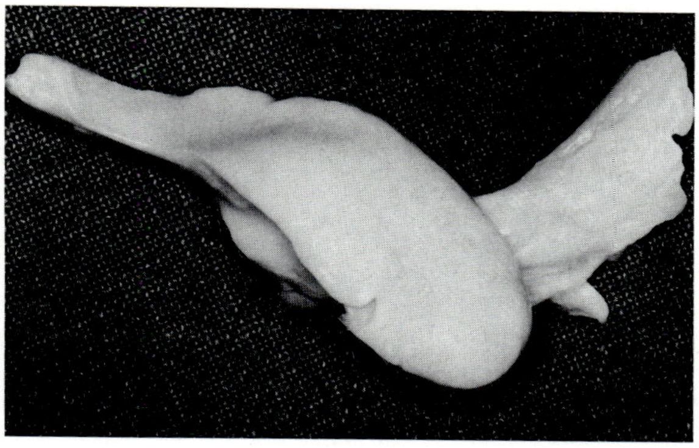

Abb. 107
In vielen Fällen genügt bei einem Lappenriß die Resektion des Lappens allein nicht, weil die Abrißstelle selbst geschädigt ist.

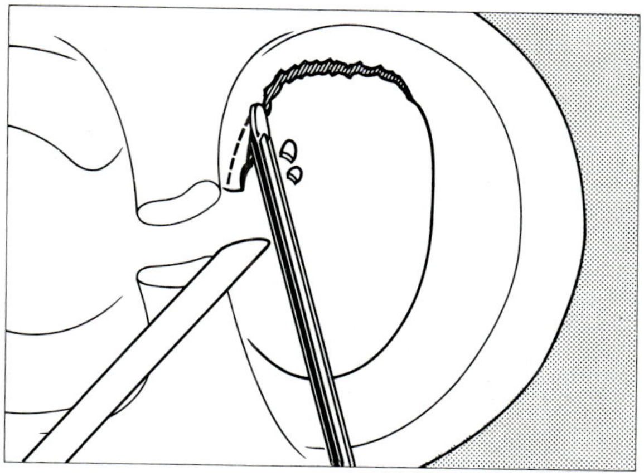

c

Abb. 108a bis c
Meniskuslappen im Hinterhornbereich (s. Text).

Lappenriß, nach vorne gestielt, im Hinterhornbereich (Abb. 108 a bis c). **a:** Abtrennung des Lappenstiels mit der kleinen Schere, wobei der Anschnitt wie üblich weiter vorne am freien Rand erfolgt und in die Rißbildung hineingeführt wird. **b:** Fassen des abgetrennten Lappens mit einer gebogenen Kocherklemme und Extraktion aus dem Gelenk. **c:** Begradigung der Abrißstelle, Resektion von Hinterhornresten und allfällige Glättung mit einer nach oben gebogenen Stanze (Abb. 109 a und b).

Probleme und Gefahren: – Ungenügende Erfassung der Situation: Ganz exakte Abklärung der Rißbildung vor Resektionsbeginn durch Palpation. Es ist auch statthaft, zunächst den Lappen zu resezieren, um die Sicht-

a

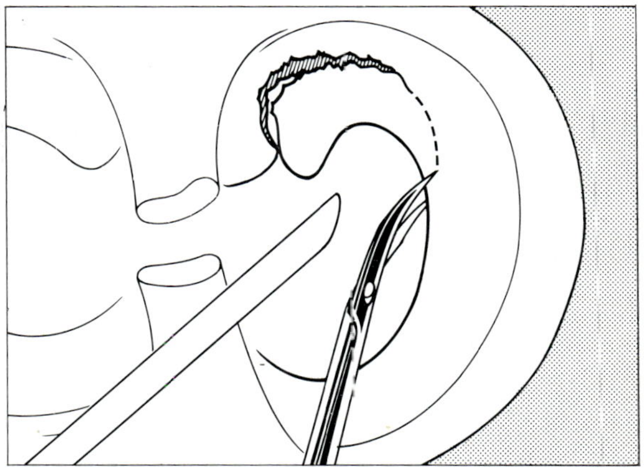

b

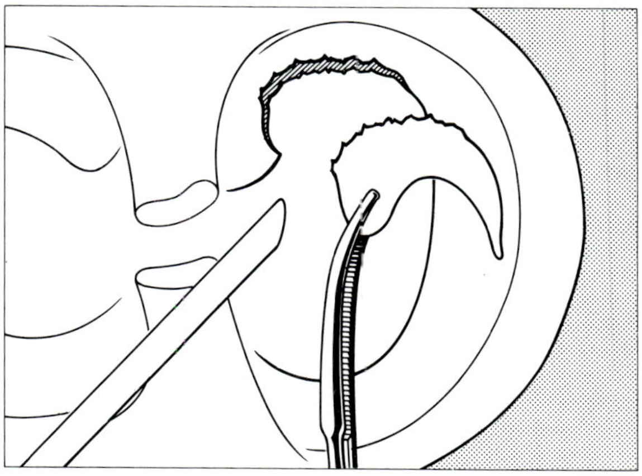

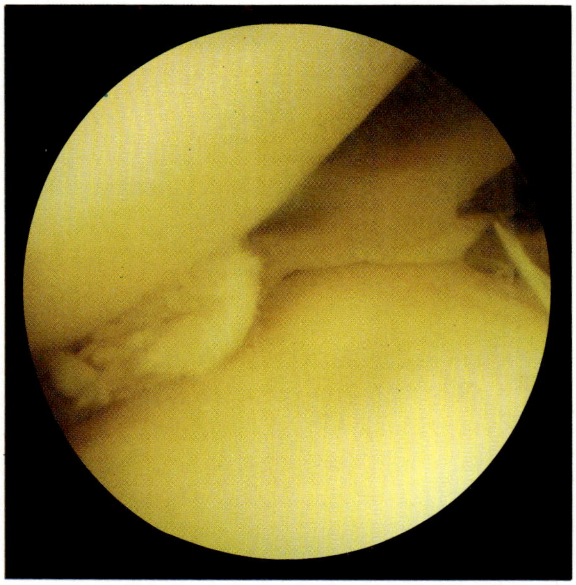

a

Abb. 109a und b
Meniskuslappenriß im Hinterhornbereich medial. a: Resektion mit der Schere vom freien Rand her, damit ein glatter, bogenförmiger Übergang zur Abrißstelle entsteht. b: Der Lappen mit einem Teil seiner Basis ist reseziert (s. folgende Seite).

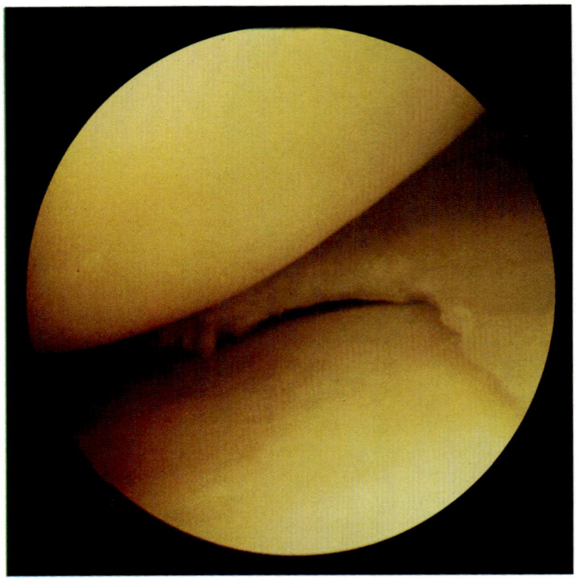

b

verhältnisse (z. B. im Hinterhornbereich) zu verbessern; dann erfolgt die wichtige Neubeurteilung der Situation am Restmeniskus.

– Unter oder über dem Restmeniskus umgeschlagene Lappen: Diese werden zunächst mit dem Tasthäkchen ins Gelenk zurückgebracht.

Quere Risse

Die Resektionslinie verläuft bogenförmig vom freien Rand, bis sie das Ende des queren Einrisses kapselnahe trifft, dann weitere Resektion nach hinten wie üblich. Es handelt sich also um zwei deutlich voneinander getrennte Operationsschritte.

Querriß in der Mittelzone (Abb. 110 a bis d). Für die Resektion im vorderen Abschnitt gibt es drei prinzipielle Möglichkeiten: **a:** Resektion durch Einschnitt vom freien Rand her mit der kleinen Schere. **b:** Resektion «rückwärts» von der Spitze der Rißbildung nach vorne mit einem Messer (z. B. Bananenmesser, das auch in einer gebogenen Version zur Verfügung steht). **c:** Resektion mit dem seitlich schneidenden Punch. **d:** Nun erfolgt die Resektion des hinteren Anteils, ebenfalls bogenförmig, meist mit dem Saugpunch, wobei von hinten nach vorne gearbeitet werden kann.

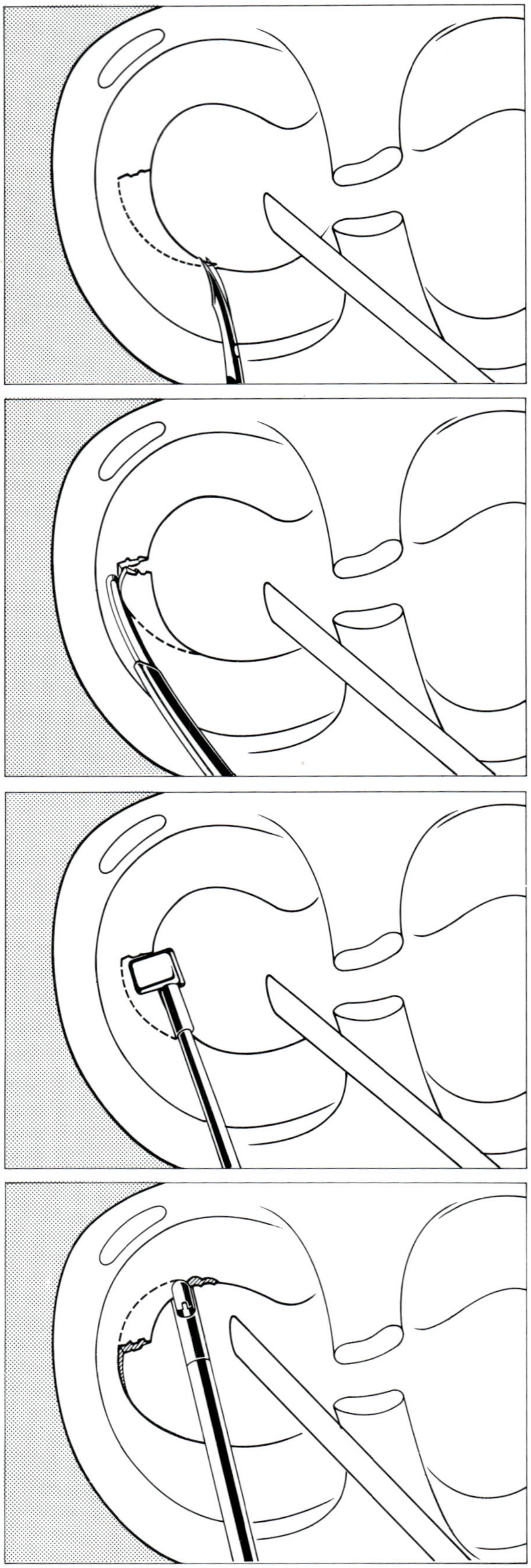

a b c d

Abb. 110a bis d
Querriß im lateralen Meniskus (s. Text).

Probleme und Gefahren:

- Die Problematik mit der klinischen Bedeutung: Nicht alle kleinen Querrisse am freien Rand sind klinisch relevant.
- Die vordere Resektion ist die weit schwierigste: Gelegentlich nicht genügend Platz, um vom freien Rand her die Turmschere anzusetzen. Bei Resektion mit Messer Gefahr der Schädigung des darunterliegenden Knorpels. Der seitlich schneidende Punch verdeckt während dem Schneidevorgang die Sicht auf die Resektionsstelle.
- Resektion nach hinten: Ist mit dem Saugpunch in der Mittelzone ganz einfach; weiter gegen hinten allenfalls nicht genügend Platz für das recht große Instrument und dann Gefahr der Knorpelschädigung, vor allem am Tibiaplateau. Bei engen Platzverhältnissen kleineren, aufwärtsgebogenen Punch verwenden.

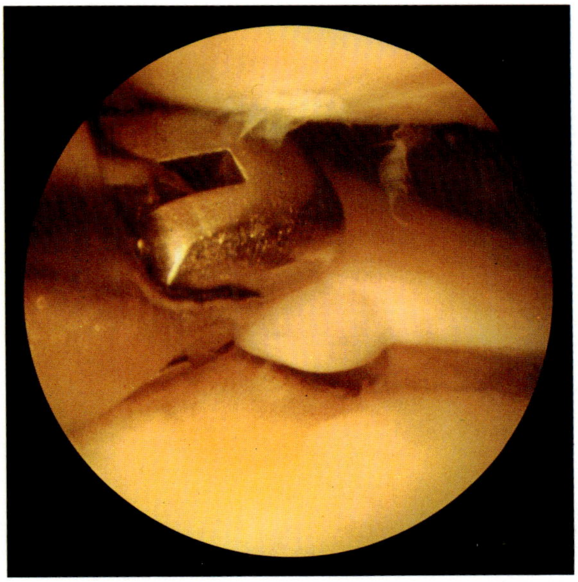

Abb. 111
Resektion mit dem Punch im Hinterhornbereich des lateralen Meniskus.

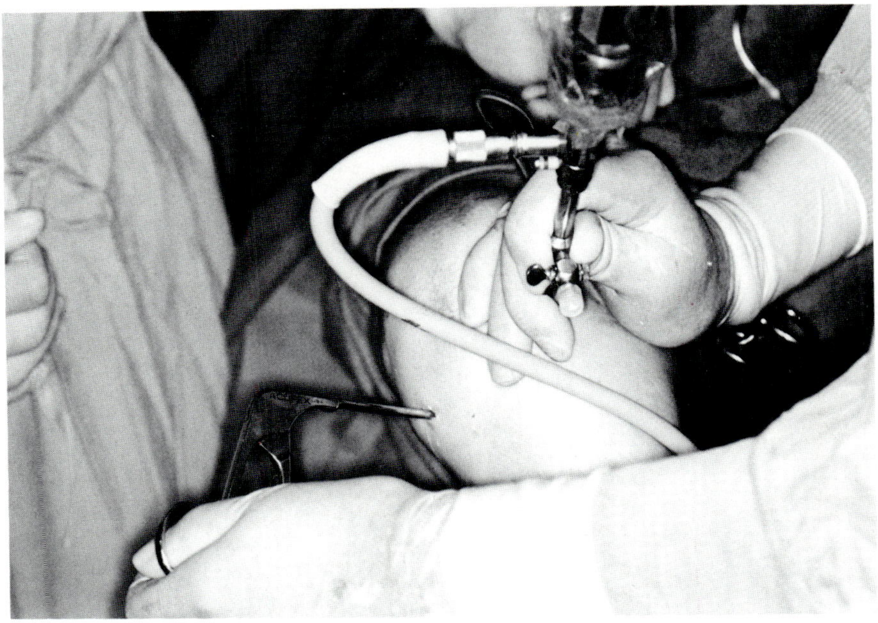

Abb. 112
Resektion im Hinterhornbereich des medialen Meniskus.

Horizontalriß im Hinterhornbereich (cleavage tear)

Eine häufige Rißbildung degenerativer Art, mit Spaltung des Hinterhorns in eine obere und untere Schicht, wobei beide Schichten verschieden stark aufgefasert und auch zusätzlich eingerissen sein können. Das Ausmaß der Schädigung ist oft schwer zu erkennen und muß während dem Resektionsvorgang immer wieder neu beurteilt werden, um sicher genügend, aber nicht zu viel zu resezieren.

Resektion bei cleavage tear im Hinterhornbereich medial (Abb. 113 a bis e). **a:** Situation der Rißbildung. **b:** Beginn der Resektion am Übergang Mittelzone zum Hinterhornbereich mit dem Saugpunch. Hier kann dieses gut

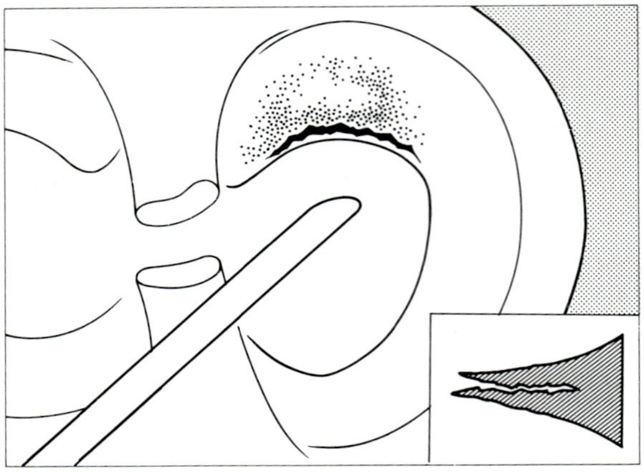
a

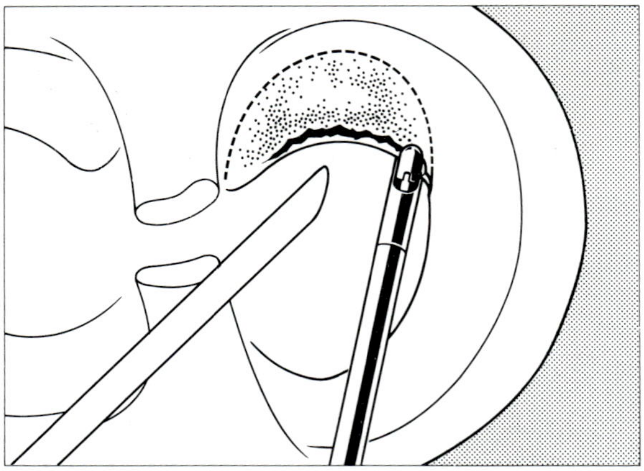
b

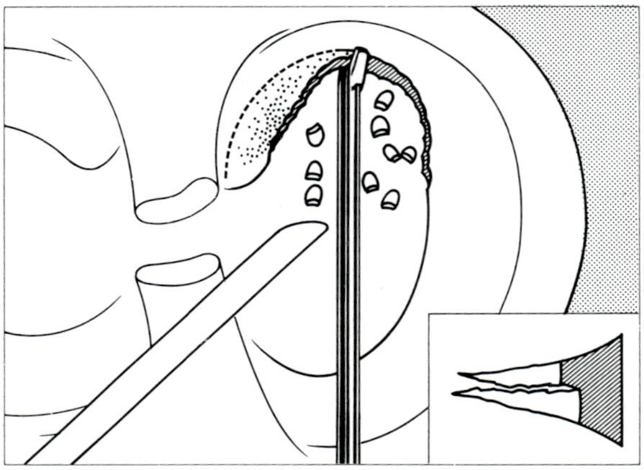
c

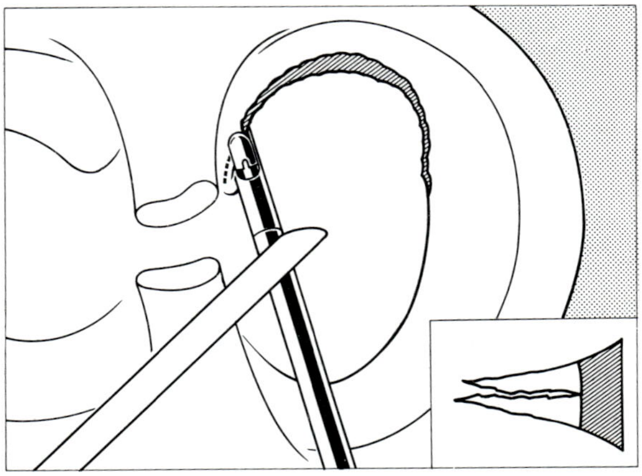
d

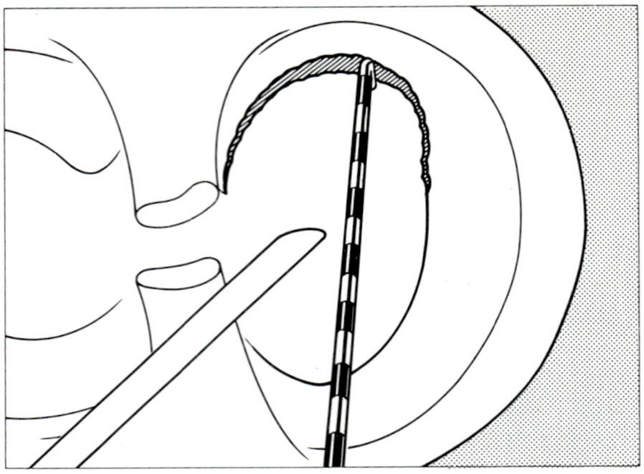
e

Abb. 113a bis e
Cleavage-tear im Hinterhorn (s. Text).

schneidende und die einzelnen Fragmente immer selbst evakuierende Instrument außerordentlich gut eingesetzt werden. Resektion mit diesem Punch so lange als keine Platzprobleme wegen dem Femurkondylus entstehen. **c:** Weitere Resektion mit aufwärts gebogener Stanze. Dabei muß oft zuerst die untere Schicht reseziert werden. **d:** Ganz gegen das Gelenkinnere zu wieder Gebrauch des Saugpunchs. Dieser evakuiert auch die bei Gebrauch der normalen Stanze liegen gebliebenen Abbißstücke; der Saugpunch wird also auch als «Staubsauger» benutzt. Weiterführen der Resektion unter Abwechslung einer normalen, nach oben gebogenen Stanze und des Saugpunchs. Die obere Schicht des gespaltenen Meniskus kann nur mit einem nach oben gebogenen Instrument erreicht werden. **e:** Die Glätte der Resektionslinie und die Stabilität des verbleibenden Meniskusrandes werden mit dem Tasthäkchen überprüft; wenn nötig Nachresektion (Beispiel einer glatten Resektionslinie im Hinterhorn s. Abb. 114 a und b).

Probleme und Gefahren: – Das notwendige Ausmaß der Resektion im Hinterhornbereich ist schwierig zu beurteilen: Je weiter die Rißbildung kapselnahe verläuft, um so schwieriger wird die Resektion und die Beurteilung des Restmeniskus medial. Optimale Lage des Beines (fast völlige Extension – nur ca. 10° Flexion – und maximale Außenrotation sind ganz entscheidend für die Einsicht). Die Resektion muß so weit erfolgen, daß keine horizontale Spaltung im Restmeniskus mehr besteht. Man begnügt sich gerne mit einer ungenügenden Resektion, nur weil man für eine weitergehende Resektion schlecht zukommt. Man soll aber

M I N E R V A

6100 Darmstadt

Hindenburgstraße 42
Telefon (0 61 51) 3 33 11 / 12

Fachbücher
für Medizin und
Naturwissenschaften

Export · Import

Überreicht durch:

Rudigier, Handchirurgie folgt gesondert in Kürze.

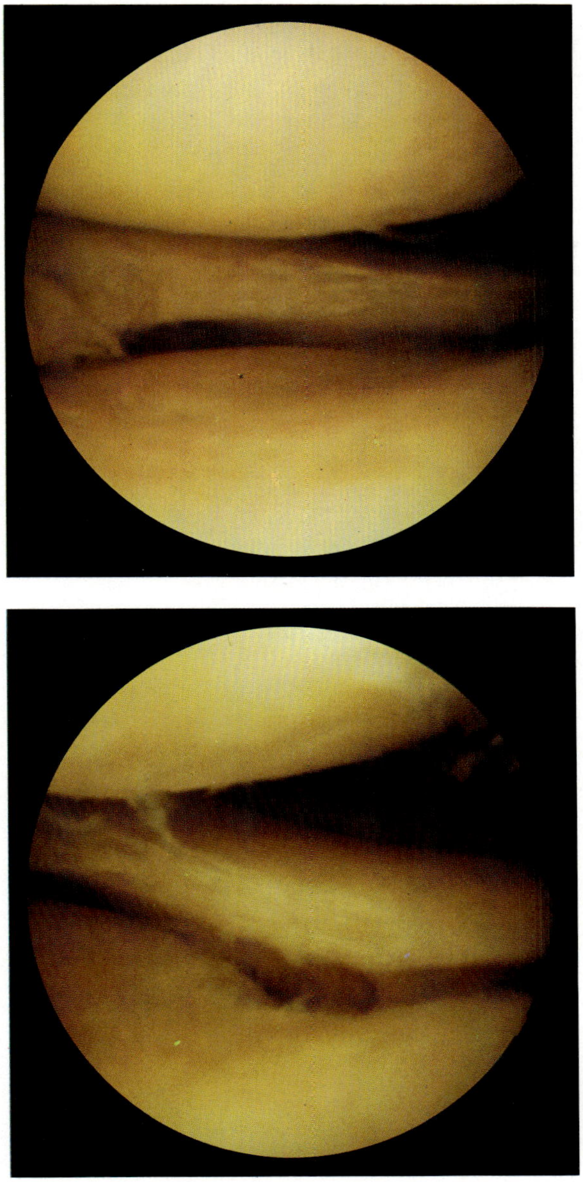

a

b

Abb. 114a und b
Abgeschlossene partielle Meniskektomie im Hinterhornbereich des medialen Meniskus. a: Vorderer Hinterhornanteil. b: Hinterhornanteil gegen das Gelenkinnere zu.

die Not nicht zur Tugend machen. Ein Großteil unserer schlechten Ergebnisse nach Meniskusresektion waren durch eine ungenügende Resektion im Hinterhornbereich bedingt.

– Übersehen der oberen Schicht des Rißanteiles: Man meint oft, genügend in den Meniskus hineinreseziert zu haben und übersieht völlig wesentliche Meniskusanteile der oberen Schicht, die hinter dem Femurkondylus verborgen bleiben. Wie immer genügt auch hier die Sicht allein nicht, sondern man wird mit dem Tasthäkchen diese Stelle palpieren und auch versuchen, einen Meniskusrest nach unten ins Gesichtsfeld der Optik zu bringen, sofern ein solcher vorhanden ist. Dieser muß dann mit der aufwärts gebogenen Stanze reseziert werden.

– Knorpelschäden am Femurkondylus verdecken die Sicht zum Hinterhorn: Horizontalrisse sind degenerative Risse und deshalb oft mit erheblichen Knorpelschäden am Femurkondylus kombiniert, bei denen sich der losgelöste Knorpel wie ein Vorhang nach unten vor das Hinterhorn legt. In diesen Fällen wird der sich loslösende Knorpel zunächst mit dem Saugpunch durch vorsichtige tangentiale Führung des Instrumentes abgetragen und so die Sicht frei gemacht, bevor zur Meniskusresektion geschritten wird.

– **Lateraler Meniskus:** Hier ist bei der von uns verwendeten Lagerung (figure of 4) die Sicht über das ganze Hinterhorn ausgezeichnet und die Erreichbarkeit des Hinterhorns selbst für den breiteren Saugpunch (Dyonics) ist leicht. Die Operation bereitet hier überhaupt keine Schwierigkeiten. Leider liegen die meisten Horizontalrisse aber medial. Cave Hiatus popliteus: Hier gelten die oben im Abschnitt Längsriß gemachten Überlegungen.

Multiple Risse

Hier werden die angegebenen Techniken je nach Situation kombiniert. Es gilt die Devise des «catch as catch can». Der eigenen Phantasie sind keine Grenzen gesetzt. Der resultierende Restmeniskus muß aber glatt begradigt sein, bogenförmig verlaufend ohne mechanisch störende Anteile. Allenfalls subtotale Meniskektomie.

Diskoider Meniskus

Auch hier richtet sich die Resektion nach der Rißform. Wenn immer möglich wird man versuchen, aus dem diskoiden Meniskus einen

Restmeniskus von normaler Meniskusform herauszuarbeiten. Das Problem liegt darin, daß der diskoide Meniskus das ganze Gelenk ausfüllt und wenig Sicht und wenig Platz für Operationsinstrumente bleiben. Es lohnt sich darum, zunächst ein größeres Teilstück aus der mittleren Portion zu resezieren, um Platz zu schaffen, und nicht von Anfang an die Resektion in einem Stück anzustreben.

D. Nachbehandlung

Gegen Abend des Operationstages und gegebenenfalls nach Entfernen der Redondrainage wird der Patient mit **voller Belastung** mobilisiert und nach Hause entlassen. Orale Schmerzmittel für 1–2 Tage werden mitgegeben; in der Regel wird auch eine **antiphlogistische Therapie** (meist mit Flurbiprophen [Froben]) für insgesamt 14 Tage postoperativ eingeleitet.

Schon für den Abend des ersten Operationstages wird auf einen möglichst **natürlichen und normalen Gang** mit vollständiger Extension des Gelenkes geachtet. Die Flexion hingegen wird nicht besonders forciert, da diese anfänglich wegen dem Zug an den Operationswunden schmerzhaft sein kann. Die normale Flexion des Kniegelenkes stellt sich ohnehin von selbst ein. Wir fanden keinen Patienten nach arthroskopischer Meniskektomie, bei dem postoperativ eine Verminderung des Bewegungsausmaßes verglichen mit dem präoperativen Zustand eingetreten wäre. Der Patient wird ermuntert, **seine Arbeit** und seine **normalen täglichen Aktivitäten** so früh wie möglich wieder aufzunehmen. Andererseits wird die Wiederaufnahme der sportlichen Betätigung nicht forciert. Wir empfehlen für den nicht trainierten Gelegenheitssportler bei ausgedehnter Meniskusresektion eine Sportpause von 6 Wochen; bei geringeren Resektionen von 4 Wochen. Beim trainierten Spitzensportler mit guter muskulärer Führung des Kniegelenkes kann eine Sportaufnahme je nach postoperativem Verlauf und Operationsbefund bereits wesentlich früher erfolgen.

Kontrolluntersuchungen, die zunächst der Beurteilung der Wundheilung und einer allfälligen Erguß- oder Hämarthrosbildung dienen, aber auch der Beratung des Patienten bezüglich Belastung, erfolgen am ersten bis dritten Tag nach der Operation, nach einer und nach zwei Wochen sowie nach 3 Monaten. Wenn nötig wird auch nach einem Monat kontrolliert. Fadenentfernung 14 Tage postoperativ.

Eine **krankengymnastische Nachbehandlung** erübrigt sich in den meisten Fällen.

E. Resultate der arthroskopischen Meniskektomie

Unsere ersten 328 arthroskopischen Meniskektomien wurden nachkontrolliert (392, 393). Praktisch alle Operationen wurden ambulant durchgeführt. Die arthroskopischen Resektionen wurden bei 252 Patienten (74,1%) am medialen Meniskus und bei 88 Patienten (25,9%) am lateralen Meniskus vorgenommen. In 12 Fällen wurde gleichzeitig an beiden Menisken reseziert. In mehr als der Hälfte der Fälle lag ein Korbhenkelriß (100 Patienten) oder ein Längsriß am Meniskus vor (81 Patienten). In 60 Fällen fand sich ein Lappenriß. 38mal lag ein querer Einriß im Meniskus vor, 20mal eine horizontale Rißbildung, während sich in 41 Fällen multiple Risse fanden.

Nur bei 92 Patienten (28,1%) lag lediglich eine Meniskusverletzung vor; in den anderen Kniegelenken fanden sich Begleitverletzungen, wobei 95mal (29%) signifikante Knorpelschäden vorlagen und 141mal (42,9%) eine zusätzliche Bandverletzung bestand.

1. Frühverlauf

Die Mehrheit der Patienten wurde bereits am ersten postoperativen Tag – allerdings unter Antiphlogistika – weitgehend schmerzfrei; nach 2 Wochen waren es 83% (Tab. 12). Eine Kniepunktion wegen Hämarthros oder Ergußbildung wurde noch bei 19% der Patienten durchgeführt; seit wir intraoperativ Redondrainagen einlegen und auch nicht mehr so aggressiv wie früher punktieren, da sich geringfügige Ergüsse während der ersten Woche in der Regel zurückbilden, ist die Punktionshäufigkeit unter 5% gefallen. Nur bei 15% der Patienten wurde postoperativ eine physikalische Therapie mit Muskelkräftigung durchgeführt.

Die durchschnittliche Dauer der Arbeitsun-

Tabelle 12:
Schmerzen im Frühverlauf nach arthroskopischer Meniskusresektion (328 Pat.; antiphlogistische Therapie)

	1 Tag	3 Tage	1 Woche	2 Wochen
Keine Schmerzen	68%	77%	81%	83%
Wenig Schmerzen	25%	18%	19%	16%
Erhebliche Schmerzen	7%	5%	0	1%

fähigkeit betrug 6,2 Tage, wobei Patienten mit leichter Beschäftigung (z. B. Studenten) durchschnittlich 1,6 Tage, Patienten mit mittelschwerer Arbeit (z. B. Lehrer) durchschnittlich 3,5 Tage und Patienten mit schwerer Arbeit (z. B. Industriearbeiter) 10,3 Tage der Arbeit fern blieben.

2. Mittelfristiger Verlauf

Bezüglich des mittelfristigen Verlaufes [393] nach durchschnittlich drei Jahren konnten 240, also 73% der Patienten, kontrolliert werden.

Das Gesamtergebnis der arthroskopischen Meniskusresektion ist sehr gut. Nach den Kriterien von Tapper und Hoover [440] waren von den Patienten mit alleiniger Meniskusverletzung 93,5% mit einem sehr guten oder guten Ergebnis zu verzeichnen (völlig beschwerdefrei waren 79,7%, geringe Beschwerden bei starker Belastung hatten 13,5% der Patienten. 6,7% der Patienten kommen in die Gruppe mit befriedigendem und 2,1% in jene mit schlechtem Ergebnis (Tab. 13). Dies entspricht den Erfahrungen anderer Autoren und liegt an der obersten Grenze der mitgeteilten vergleichbaren Serien [390, 410, 423].

Es überrascht aber sehr, daß die Endergebnisse auch bei der Patientengruppe mit Begleitschäden im Kniegelenk (d. h. Knorpelschäden oder – meist alte – Verletzungen am Bandapparat) ebenfalls sehr gut ist: 90,4% der Fälle waren in der Gruppe «sehr gut» und «gut» einzuordnen (völlig beschwerdefrei 70,5%, geringe Beschwerden bei starker Belastung 19,9%). Hier unterscheiden sich unsere Ergebnisse nun wesentlich von denjenigen anderer Autoren, die zwischen 71 und 89% sehr gute oder gute Resultate erwähnen [390, 404, 410, 423]. Von 199 Patienten, die vor der Operation Sport betrieben hatten, konnten 185 (93%) ihre sportliche Betätigung postoperativ wieder aufnehmen. Eine Reoperation am gleichen Meniskus war nur in 4 Fällen (1,6%) notwendig. Nur fünf der insgesamt 240 Patienten (2,1%) erhielten eine Versicherungsleistung im Sinne einer Rente oder haben eine Invaliditätsentschädigung erhalten.

Tabelle 13:
Gesamtergebnis nach arthroskopischer Meniskektomie (240 Pat.: Kriterien nach Tapper und Hoover) [440]

	n	sehr gut	gut	befriedigend	schlecht
Medialer Meniskus allein	61	50 (82,0%)	6 (9,8%)	3 (4,9%)	2 (3,3%)
Lateraler Meniskus allein	10	7 (70,0%)	3 (30,0%)	–	–
Beide Menisken	3	2 (66,7%)	1 (33,3%)	–	–
Meniskus und Knorpelschäden	93	66 (71,0%)	16 (17,2%)	8 (8,6%)	3 (3,2%)
Meniskus und Bandverletzungen, evtl. geringe Knorpelschäden	73	51 (69,9%)	17 (23,3%)	5 (6,8%)	–
Total	240	176 (73,3%)	43 (17,9%)	16 (6,7%)	5 (2,1%)

5. Meniskusrefixation

A. Prinzipielle Überlegungen, Indikationen

Drei wesentliche Fragen stellen sich im Zusammenhang mit der arthroskopischen Meniskusrefixation:

1. Die Indikation zur Meniskusnaht im Vergleich zur Meniskusresektion
2. Wenn eine Meniskusnaht günstig erscheint: Offen oder durch Arthroskopie?
3. Wenn überhaupt arthroskopische Meniskusrefixation, welches technische Vorgehen? («inside-to-outside» oder «outside-to-inside»?).

1. Meniskusnaht? / Meniskusresektion?

Es besteht kein Zweifel, daß dem intakten Meniskus eine wesentliche Funktion zukommt und ein Erhalten dieser Struktur wünschenswert ist. Die Heilung eines Längsrisses im Bereich der blutversorgten Anteile des Meniskus, also in seinem äußeren Dittel, ist möglich. Gegenüber einer Meniskusresektion mit ihren bekannten möglichen Spätfolgen ist dafür allerdings ein Preis zu bezahlen: Die Morbidität des Eingriffes ist wesentlich höher und die Behandlungsdauer sowie die Rehabilitation langwierig; überdies sind Mißerfolge nicht selten, die dann in den meisten Fällen doch zur Meniskusresektion führen. Mancher Patient, gerade Spitzensportler, wird es seinem Arzt nicht danken, wenn er wegen seiner Meniskusverletzung viele Monate sportuntauglich ist, währenddem sein Teamkollege mit der arthroskopischen Resektion nach zwei Wochen wieder voll im Einsatz steht.

Aus diesen Überlegungen ergibt sich, daß nur **ausgewählte Meniskusverletzungen** für die Meniskusnaht überhaupt in Frage kommen, solche nämlich, die eine Heilung mit großer Wahrscheinlichkeit erwarten lassen, d. h. kapselnahe Längsrisse mit einer Distanz zwischen Gelenkkapsel und Riß von maximal 3 mm. Die Naht von Rissen im mittleren und inneren Drittel unter Schaffung von «vascular access channels» sind rein experimentell. Auch alte Risse können dabei bei Anfrischen des Rißgebietes zur Einheilung gebracht werden.

Der übrige Meniskus darf keine weiteren Schäden aufweisen. Die alleinige Menikusrefixation bei nicht behandelter vorderer Kreuzbandinstabilität weist eine so hohe Versagerrate auf, daß sie in meinen Augen nicht gerechtfertigt ist (keine Heilung nach De Haven [449] bei 29%, nach Jakob [455] in 37%, nach Rosenberg [458] in 67%!).

Die Notwendigkeit einer Meniskusrefixation beim frischen traumatischen Abriß zusammen mit der Versorgung einer Kreuzbandläsion oder einer medialen Seitenbandruptur ist unbestritten. Das gleiche gilt für die Meniskusnaht beim kapselnahen Längsriß im Hinterhornbereich bei gleichzeitiger Kreuzbandrekonstruktion.

2. Offen? / arthroskopisch?

Die geschlossene arthroskopische Meniskusnaht hat sich als eine mit hohen Komplikationen behaftete Technik bewiesen. Diese stellten ein ganz wesentliches Gegenargument gegen dieses Vorgehen dar. So wurden über Verletzungen der A. poplitea, des N. peroneus, des N. tibialis und des N. saphenus berichtet, von Flexionskontrakturen und von tiefen Infektionen, vor allem wenn die Nähte außerhalb der Haut geknotet wurden [449, 465]. Besonders bedenklich ist, daß diese Komplikationen bei sehr erfahrenen arthroskopisch tätigen Chirurgen auftraten. Wenn arthroskopische Meniskusrefixation, dann muß also eine Technik gewählt werden, die solche Komplikationen vermeidet.

Ob die Heilungsrate arthroskopisch versorgter Meniskusrisse diejenige der offenen Meniskusnaht erreicht, ist im heutigen Zeitpunkt noch fraglich. Es gibt keine vergleichbaren Untersuchungen. Die bisherigen Ergebnisse sprechen eher dagegen. Noch völlig ungeklärt ist, ob nicht bei der arthroskopischen Technik durch intraoperative Schwierigkeiten die Meniskusrefixation in manchen Fällen nicht anatomisch erfolgt und ob dann nicht durch Faltenbildung, hypertrophe Narben und inkorrekter Meniskuslage später Probleme auftreten.

Bei der Arthroskopie ein Jahr nach auswärts erfolgter Meniskusnaht haben wir schwere Rißbildungen am inneren Anteil des Meniskus festgestellt, so daß arthroskopisch reseziert wurde. Die Narbe im Meniskus erwies sich dabei als steinhart und kaum mit Schere oder Messer zu schneiden.

Um die oben genannten Komplikationen des geschlossenen Vorgehens zu vermeiden, wird heute von den meisten Autoren empfohlen, eine Freilegung der Gelenkkapsel vorzunehmen und die gefährdeten Strukturen entweder darzustellen oder mit Haken zu schützen. Dadurch wird die arthroskopische Operation aber auch zu einem offenen Vorgehen und der Vorteil sonstiger arthroskopischer Eingriffe, nämlich die geringe Morbidität, entfällt weitgehend. Überdies können Risse im Bereich des Seitenbandes nicht offen versorgt werden. Ein unbestreitbarer Vorteil für die arthroskopische Nahttechnik besteht eigentlich nur noch bei den Rissen, die offen kaum dargestellt und genäht werden können, also vor allem für Risse, die nicht ganz oder in unmittelbarer Nähe der Gelenkkapsel liegen.

3. «Inside-to-outside»? / «Outside-to-inside»?

In Anbetracht der oben geschilderten Komplikationen ist es heute nicht mehr vertretbar, Läsionen im Hinterhornbereich von innen nach außen zu versorgen, ohne daß die Kapsel von außen freigelegt und die gefährdeten Strukturen geschützt werden. Das Durchtreten der Nadel von innen nach außen ist nicht genau programmierbar, überdies dürfen die Nähte nicht über der Haut geknotet werden. Die Nähte von innen nach außen bedeutet also auch kombiniertes arthroskopisch/offenes Vorgehen.

Ich bevorzuge in diesem Fall auch ein kombiniertes Vorgehen, nämlich die **offene Meniskusrefixation** mit **intraoperativer arthroskopischer Kontrolle** der Lage der Nähte. Die Indikation zum Vorgehen wird dabei natürlich arthroskopisch gestellt. Ein kleiner stumpfer Obturator, am Ort der Meniskusläsion unter arthroskopischer Sicht von innen gegen die Kapsel gedrückt, weist den Weg für die kleine Arthrotomie. Die Läsion wird nach Anfrischen mit einem kleinen scharfen Löffel von außen genäht und die Lage der Nähte sowie die Adaptation des Risses durch das Arthroskop überprüft. Dieses Verfahren gebrauche ich auch bei der Meniskusnaht im Rahmen einer Kreuzbandplastik beim offenen Kniegelenk.

Sicher bezüglich Komplikationen ist die Technik von außen nach innen [456, 457, 465, 588]. Hier kann die Einstichstelle im Hinterhornbereich frei gewählt werden, und dadurch können beim Beachten anatomischer Grundsätze die gefährdeten Strukturen vermieden werden. Dieses Vorgehen darf deshalb als recht sicher betrachtet werden; es ist jedoch von der Nahttechnik eher schwieriger. Wir wählen diese Technik in den wenigen Fällen, bei denen eine arthroskopische Meniskusnaht wirklich vorteilhaft erscheint.

B. Operationstechnik «outside-to-inside»

1. Instrumente

Wir verwenden das von Johnson beschriebene Instrumentarium, das für den deutschsprachigen Raum durch die Firma Arthrex hergestellt wird (Abb. 115). Es umfaßt gerade und geboge-

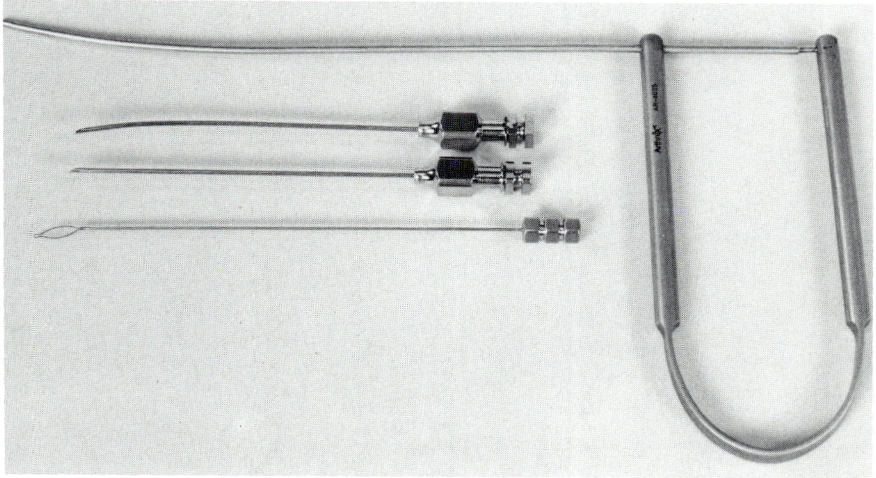

Abb. 115
Instrumentenset zur Meniskusrefixation «outside-to-inside» (Arthrex).

ne Kanülen mit Mandrins, Drahtschlaufen, mit denen der Faden von intraartikulär durchgezogen wird und einen geraden sowie einen nach oben gebogenen Fadenhalter. Zum Débridement und Anfrischen der Rißstelle unter arthroskopischer Sicht gebrauchen wir einen kleinen scharfen Löffel (Abb. 116), wie er auch in der Handchirurgie Verwendung findet.

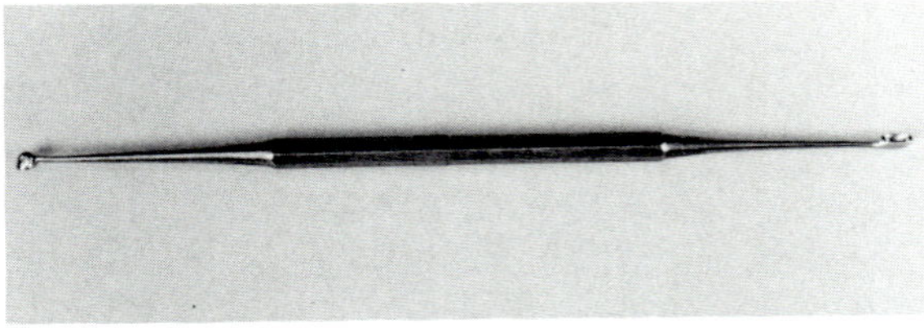

Abb. 116
Kleiner scharfer Löffel zum arthroskopischen Anfrischen der Abrißstelle vor Meniskusnaht.

2. Lagerung, Zugang

Morgan und Casscells [456] haben sehr schön gezeigt, wie der Hinterhornbereich des Meniskus durch entsprechende Lagerung sicher erreicht werden kann: **Medial:** Bei flektiertem Knie liegt der N. saphenus auf dem Gelenkspalt am posteromedialen Gelenkeck, bei Extension liegt er knapp 2 cm vor diesem Punkt. Werden die Kanülen also in einer leichten Flexion von 10–15° eingeführt, in der Stellung, in der auch das Hinterhorn arthroskopisch optimal einsehbar ist, kann er sicher vermieden werden. **Lateral:** Bei Flexion des Kniegelenkes um 90° fällt der N. peroneus weit hinter das posterolaterale Gelenkeck und liegt etwas hinter und tiefer als die leicht palpierbare Bicepssehne. Wenn also, wie bei unserer Lagerung üblich, das Knie in der figure 4-Stellung gelagert wird und der laterale Zugang gut vor der Bicepssehne im posterolateralen Gelenkeck liegt, ist eine Verletzung dieses Nerven nicht möglich.

Bei der von uns für die Arthroskopie verwendeten normalen Rückenlage mit Beinlagerung auf dem Operationstisch muß der Fuß bei Operationen im Hinterhornbereich des medialen Meniskus auf einer Unterlage (festes Kissen, Stapel von Tüchern o. ä.) erhöht gelagert werden, um genügend Platz für den Zugang von hinten zu erhalten.

Der Zugang zu den mittleren und vorderen Meniskusabschnitten ist ungefährlich, er erfolgt lateral und medial bei flektiertem Knie.

3. Operatives Vorgehen (Abb. 117 a bis f)

Die Operation umfaßt drei Schritte:
1. Debridement und Anfrischung im Bereich der Rißbildung

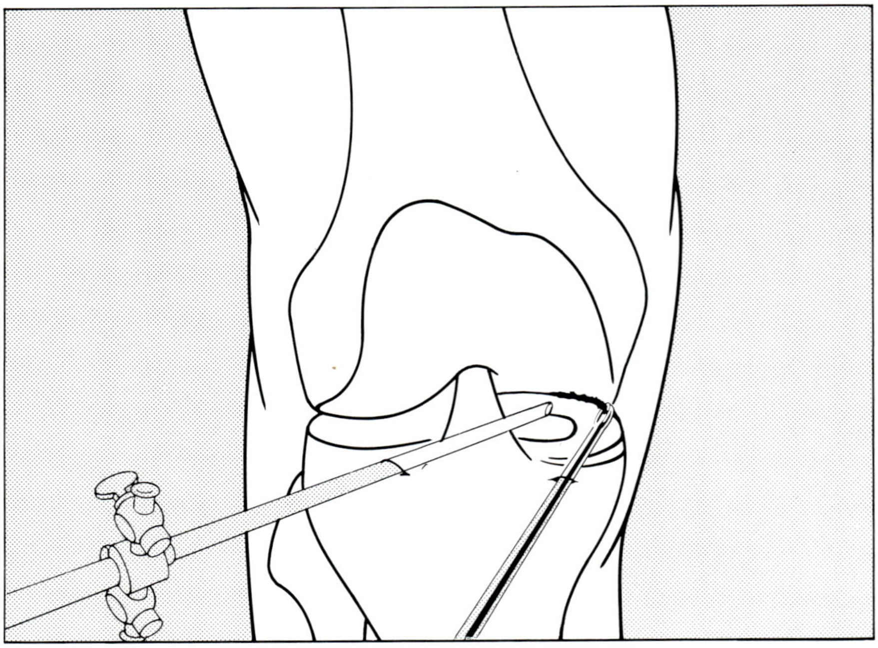

a

Abb. 117a bis f
Meniskusrefixation «outside-to-inside» (s. Text).

2. Naht
3. Fixation durch Gipsschiene.

a: Optik von der Gegenseite; von der Seite der Rißbildung her Einführen des kleinen scharfen Löffels und Anfrischen der Rißstelle sowie Abkratzen der umgebenden Synovialis, um eine möglichst gute Einsprossung von Blutgefäßen und die Bildung von Narbengewebe zu erzielen. **b:** Von der gewählten sicheren Zugangsstelle her (s. oben) wird eine Kanüle perkutan etwas von unten durch die Meniskusbasis so eingestochen, daß sie den Meniskus an gewünschter Stelle innerhalb der Rißbildung an der Oberfläche perforiert. Meist wird erst durch trial and error nach mehreren Versuchen die richtige Einstichstelle und Richtung der Kanüle gefunden. Nachher sind die weiteren Punktionsversuche dann viel einfacher. Wir bevorzugen eine gebogene Kanüle. **c:** Die Kanüle wird gut ins Gelenk eingebracht und die Mandrins durch die Drahtschlaufe ersetzt, die an einem im Gelenk leicht zugänglichen Ort gebracht wird. **d:** Mit dem Fadenhalter wird das Nahtmaterial (z.B. 2.0 PDS) in die Drahtschlaufe eingebracht; der Faden wird mit der Drahtschlaufe nach außen gezogen. **e:** Einführen der zweiten Kanüle im gewünschten Abstand, gleiches Vorgehen. Es ist günstig, den Fadenrest vor dem Einführen in die zweite Drahtschlaufe ganz ins Gelenk einzubringen, um die Fadenführung über eine kleine Gewebsbrücke im vorderen Zugang zu verhindern. Nun wird über den beiden Kanülen eine kleine Hautinzision bis hinunter auf

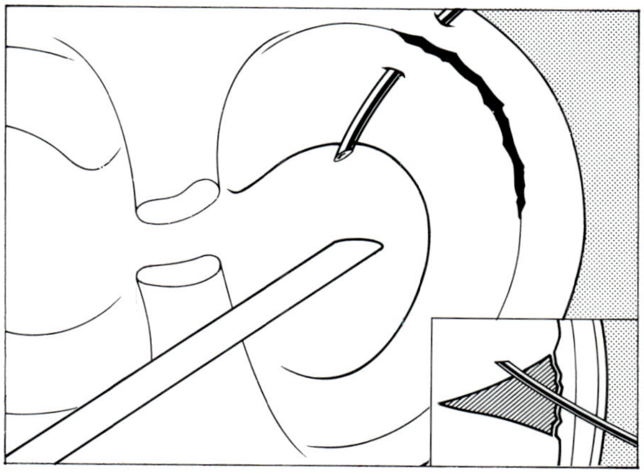

b

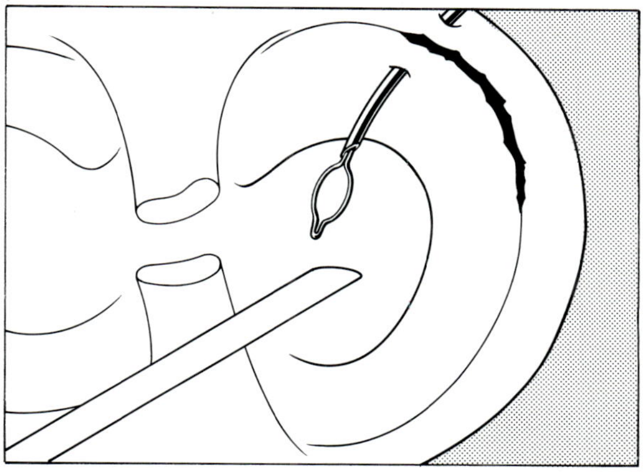

c

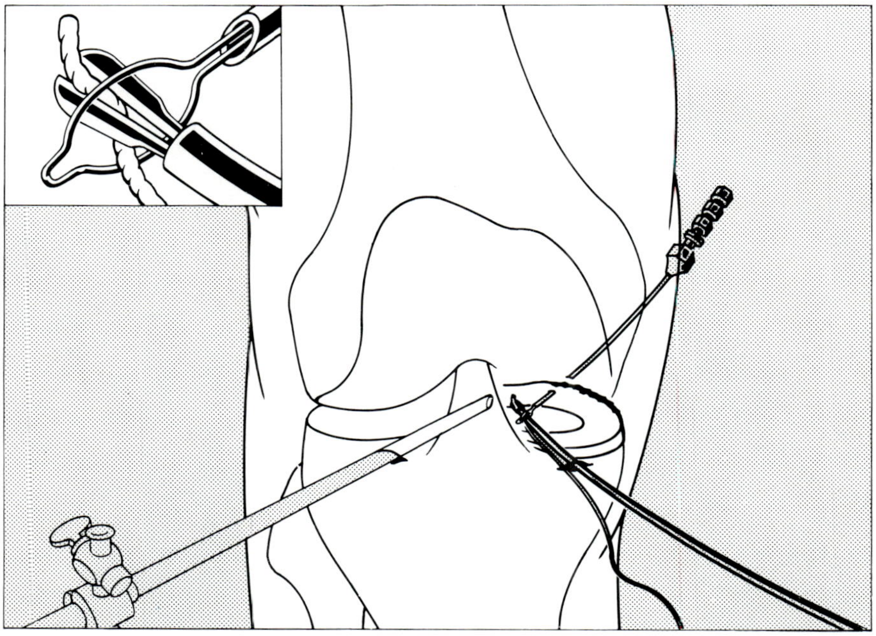

d

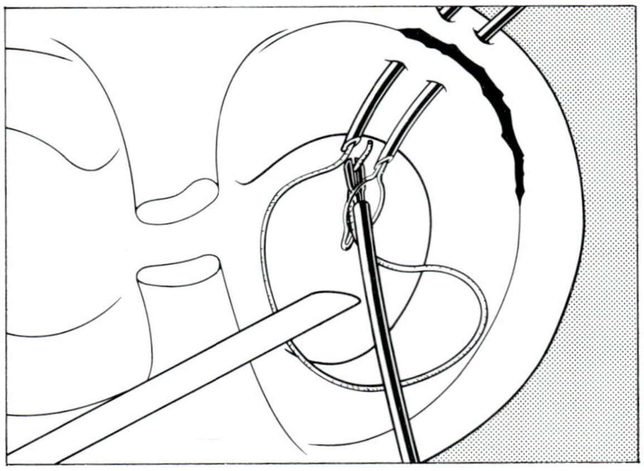

e

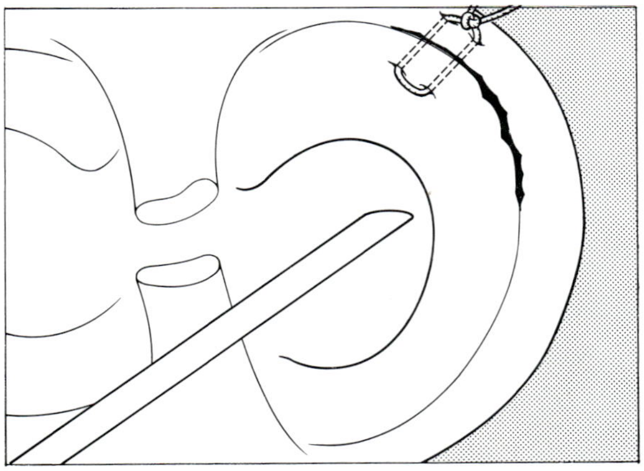

f

die Fascie gelegt; erst dann werden die Kanülen entfernt. Als Alternative kann die erste Kanüle vor Einbringen der zweiten entfernt werden; allerdings muß dann die Inzision der Haut und Subkutis (ca. 5 bis 10 mm) vorher erfolgen, um nicht den Faden zu durchtrennen. Die zweite Kanüle wird durch dieselbe kleine Inzision eingestochen. **f:** Faden wird über der Faszie geknotet und analoges Vorgehen für weitere Nähte.

(Abb. 118 a und b)

4. Nachbehandlung

Wir schließen uns den anatomischen Überlegungen und Erfahrungen von Morgan und Casscells [456] an und knoten in Extensionsstellung, um eine bessere Adaptation zu erreichen. Fixierung des Kniegelenkes in Extensionsstellung durch eine hintere Gipsschiene, die nach einigen Tagen durch eine Gipshülse, weiterhin in Extensionsstellung, ersetzt wird. Mobilisierung unter Belastung. Gipsfixation für 4–6 Wochen. (Dieses Vorgehen steht im Gegensatz zu den Empfehlungen der meisten anderen Autoren, die eine Ruhigstellung in Flexion von 40–50° empfehlen und keine Belastung erlauben.)

Abb. 118a und b
Arthroskopische Meniskusnaht. a: Der Faden ist durch die Drahtschlaufe geführt und bereit, um durch die Kanüle nach außen gezogen zu werden. b: Nähte geknotet.

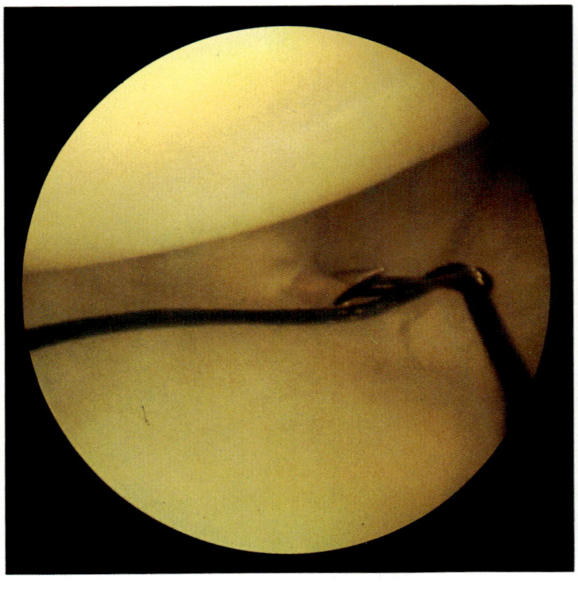

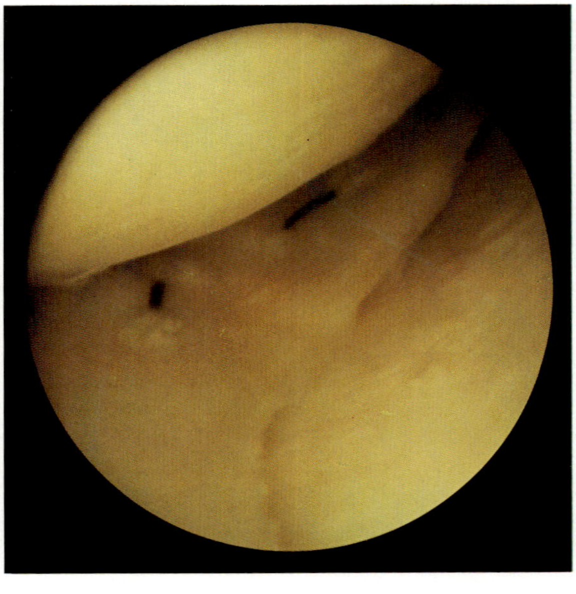

6. Meniskusresektion und innere Drainage beim Meniskusganglion

Bei der Behandlung eines Meniskusganglions (Abb. 119), meist lateral gelegen, spielt die Arthroskopie eine entscheidende Rolle, diagnostisch und therapeutisch. Sie hat mitgeholfen, viele Menisken zu erhalten.

Die Diagnose eines Meniskusganglions wird klinisch gestellt. Wir arthroskopieren in allen Fällen, da bekannterweise oft eine Rißbildung oder gar eine völlige Zerstörung des Meniskus vorliegt.

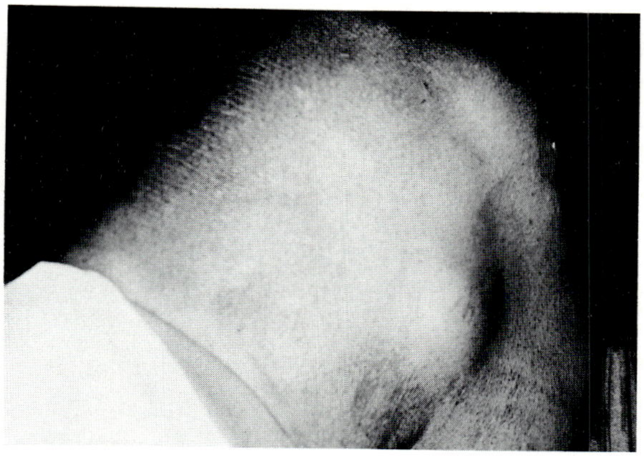

Abb. 119
Meniskusganglion lateral.

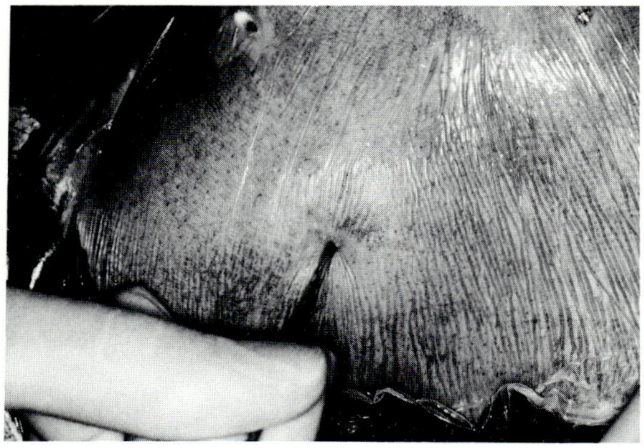

Abb. 120
Während der Arthroskopie (Optik von medial) Einstechen einer Injektionskanüle durch das Zentrum des Ganglions ins Gelenk.

A. Operatives Vorgehen entsprechend der Art der Meniskusschädigung

Bei der Arthroskopie wird durch das Zentrum des Ganglions eine Nadel ins Gelenk eingestochen (Abb. 120). Dies erlaubt die anatomische Korrelation der Meniskusbefunde mit der Basis des Ganglions. In den meisten Fällen entleert sich durch diese Punktionsöffnung rötlich gefärbte Flüssigkeit ins Innere des Gelenkes, sofern der Füllungsdruck im Gelenk nicht zu hoch ist. Der arthroskopische Befund am Meniskus bestimmt das weitere operative Vorgehen.

1. Zerstörung oder Rißbildung bis zum Kapselansatz des Meniskus

Es erfolgt die partielle oder subtotale Resektion am Meniskus, je nach dem ob es sich nur um einen queren Riß bis zur Basis des Ganglions oder eine ausgedehnte Zerstörung des Meniskus handelt. Die Resektion an der Ganglionsbasis reicht ganz an die Gelenkkapsel, ja bis in die Gelenkkapsel hinein.

2. Querer Einriß auf Ganglionshöhe, nicht bis an die Gelenkkapsel reichend

Nach unseren Erfahrungen ist nur die partielle Meniskektomie im Bereich des queren Einrisses unter Belassung eines Meniskusrestrandes ungenügend. Entweder wird bis ganz an die Gelenkkapsel bogenförmig reseziert oder es wird beschränkt vom freien Rand her nur die Rißbildung reseziert und eine innere Drainage des Ganglions angelegt. (Technik siehe unten)

3. Intakter Meniskus

Der Meniskus wird erhalten. Wir verwenden hier das Konzept der **inneren Drainage des Ganglions** (Abb. 121): Je nachdem, ob die durch das Ganglion eingestochene Nadel ober- oder unterhalb des Meniskus erscheint, wird an der Meniskusbasis an dieser Stelle mit einem kleinen Punch die Synovialis und die Gelenkkapsel im Durchmesser von 1–2 mm abgetragen, und so eine Verbindung zwischen Ganglion und Kniegelenk selbst geschaffen. Ist

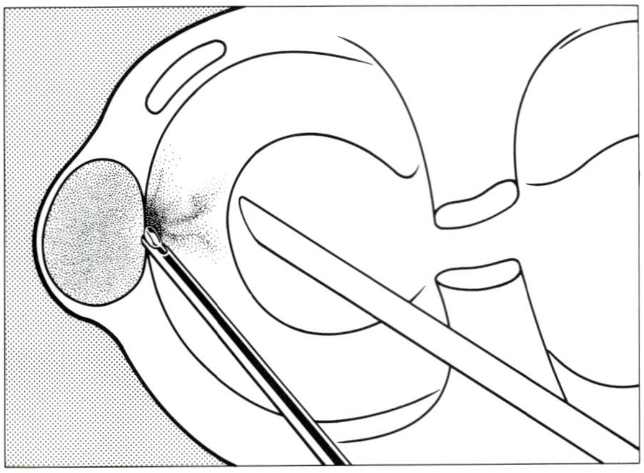

Abb. 121
Innere Drainage eines Meniskusganglions.

diese Öffnung genügend groß, entleert sich aus dem Ganglion Flüssigkeit ins Gelenk oder kann ausgepreßt werden.

4. Operatives Vorgehen am Ganglion selbst

Bei großen Ganglien oder wenn kleine Vorwölbungen unter der inneren Drainage sich nicht weitgehend entleeren (nach Ausfließen der Spülflüssigkeit aus dem Gelenk), wird durch eine kleine Hautinzision das Ganglion freigelegt und reseziert.

5. Nachbehandlung

Auch diese Operation erfolgt in der Regel ambulant. Die Nachbehandlung entspricht derjenigen der partiellen Meniskektomie.

7. Entfernen freier Gelenkkörper

Jeder mit dem Arthroskop gesehene Gelenkkörper kann arthroskopisch entfernt werden!

Ein Gelenkkörper, der mit dem Arthroskop nicht gesehen wird, kann auch nicht entfernt werden!

Was wie eine Binsenweisheit klingt, hat eine tiefere Bedeutung: Das Hauptproblem bei der Entfernung freier Gelenkkörper liegt meist darin, den Körper überhaupt zu finden. Durch geeignete Manipulationen kann er unter Umständen aus ungünstiger Lage an eine leichter zugängliche Stelle gebracht werden (s. unten).

A. Instrumentarium

Zum Fassen und zur Extraktion des Gelenkkörpers genügt für die meisten Fälle eine **kleine Kocherklemme** (Abb. 122), so für die Körper in den vorderen Abschnitten des Femorotibialgelenkes und für alle Körper im Femoropatellargelenk oder im Recessus superior. Für Körper im hinteren Gelenkfach empfiehlt sich eine **lange, feine, leicht gebogene Kocherklemme.** Infolge ihrer gebogenen Form können diese Klemmen leicht um den Femurkondylus nach

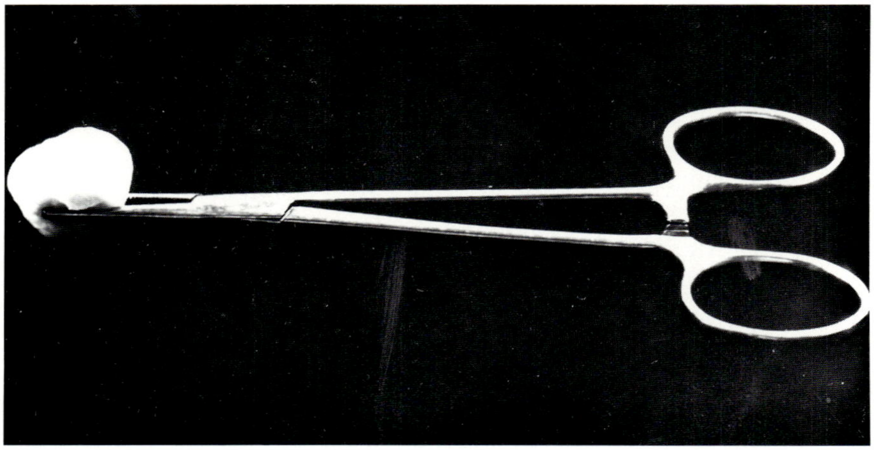

Abb. 122
Kleine Kocherklemme zur Extraktion freier Gelenkkörper.

hinten geführt werden. Es können damit sogar Körper, die hinter dem Hinterhorn eines Meniskus liegen, von vorne gefaßt, zwischen die Gelenkflächen gebracht und extrahiert werden, wobei ein Gegendruck mit der Hand von außen in der Poplitearegion verhindert, daß der Körper beim Fassen nach hinten ausweicht.

Entscheidend ist, daß die Klemmen am Ende mit Zähnen versehen sind, die den Gelenkkörper unverrückbar festhalten. Bei der Verwendung von Klemmen mit glatten Enden wird man verzweifeln, da der Körper mit seiner meist abgerundeten, glatten Oberfläche immer wieder abrutscht oder, ist er endlich gefaßt, bei der Extraktion durch die Gelenkkapsel verloren geht. Fast alle durch die Industrie angebotenen arthroskopischen Faßzangen sind zur Extraktion größerer Gelenkkörper ungeeignet, da sie sich nur beschränkt öffnen lassen und beim Schließen den Körper nicht fassen, sondern von sich wegschieben. Die Klemme sollte sich vielmehr so weit öffnen lassen, daß man den Körper ohne zu berühren umfassen und beim Schließen der Klemme an seiner größten Zirkumferenz packen kann (Abb. 123). Dies ist bei der Kocherklemme mit ihren langen Branchen und dem großen Öffnungswinkel in idealer Weise der Fall. Man muß also den Körper wie ein Indianer auf dem Kriegspfad anschleichen, «ohne daß er es merkt».

Eine Biopsiezange eignet sich gleichermaßen schlecht.

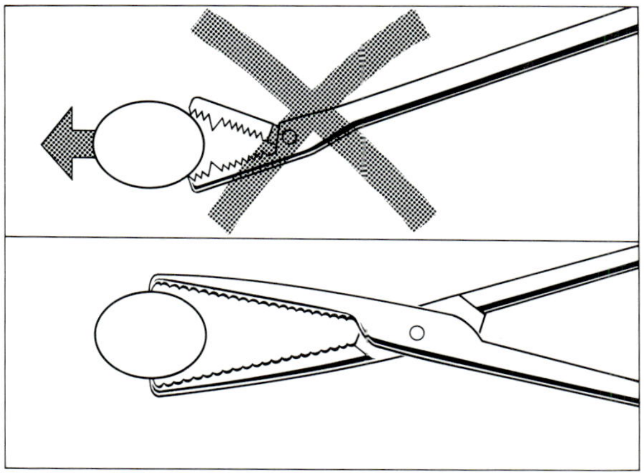

Abb. 123
Der freie Gelenkkörper soll durch eine weit zu öffnende Klemme von oben und unten gepackt und nicht beim Schließen einer zu kleinen Faßzange weggeschoben werden.

B. Technik der arthroskopischen Entfernung freier Gelenkkörper

Keine Blutleere mit Auswickeln durch Gummibinde, um den Gelenkkörper nicht in die Synovialis oder gar ins subsynoviale Gewebe zu pressen. An deren Stelle Blutsperre am Oberschenkel nach Hochhalten des Beines.

1. Sehen

Nach Füllung des Gelenkes wird jede Gelenkspülung unterbrochen, um keine Strömungen zu schaffen, die den Körper wegschwemmen. Der Gelenkabschnitt, in dem der Körper vermutet wird, wird inspiziert. Gibt es keine Anhaltspunkte bezüglich Lokalisation, wird das Gelenk in folgender Reihenfolge abgesucht: Laterales Kompartiment – mediales Kompartiment – Recessus superior und Femoropatellargelenk – «Schlammgruben», d.h. synovialer Raum neben den Femurkondylen.

Ist der Körper in diesen Räumen nicht zu sichten, besteht Verdacht, daß er im hinteren Recessus liegt. Da Gelenkkörper in der Regel vom hinteren Recessus ins **laterale** Gelenkfach übertreten, wird das Arthroskop von medial eingeführt, gegen das Hinterhorn des lateralen Meniskus gerichtet. Hier warten wir wie die Katze vor dem Mauseloch und versuchen, durch Druck auf den Recessus posterior und Bewegen des Gelenkes den Gelenkkörper nach vorne ins Femorotibialgelenk zu massieren. Wird er über dem Hinterhorn des lateralen Meniskus sichtbar, kann er gefaßt werden (Abb. 124).

Besteht Verdacht, daß der Körper paraartikulär in den **Weichteilen** liegt, kann er durch **Diaphanie** sichtbar gemacht werden. Der Operationssaal wird verdunkelt, die Lichtzufuhr über das Arthroskop maximal verstärkt. In der Gegend der vermuteten Lage des Körpers wird das Kniegelenk so von innen erhellt: Der Gelenkkörper zeichnet sich durch die Haut hindurch als dunkler Schatten ab. An dieser Stelle erfolgt die Stichinzision und die Extraktion des Körpers durch die Haut.

Das Röntgenbild zeigte bei einer 43jährigen Patientin zwei knochendichte runde Körper, die im Gelenk vermutet wurden. Bei der arthroskopischen Inspektion des Kniegelenkes war kein Gelenkkörper sichtbar. Bei der Diaphanie mit dem hellen Licht des Arthroskops im Gelenkinnern kamen ein dunkler Fleck parapatellar medial und ein zweiter parapatellar lateral zur Darstellung. Über diesen kleinen Schattenstellen wurden Stichinzisionen durch Haut und Subkutangewebe angelegt; im Fettgewebe fanden sich die knöchernen Körper von 3–4 mm Durchmesser.

Ist mit dieser Technik ein in den Weichteilen liegender Körper nicht zu lokalisieren, können **Synovialis und Hoffa** vom Gelenk aus unter arthroskopischer Sicht mit dem dünnen stumpfen Obturator **palpiert** werden. Bei größeren Fragmenten knapp unter der Synovialis oder im Hoffa'schen Fettkörper mag die Lokalisation auf diese Weise gelingen.

Einen vermuteten Körper im vorderen Gelenkfach konnten wir arthroskopisch nicht einsehen. Unter arthroskopischer Sicht war der Körper mit dem Obturator klar als harte Resistenz unter der Synovialis im Hoffa-Bereich zu palpieren. Er konnte nach dieser Lokalisierung mühelos durch eine kleine Inzision entfernt werden. Es handelte sich überraschenderweise um einen Glassplitter (s. Abb. 125).

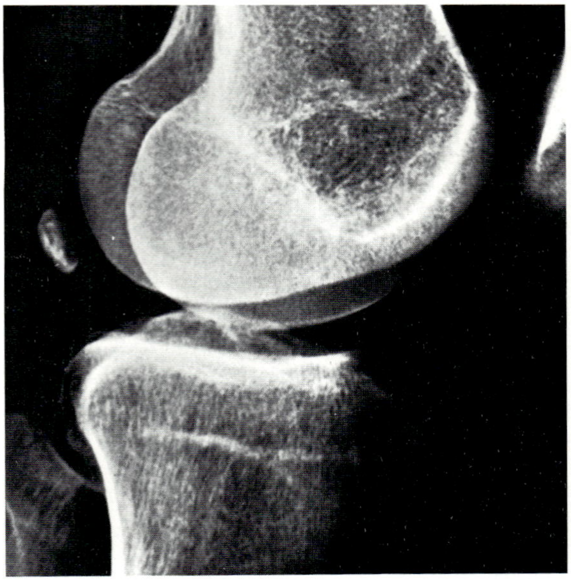

Abb. 124
Freier Gelenkkörper im hinteren Rezessus. Während der Arthroskopie konnte durch manuellen Druck in der Kniekehle der Körper über das Hinterhorn des lateralen Meniskus gebracht und dort gefaßt werden.

Es ist eine prinzipielle Regel, nach der Entfernung eines Gelenkkörpers **immer das ganze Kniegelenk** nach allfälligen weiteren Körpern abzusuchen. In der Freude über die erfolgreiche Extraktion eines Körpers wird gerne ein zweiter übersehen. Wo ein Körper ist, können auch weitere sein. Die Abbildung 126 a und b zeigt ein instruktives Beispiel.

Es gibt natürlich eine große Anzahl von freien Gelenkkörpern, die im **Röntgenbild nicht sichtbar** sind. Dazu gehören alle rein knorpeligen Fragmente, sei es durch traumati-

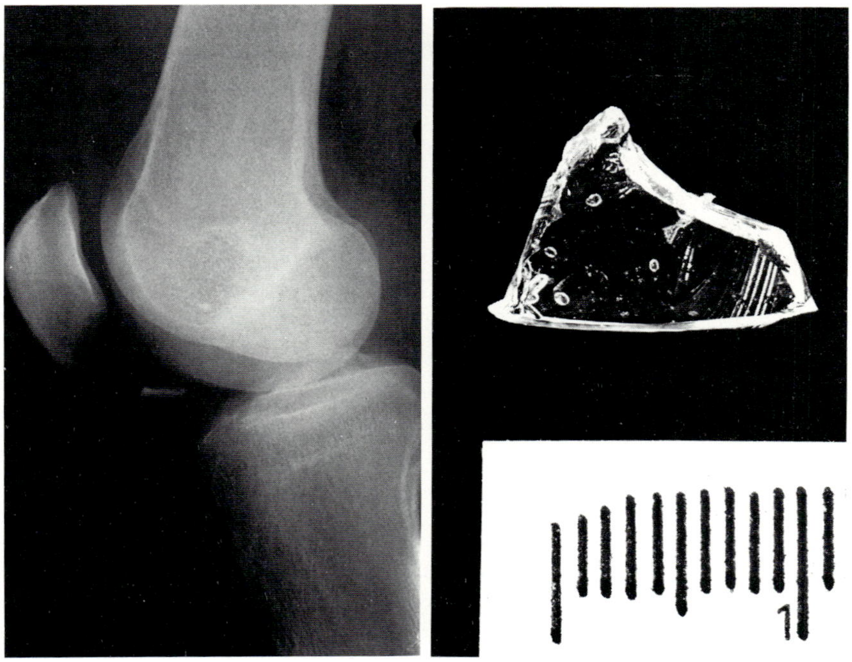

Abb. 125a und b
Glassplitter im Hoffa'schen Fettkörper. Bei der Arthroskopie konnte er durch Palpation vom Gelenkinnern lokalisiert und entfernt werden.

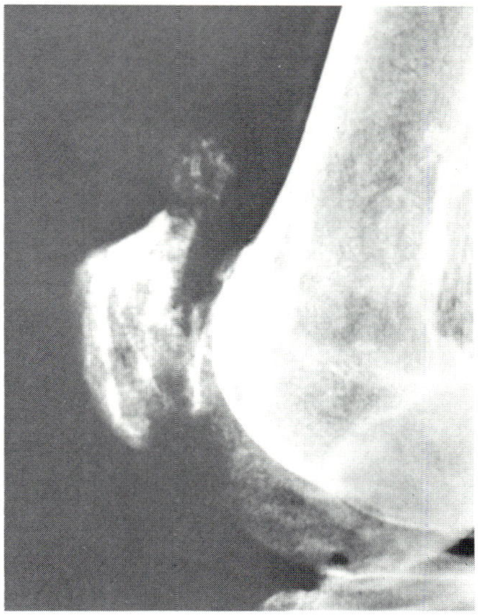

a

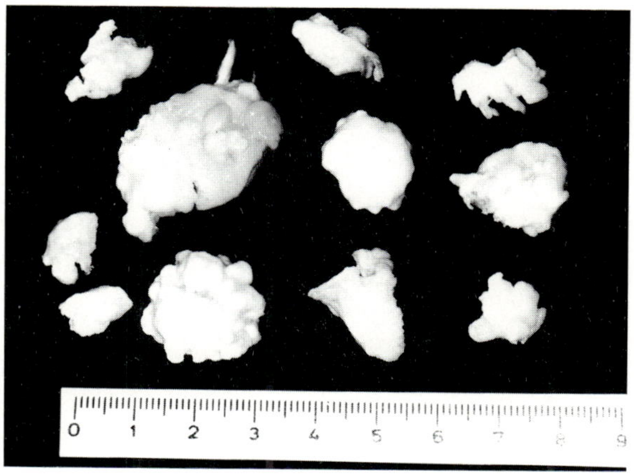

b

Abb 126a und b
Bei Chondromatose fanden sich in diesem Knie mehr Gelenkkörper als auf dem Röntgenbild vermutet.

sche Knorpelabsprengungen, sei es als losgelöste Knorpelanteile bei aufgebrochenem Knorpelbelag im Rahmen eines degenerativen Knorpelschadens. In diese Gruppe gehören auch viele Fragmente bei Chondromatose. Häufig finden sich auch freie Fragmente durch völlig abgerissene Meniskuslappen oder Anteile eines zerriebenen Meniskus bei degenerativer Schädigung oder Chondrocalzinose. Auch eingeklemmte Synovialiszotten können abreißen und als freie Gelenkkörper zu erheblichen Störungen, auch zu Blockierungen des Kniegelenkes führen.

Bei einem Patienten fand sich ein abgerundeter, weicher Körper von Bohnengröße im Bereich des Hinterhorns des lateralen Meniskus. Die histologische Untersuchung zeigte, daß es sich um eine große abgetrennte nekrotische Synovialiszotte mit weitgehender Fibrose handelte (s. S. 69).

2. Ausspülen
(Abb. 127 a bis c)

Kleine Gelenkkörper bis zu einem Durchmesser von 4,5 mm können durch den Schaft des Arthroskopes ausgespült werden. Sie werden im distalen Arthroskopschaft gefangen, indem

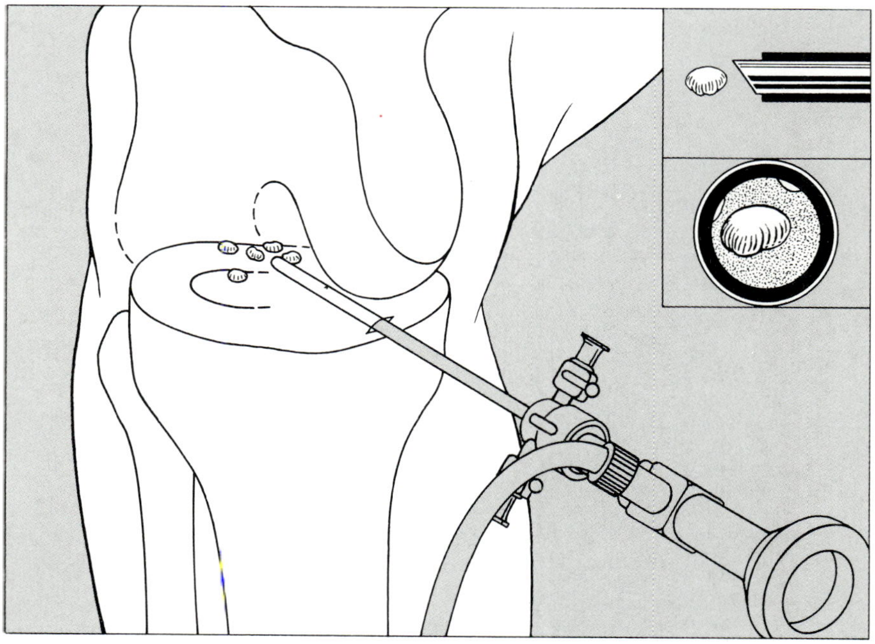

a

Abb. 127a bis c
Ausspülen von kleinen Gelenkkörpern durch den Schaft des Arthroskops:

a: Das Blickfeld wird auf den Körper gerichtet.

b

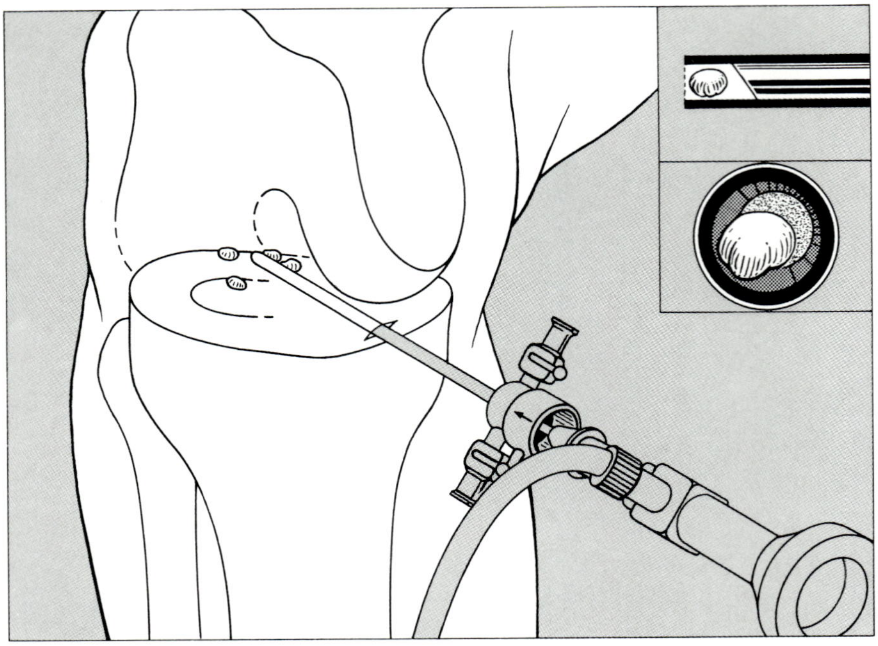

b: Unter Zurückziehen der Optik wird der Trokarschaft über den Gelenkkörper gestülpt.

c

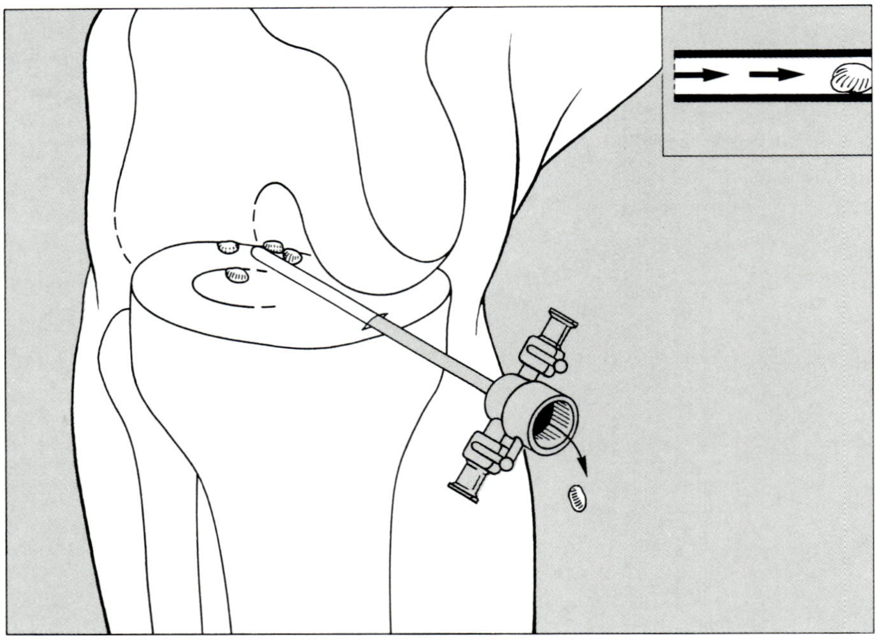

c: Ausspülen des Körpers nach Entfernen der Optik.

die Optik leicht zurückgezogen und der Schaft über den Körper vorgestoßen wird. Im Arthroskop ist gut sichtbar, daß das Knorpelstück in das Schaftrohr eingetreten ist. Die Untersuchungsoptik wird nun entfernt; die Spüllösung im Gelenk schwemmt den Körper durch den Schaft nach außen (Abb. 128). Diese schnelle und effiziente Methode zur Entfernung kleiner Gelenkkörper erlaubt die Evakuation von zahlreichen Knorpelstückchen aus dem Gelenk.

Besonders eindrücklich ist der Fall eines 49jährigen Musikers. Das präoperative Röntgenbild war normal. Bei der Arthroskopie, die unter der Verdachtsdiagnose einer Meniskusverletzung vorgenommen wurde, fanden sich im ganzen Gelenk ungezählte runde, knorpelige, freie Körper mit einem Durchmesser von 2–4 mm (Abb. 129). Es handelte sich um eine synoviale Chondromatose.

Über 500 dieser Körper wurden durch das Arthroskop entfernt (Abb. 130). Nach 2½ Monaten wurde wegen Wiederauftreten von Beschwerden wiederum arthroskopiert: Erneut wurden 80 kleine Körper durch den Schaft ausgespült und 3 größere mit der Zange extrahiert.

Der Patient blieb für drei Jahre beschwerdefrei. Nach-

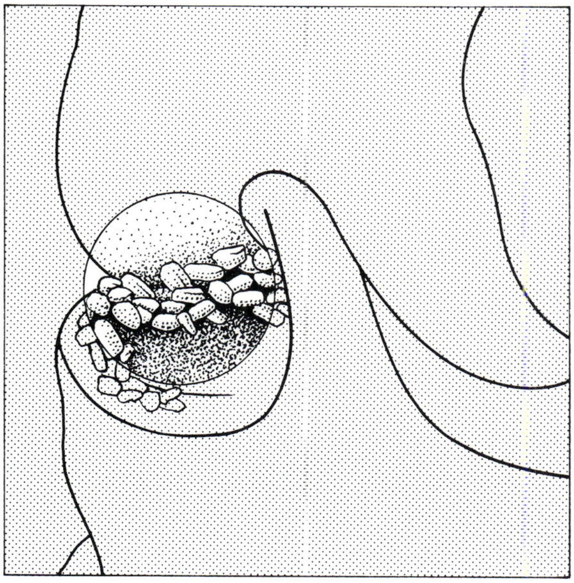

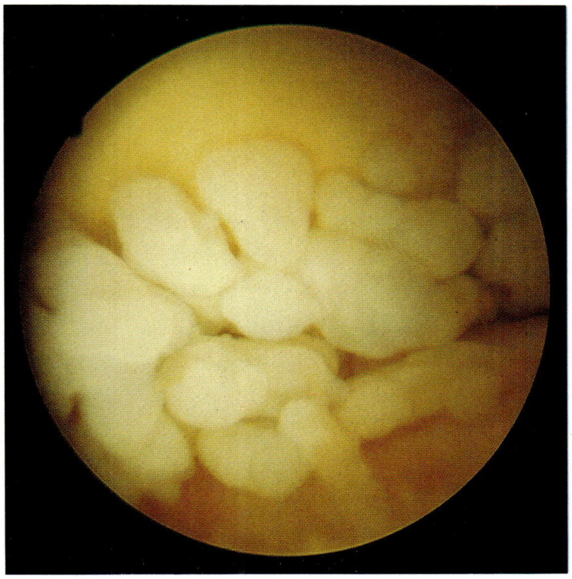

Abb. 129
Synoviale Chondromatose: Kleine Knorpelkörper füllen den lateralen Gelenkspalt.

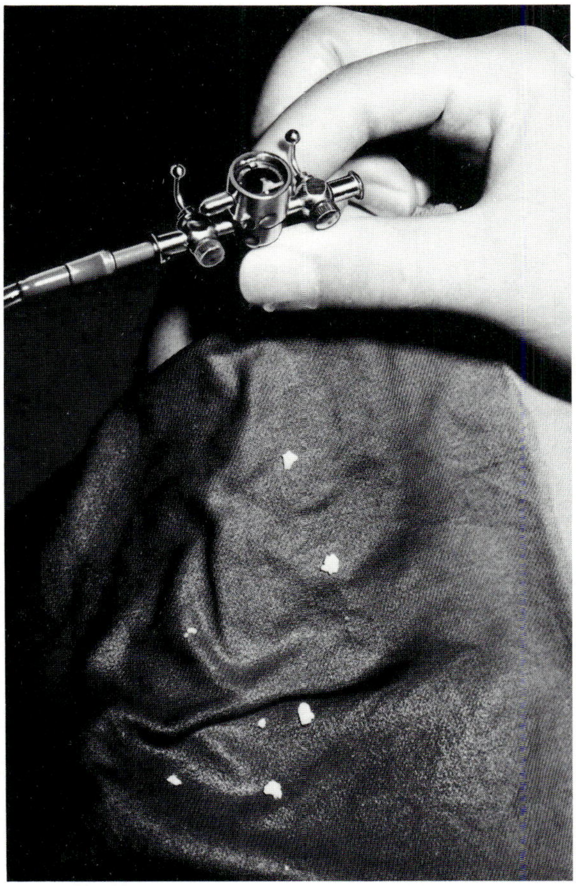

Abb. 128
Die Spüllösung im Gelenk schwemmt nach Entfernen der Untersuchungsoptik Gelenkkörper bis 4,5 mm nach außen.

dem wiederum Schmerzen auftraten, wurden erneut etwa 600 Knorpelstücke ausgespült. Seit diesem letzten arthroskopischen Eingriff vor nunmehr zehn Jahren ist der Patient wiederum beschwerdefrei. Im Laufe dieser Behandlungen blieb er immer voll arbeitsfähig.

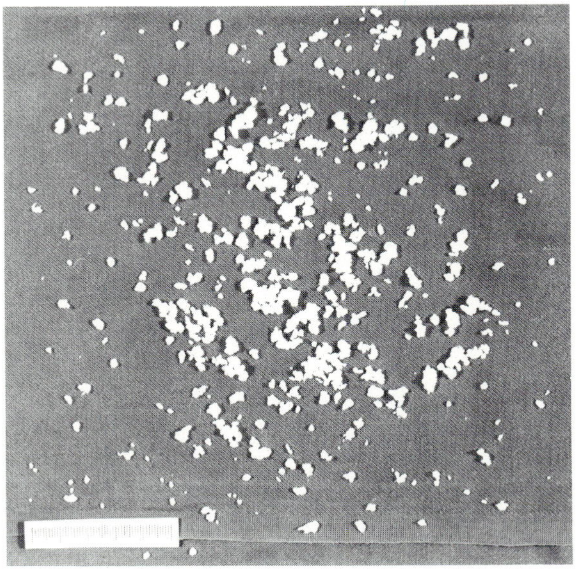

Abb. 130
Synoviale Chondromatose: Durch den Arthroskopschaft ausgespülte Gelenkkörper (gleicher Fall wie Abb. 129).

3. Extraktion mit der Fasszange
(Abb. 131 a und b)

Körper, die wegen ihrer Größe nicht mehr durch den Schaft des Arthroskops ausgespült werden können (Abb. 132), werden unter Sicht mit einem der oben beschriebenen Instrumente, das durch eine zweite Inzision eingeführt wird, gefaßt (Abb. 133). Bei einem Körper im lateralen Gelenkabschnitt wird wie üblich von medial her untersucht und die Kocherklemme von lateral vorne auf Gelenkspalthöhe eingeführt. Liegt der Körper im Recessus superior, ist die Optik wie üblich auf lateraler Gelenkspalthöhe unter der Patella eingebracht; die Klemme tritt durch einen Zugang im Bereich des Recessus superior parapatellar lateral ein.

Der gefaßte Körper wird bis an die Synovialis herangezogen, also bis der Widerstand der

a

b

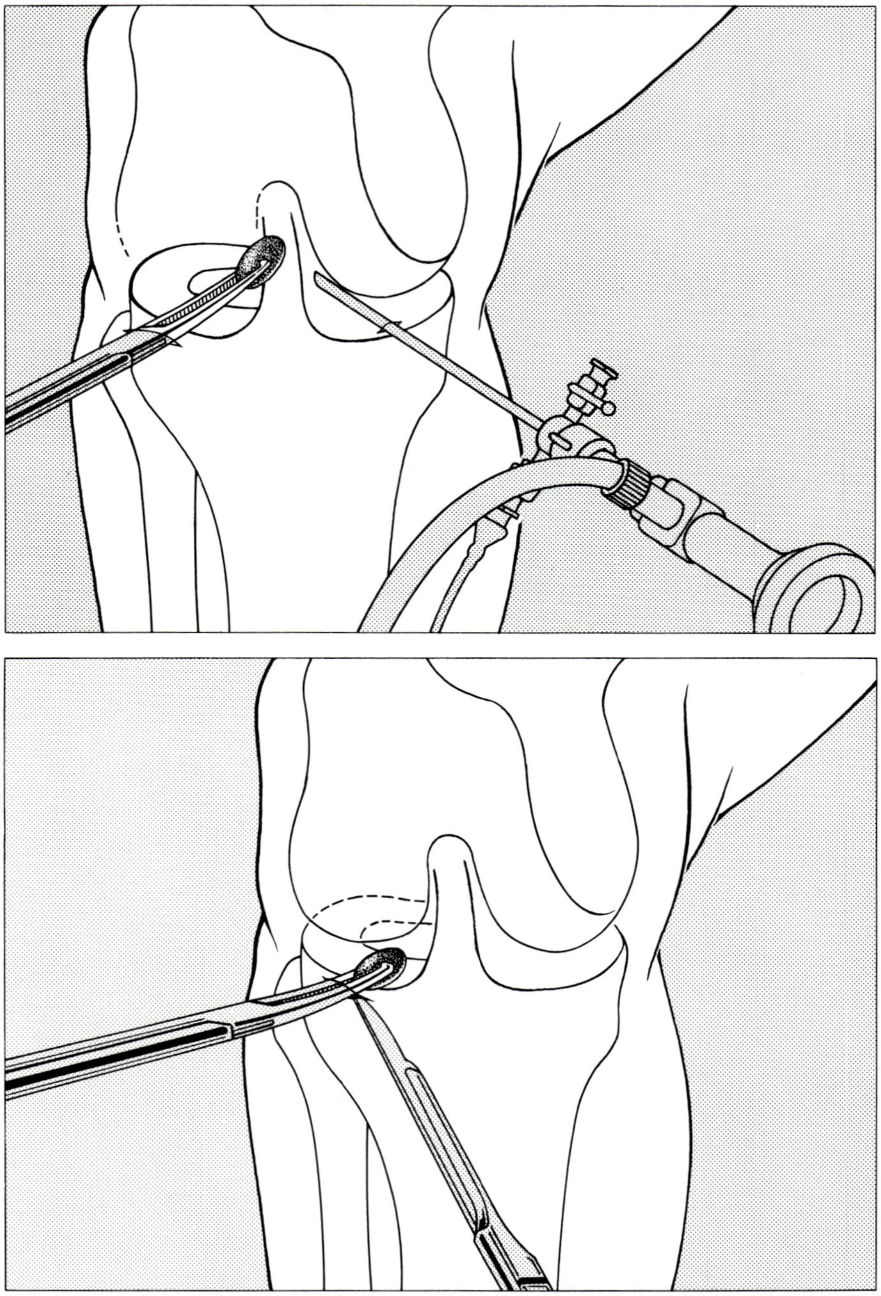

Abb. 131a und b
Extraktion eines freien Gelenkkörpers über dem Hinterhorn des lateralen Meniskus:
a: Fassen des Körpers mit einer Kocherklemme.
b: Extraktion unter Erweiterung der Stichinzision mit dem Messer.

Gelenkkapsel spürbar wird. Nun wird mit dem Messer neben der Klemme bis auf den Gelenkkörper so stark erweitert, daß der Körper herausgezogen werden kann.

Beim Fassen eines länglichen Körpers ist darauf zu achten, daß dies in Längsrichtung geschieht, damit sich das Fragment bei der Extraktion nicht wie eine Angel an der Gelenkkapsel verhakt.

Auch mit ganz großen Körpern wird auf die gleiche Art und Weise verfahren. Synovialis und Gelenkkapsel müssen lediglich weiter inzidiert werden, wobei man versuchen wird, die Inzision so klein wie möglich zu halten, gerade so groß, daß der Körper mit etwas Mühe unter Drehen durch die Inzision hindurch gezwängt werden kann (Abb. 134).

An der Synovialis **gestielte Körper** werden mit der kleinen Turmschere oder einem arthroskopischen Instrument an ihrer Ansatzstelle abgetragen und dann wie ein freier Gelenkkörper entfernt. Handelt es sich dabei um Körper im Bereich der hinteren Gelenkabschnitte, ist eine solche Abtrennung des Körpers von vorne nicht möglich. In diesem Fall wird das Fragment stückweise mit einem Punch (z. B. Dyonicssaugpunch) abgetragen, vergleichbar der Resektion eines Meniskusanteils im hinteren Gelenkabschnitt. Dies gelingt auch dann gut, wenn der Körper Knochenanteile enthält.

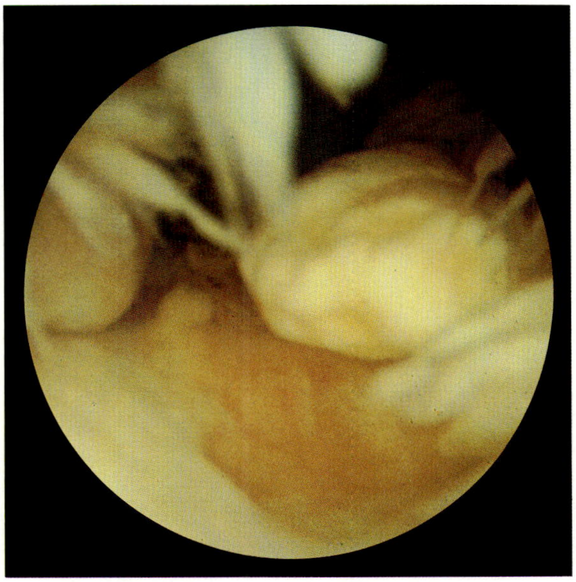

Abb. 132
Größere freie Gelenkkörper werden mit der Kocherklemme entfernt.

Abb. 133
Unter arthroskopischer Sicht wird ein Knorpel-Knochenfragment nach osteochondraler Fraktur an der Patellarückfläche mit einer Kocherklemme gefaßt.

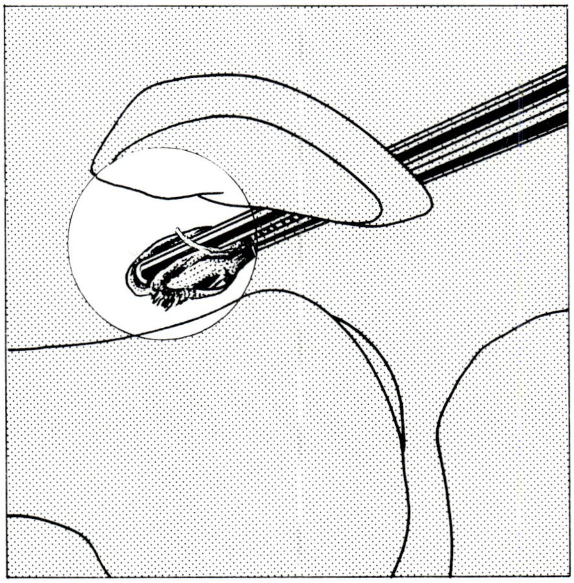

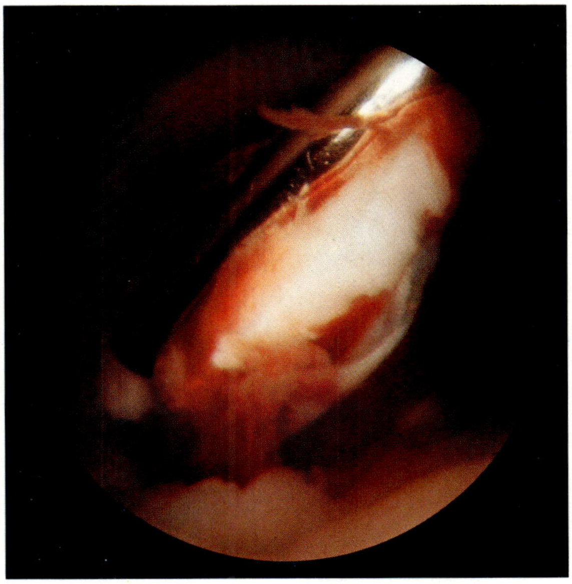

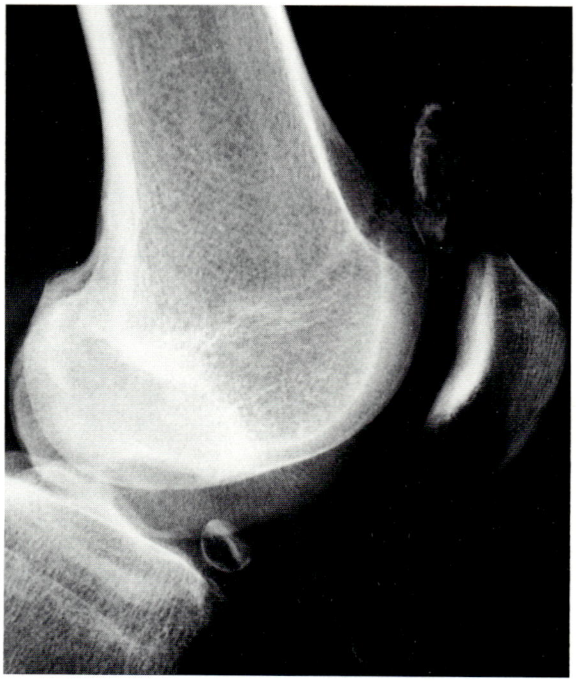

Abb. 134
Auch sehr große Gelenkkörper können unter arthroskopischer Sicht entfernt werden, unter entsprechender Erweiterung der Inzision.

4. Schwierigkeiten und Mißerfolge

Der einleitend genannte «Lehrsatz», daß ein Gelenkkörper, der nicht gesehen wird, auch nicht entfernt werden kann, gilt nicht nur für die Arthroskopie, er gilt auch für die Arthrotomie. Ist ein freier Körper im Recessus posterior gefangen und kann nicht nach vorne gebracht werden, kann also mit dem Arthroskop nicht eingesehen werden, ist auch eine Arthrotomie sinnlos. Hier wird man vielmehr versuchen, durch ein unkonventionelleres Vorgehen den Körper einzusehen: Zunächst lohnt sich der Versuch, mit einer 70°-Optik neben dem Kreuzband und über das Hinterhorn des medialen Meniskus den hinteren Recessus einzusehen und den Körper allenfalls durch einen posteromedialen oder posterolateralen Zugang zu entfernen. Gelingt dies nicht, wird man das Arthroskop durch einen dieser hinteren Zugänge direkt in den Recessus posterior einbringen.

Die Suche nach freien Gelenkkörpern kann sehr zeitaufwendig sein, wenn sie sich in Synovialiszotten verstecken oder zwischen den Kreuzbändern liegen. Hier lohnt sich zunächst die Palpation dieser Strukturen vom Gelenkinnern her mit dem Tasthäkchen. Führt dies nicht zum Erfolg, kann ein knochendichter Körper im Röntgenbild oder mit dem Bildverstärker geortet werden.

Wir konnten einen im Röntgenbild sichtbaren größeren Gelenkkörper arthroskopisch nicht auffinden. Bei der Durchleuchtung mit dem Bildverstärker zeigte sich, daß er zwischen dem vorderen und hinteren Kreuzband gefangen lag. Unter kombinierter Verwendung des Arthroskops sowie des Bildverstärkers konnte er mit einer gebogenen Klemme aus dieser Stellung luxiert, dann besser gefaßt und aus dem Gelenk entfernt werden.

Vergißt man, die Flüssigkeitszufuhr durch das Arthroskop abzustellen, wird man sich wundern, daß sich der Körper immer dann davon macht, wenn man mit dem Arthroskop in seine Nähe kommt.

Bei der Arthroskopie im gasförmigen Milieu sind die Körper kaum mehr beweglich und können nicht so leicht entwischen. Sie bleiben aber häufig unauffindbar, weil sie durch den Gasdruck zwischen Synovialiszotten gepreßt werden und dort liegen bleiben. Bei Verwendung von Flüssigkeit kann durch Palpation der Gelenkkapsel von außen her der Körper oft mobilisiert und so bewegt werden, daß er vor der Optik auftaucht.

Fragmente, die beim Versuch der arthroskopischen Entfernung entwischen, werden erneut aufgespürt und entfernt. Entwischen sie in den hinteren Recessus und können nicht mehr nach vorne gebracht werden, bleiben sie oft symptomlos dort liegen. Dies gilt in vielen Fällen auch für Körper, die zu groß sind, um aus dem hinteren Recessus ins Gelenk einzutreten. Diese werden nie zu einer Blockierung führen.

In solchen Fällen empfiehlt es sich oft, die Arthroskopie abzubrechen und dem Patienten aufzutragen, sich dann wieder zu melden, falls eine Blockierung auftritt oder er den Körper wieder im Gelenkinnern spürt. Bei der erneuten Arthroskopie kann der nun an günstigerer Stelle liegende Körper meist problemlos entfernt werden.

Fergusson und Burge beschrieben einen freien Gelenkkörper, der in einer Politeazyste lag [471].

Es gibt die Situation, in der ein Körper bei der Extraktion durch die derbe Gelenkkapsel hindurch verloren geht und im Gelenk nicht mehr aufgefunden werden kann. Man sollte dann an die Möglichkeit denken, daß der Körper bereits in den Weichteilen liegt. Die Palpation durch die Hautinzision hindurch mit einem Instrument, bei kleiner Erweiterung des Schnittes auch mit dem Finger, kann den Körper lokalisieren. Es ist dann einfach, nur nach dem Palpationsbefund, also ohne Sicht, den Körper im subkutanen Gewebe mit einer Kocherklemme zu fassen und so weit zu mobilisieren, daß er in der Wunde gesehen, besser gefaßt und extrahiert werden kann.

C. Fremdkörper

Man wird sich wundern, was man alles in einem Kniegelenk finden kann, gelegentlich ohne daß dem Patienten bewußt ist, daß ein Fremdkörper überhaupt ins Gelenk eingetreten ist, ja oftmals ohne ein bekanntes Unfallereignis. So haben wir neben dem bereits erwähnten Glassplitter schon Steine und Holzfragmente aus dem Gelenk entfernt. Parisien berichtete über den Einsatz der Arthroskopie bei der Behandlung von zivilen Schußverletzungen des Kniegelenkes. Er konnte in fünf Fällen das intraartikuläre Geschoß arthroskopisch lokalisieren und arthroskopisch oder durch eine kleine Arthrotomie entfernen [473]. Aus Südafrika wurde berichtet, daß bei der schwarzen Bevölkerung eine häufige Indikation zur Arthroskopie die Lokalisierung und Entfernung von Pfeil- und Speerspitzen aus dem Kniegelenk ist [474].

Iatrogen ins Gelenk eingebrachte Fremkörper wie bei der Verwendung von Plastikfolien eingeschleppte Folienfragmente, abgebrochene Arthroskopieinstrumente oder abgerissene intraartikuläre Redondrains wie auch abgebrochenes Osteosynthesematerial (Abb. 135 a

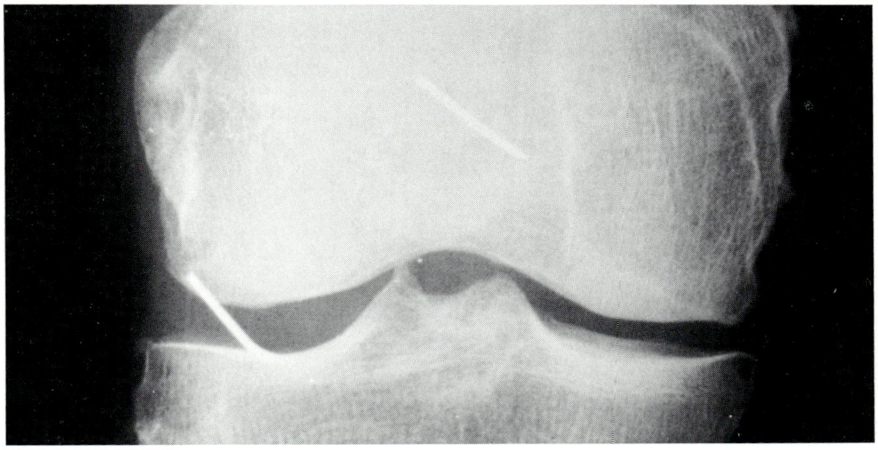

a

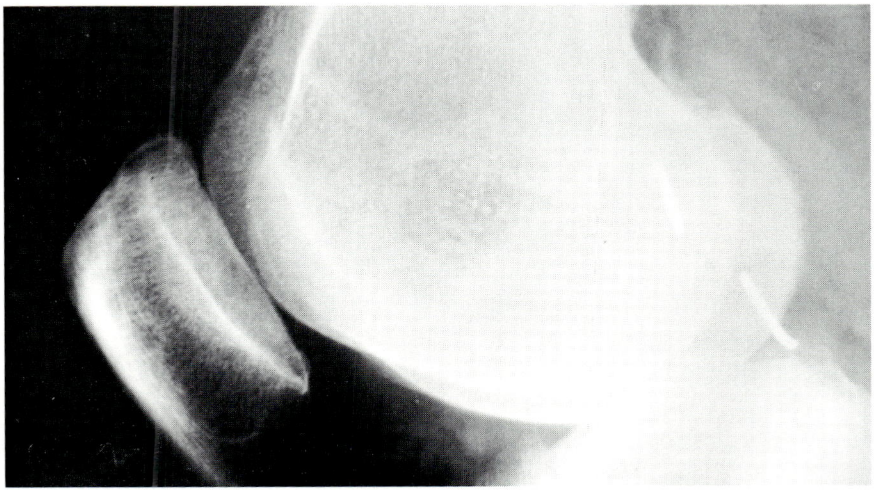

b

Abb. 135a und b
Abgebrochene Spickdrähte wurden arthroskopisch aus dem Gelenk entfernt.

und b) können meist mühelos unter arthroskopischer Sicht entfernt werden. Können sie nicht lokalisiert werden, ist das oben beschriebene kombinierte Vorgehen von Arthroskopie und Bildverstärkereinsatz empfehlenswert.

Auch für die arthroskopische Entfernung von Fremdkörpern aus dem Kniegelenk werden die gleichen Techniken verwendet, wie sie oben zur Extraktion freier Gelenkkörper angegeben sind. Johnson hat den Gebrauch eines Metallrohrs mit einem kleinen, starken Magneten (den Golden Retriever) beschrieben [588], das gestattet, magnetische metallene Fremdkörper durch die Kombination von Sog und magnetischer Anziehung aus dem Gelenk zu entfernen.

Bei einem Patienten mit einer Gunston-Prothese des Kniegelenkes traten nach jahrelangem günstigem Verlauf mechanische Störungen, vergleichbar mit wiederholten Blockaden, auf. Die Arthroskopie des Kunstgelenkes zeigte zwei abgebrochene und ins Gelenk dislozierte Palakosfragmente, die leicht mit einer Klemme entfernt werden konnten (Abb. 136).

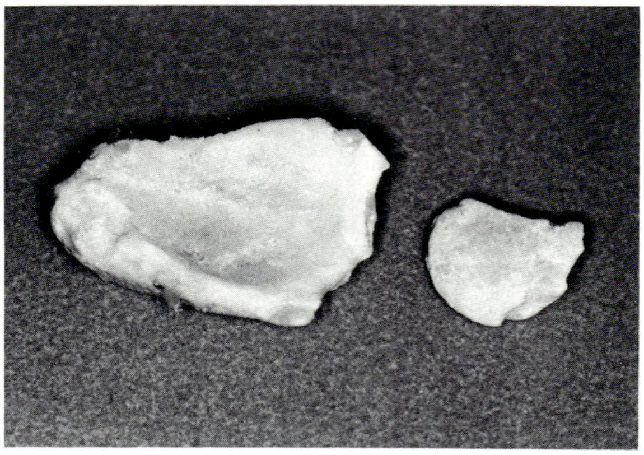

Abb. 136
Palakosfragmente, arthroskopisch bei Gunston-Prothese entfernt.

D. Verlauf nach arthroskopischer Gelenkkörperentfernung

Es handelt sich um einen sehr dankbaren operativen Eingriff mit geringer Morbidität. In der Regel waren unsere Patienten am dem Eingriff folgenden Tag wieder arbeitsfähig. Bei der Arthroskopie festgestellte Begleitverletzungen verhinderten gelegentlich die Arbeitsaufnahme und waren auch verantwortlich, wenn Restbeschwerden weiterbestanden.

8. Plica-Resektion

A. Zur Operationsindikation

Es besteht kein Zweifel, daß eine pathologische, hypertrophe Plica synovialis medio-patellaris durch Zug an der Synovialis oder durch Einklemmungserscheinungen zwischen Patella und Trochlea zu einer ausgeprägten Schmerzsymptomatik führen kann (s. S. 74). Es besteht aber ebenso kein Zweifel, daß den meisten bei der Arthroskopie vorgefundenen Plicae, selbst wenn sie breit sind, keine klinischen Bedeutung zukommt.

Das Problem liegt nicht so sehr im operativen Vorgehen, sondern in der **Indikation zur Resektion.** Beim Entscheid, ob die breite Plica synovialis medio-patellaris klinisch bedeutungsvoll ist, sollen berücksichtigt werden:

1. **Anamnese:** Die Beschwerden gleichen denen einer Chondropathia patellae mit Schmerzen vor allem beim Knien oder beim Hocken sowie beim Treppensteigen. Als recht charakteristisch und häufig vorhanden hat sich bei der Analyse unserer operierten Patienten das «Autosyndrom» erwiesen. Nach 5 bis 10 Minuten des Sitzens mit halb gebeugten Knien im Wagen treten immer wieder die gleichen medialen Schmerzen auf, die beim Aussteigen und Umhergehen sofort behoben sind.
   Ein Trauma in der Anamnese spricht nicht gegen das Vorliegen eines Plica-Syndroms, im Gegenteil: Es scheint nach unseren Erfahrungen häufig, daß die

Traumatisierung einer vorbestehenden symptomlosen breiten Plica zu einem Reizzustand führt, der dann anhält. Ergußbildung oder Synovitis kann überdies eine asymptomatische Plica synovialis mediopatellaris in eine pathologische verwandeln [250].

2. Der **klinische Befund** mit der umschriebenen Druckdolenz parapatellar medialdistal. Oft kann auch eine Strangbildung palpiert und gelegentlich bei Extension und Flexion ein Schnappen festgestellt werden.
3. Der **arthroskopische Befund:** Die Plica synovialis medio-patellaris ist breit, durch Narbengewebe verdickt oder aufgefasert, oder zeigt gelegentlich sogar eine Rißbildung (Abb. 137). Bei Flexion reibt diese Plica auf dem medialen Anteil des femoralen Gleitlagers. Das Vorliegen einer Knorpelschädigung mit Auffaserung oder Abradierung des Knorpelbelages genau an der Auflagestelle der Plica am Femurkondylus ist ein sicherer Hinweis für eine mechanisch störende Plica; der Befund ist aber keineswegs obligat beim Plica-Syndrom.

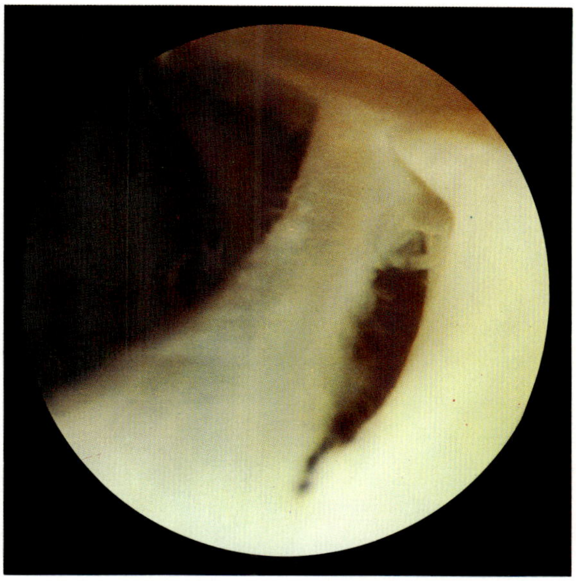

Abb. 137
Breite Plica synovialis medio-patellaris mit Riß durch akutes Trauma.

Die Resultate der Plica-Resektion in unserem Krankengut waren deutlich schlechter in der Patientengruppe mit zusätzlichen Schäden im Kniegelenk, sei es, weil diese selber für weiterbestehende Beschwerden verantwortlich waren, sei es, weil in diesen Fällen der Plica eine klinische Bedeutung zugesprochen wurde, die sie nicht hatte.

B. Resektion der breiten Plica synovialis medio-patellaris

In der Anfangszeit unserer arthroskopischen Tätigkeit haben wir lediglich die Durchtrennung der Plica vorgenommen. Dadurch wurden nur 55% der operierten Patienten auf die Dauer beschwerdefrei oder wesentlich gebessert; mit der **Resektion** beträgt dieser Prozentsatz 85%, so daß für mich eindeutig feststeht, daß die Behandlung der pathologischen Plica die **Resektion** und nicht die Durchtrennung sein muß (Abb. 138).

Abb. 138
Die alleinige Durchtrennung einer Plica synovialis medio-patellaris ist eine ungenügende Therapie.

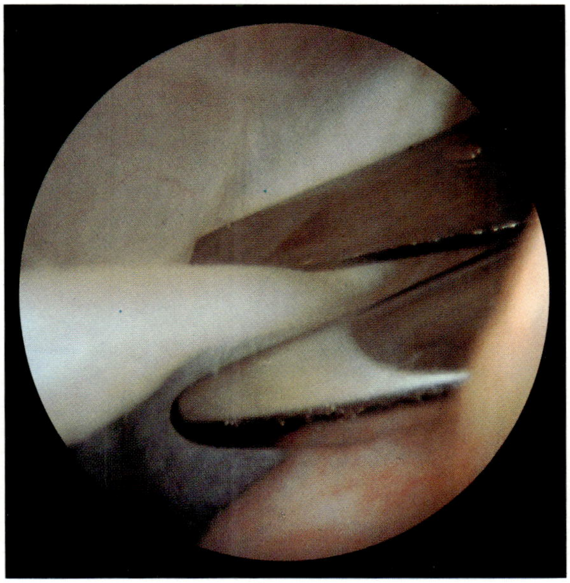

Eigene Operationstechnik
(Abb. 139 a und b)

a: Übliche Lagerung für die Inspektion des Femoropatellargelenkes, völlig gestrecktes Knie. Das Arthroskop ist vom vorderen lateralen Zugang knapp unter die Patella vorgeschoben. Die hypertrophe Plica wird durch eine arthroskopische Schere oder eine kleine Stanze (wir verwenden in der Regel einen Nasenpunch), welche durch den oberen lateralen Zugang im Recessus suprapatellaris eingeführt wurde, möglichst nahe an ihrer Ansatzstelle gegen den Hoffa'schen Fettkörper zu quer bis zum Kapselansatz durchtrennt.

b: Dieses schneidende Instrument wird ausgewechselt durch eine Faßzange und die Plica am freien Rand gefaßt. Von der üblichen medialen vorderen Inzision auf Gelenkspalthöhe, wie wir sie auch zur Inspektion des lateralen Meniskus verwenden, wird nun die kleine Operationsschere durch die Synovialis einge-

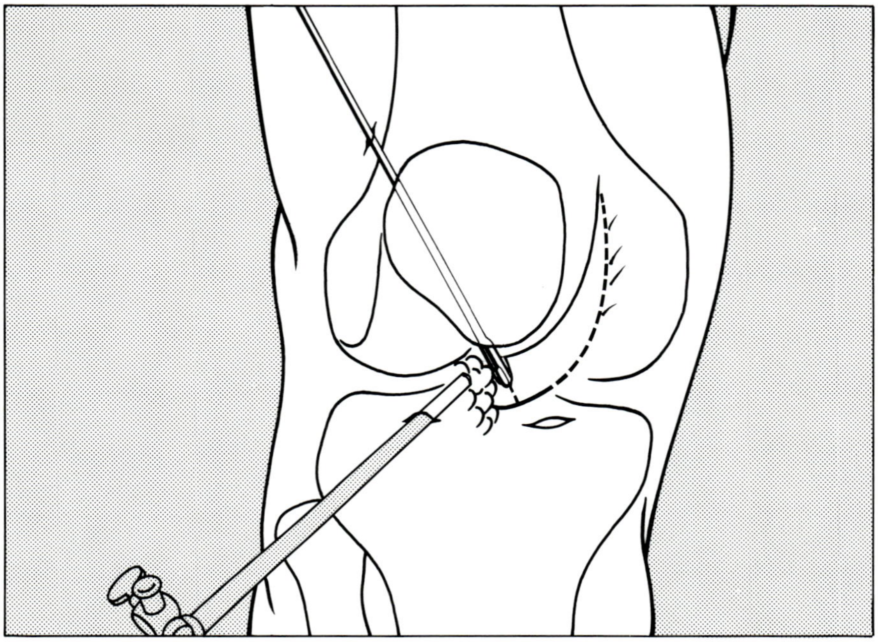

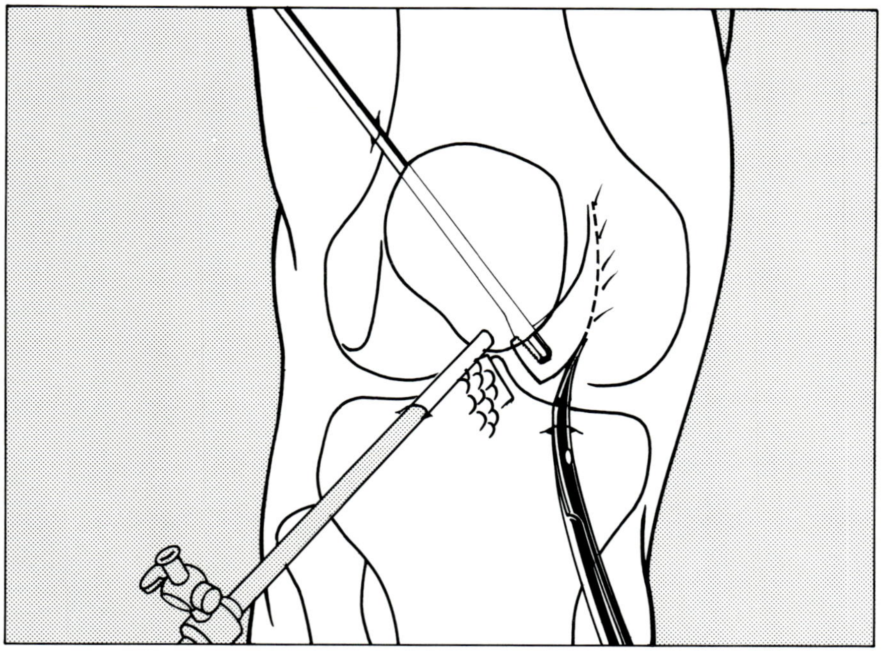

Abb. 139
Plica-Resektion (s. Text).

bracht, und von der queren Durchtrennung die Plica in ihrem Ansatz an der Synovialis nach kranial schrittweise abgetrennt, wobei der Zug mit der Faßzange immer aufrechterhalten wird. Entfernung zusammen mit der Faßzange durch den oberen lateralen Zugang.

Eine Redondrainage ist nicht nötig. Es handelt sich um einen Eingriff, der die Morbidität der diagnostischen Arthroskopie nur unwesentlich übersteigt. Immer ambulante Durchführung. Die Arbeitsfähigkeit ist in 2–3 Tagen wieder voll hergestellt. In der Regel verzichten wir auch auf eine Medikation mit Antiphlogistika.

C. Resultate

Bei anderen wesentlichen Begleitschäden im Kniegelenk sind die Resultate der Plica-Operation, die dann oft nur eine Zusatzoperation ist, nicht von Folgen der Begleitschäden zu trennen [486]. Aussagekräftig ist nur das Resultat bei pathologischer Plica als alleinigem Befund; hier konnten wir in 85% Beschwerdefreiheit oder eine wesentliche Besserung der Beschwerden erzielen. Die sehr guten und guten Ergebnisse anderer Autoren liegen zwischen 65% und 91% [481, 486, 490, 491, 493].

Bei einem 16jährigen Patienten fand sich **histologisch** im resezierten Gewebe des hypertrophen Bandes ein straffaseriges, gerichtetes Bindegewebe mit nur noch gelegentlich synovialem Charakter der Deckschicht und herdförmiger chondroider Umwandlung.

Eindrücklich ist der Fall einer zum Zeitpunkt der ersten Operation 20jährigen Konzertpianistin. Ihre Beschwerden entsprachen dem «Autosyndrom» der Pianistin: Immer wenn sie sich an das Klavier oder an die Orgel setzte, traten nach 10–15 Minuten starke Schmerzen auf, die ein Weiterspielen kaum mehr erlaubten.

Es wurde die arthroskopische Durchtrennung der pathologischen Plica synovialis medio-patellaris vorgenommen. Anschließend völlige Beschwerdefreiheit; nach 1 Jahr wiederum Auftreten der gleichen Schmerzsymptomatik.

Die erneute Arthroskopie ergab eine fibrotische Verheilung der durchtrennten Plica. Diese wurde nun reseziert.

Wiederum Beschwerdefreiheit für etwas mehr als 1 Jahr, dann erneutes Auftreten ähnlicher Schmerzen. Bei der Re-Arthroskopie fanden sich breite Narbenstränge anstelle der resezierten Plica; diese wurden wiederum arthroskopisch reseziert. Seither, über einen Beobachtungszeitraum von nunmehr 9 Jahren, ist die Patientin völlig beschwerdefrei.

D. Plica synovialis suprapatellaris

Noch viel schwieriger als bei der Plica synovialis medio-patellaris ist die klinische Bedeutung einer breiten Plica synovialis suprapatellaris zu ermitteln, da hier ein außerordentlich großer Variantenreichtum besteht und selbst eine breiteste oder das Gelenk total verschließende Plica wegen ihrer Lage überhaupt nicht zu Beschwerden führen muß [582] (s. S. 74). Funktionelle Prüfungen während der Arthroskopie sind wenig hilfreich; überdies kann nicht wie bei der Plica synovialis medio-patellaris ein morphologischer Befund wie die Knorpelschädigung am femoralen Gleitlager oder die Auffaserung und Zerreißung der Plica als sicherer Hinweis für die mechanische Störung festgestellt werden (s. Abb. 75). Für die Indikation des operativen Vorgehens, sei es die Durchtrennung oder die Resektion, sind die Anamnese und der präoperative klinische Befund entscheidend.

9. Resektion hypertropher oder eingeklemmter Synovialiszotten, Synovektomie

A. Resektion hypertropher oder eingeklemmter Synovialiszotten

Einzelne hypertrophe oder durch Trauma angeschwollene Synovialiszotten können die Gelenkfunktion wesentlich stören und erhebliche Schmerzen hervorrufen, vor allem wenn sie so groß sind, daß sie zwischen Gelenkflächen eingeklemmt werden. Arthroskopisch können solche Befunde meist leicht erkannt werden, wobei durch Bewegung des Gelenkes unter arthroskopischer Sicht auch eine allfällige Einklemmung nachgewiesen werden kann. Alte und frische Einblutungen ins aufgetriebene Gewebe sprechen für immer wieder auftretende Traumatisierung (Abb. 140).

Die arthroskopische Resektion solcher einzelner geschädigter Synovialiszotten ist sehr dankbar. Sie ist leicht im Bereich des Femoropatellargelenkes, kann im Bereich des Hoffa'schen Fettkörpers oder im hinteren Recessus schwierig sein. Dort sind auch die arthroskopischen Befunde und ihre Signifikanz schwieriger zu beurteilen.

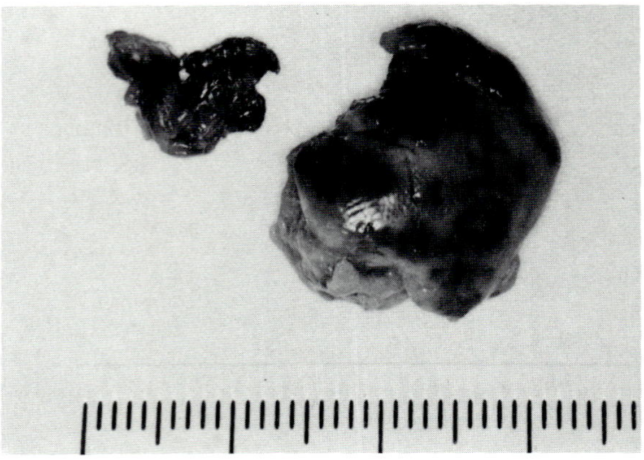

Abb. 140
Eingeklemmte, ödematös und mit Hämatom durchsetzte, teilweise nekrotische Synovialiszotte lateral im Femoropatellargelenk, die nach einem Rotationstrauma zur fast völligen Bewegungsunfähigkeit des Kniegelenkes führte.

1. Technik (Abb. 141)

Die veränderte Synovialiszotte wird mit einer kleinen Faßzange gefaßt und gegen das Gelenkinnere gezogen. Die Durchtrennung an ihrer Basis erfolgt mit einer Hakenschere oder

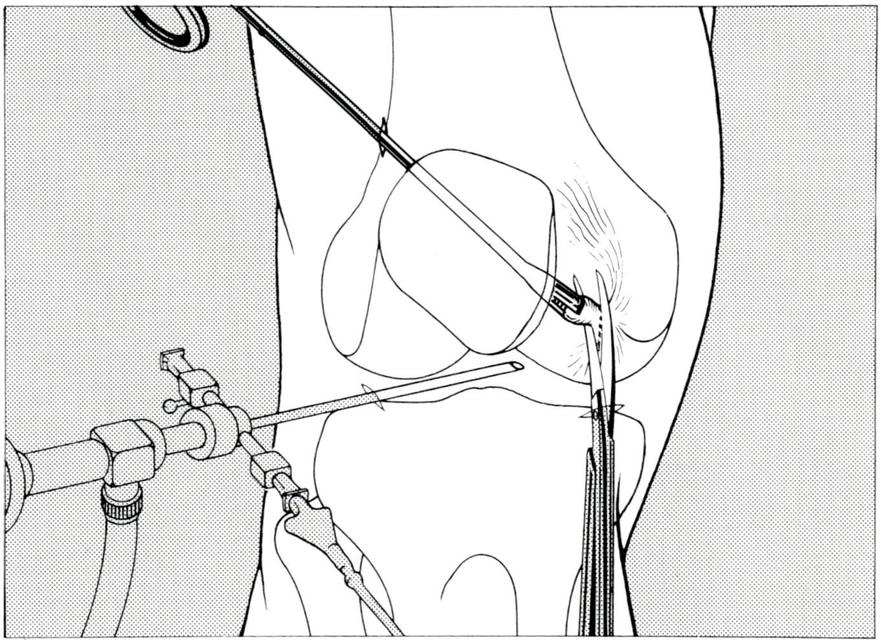

Abb. 141
Resektion einer vergrößerten Synovialiszotte.

mit einer kleinen Operationsschere. Der Zugang richtet sich nach der Lokalisation des Befundes. Zotten im hinteren Gelenkabschnitt werden, wenn sie klein sind, durch einen von vorne eingeführten Punch stückweise abgetragen; bei ausgedehnteren Befunden wird der motorgetriebene synoviale Resektor verwendet.

Extraktion einzelner großer Zotten aus dem Gelenk, notfalls unter geringer Erweiterung der Stichinzision. Redondrainage.

2. Weiterer Verlauf

Der Erfolg des kleinen arthroskopischen Eingriffes ist unmittelbar und anhaltend, sofern die Indikationsstellung richtig war. Die Beeinträchtigung des Patienten ist kaum größer als bei einer diagnostischen Arthroskopie.

Nach einem Kontusionstrauma ein Jahr vor der Arthroskopie traten bei einem 25jährigen Patienten rezidivierende, therapieresistente Gelenkergüsse auf. Überdies kam es zu Blockierungen des Kniegelenkes in Streckstellung mit Hemmung der Beugung. Druckdolenz parapatellar medial. Intraartikuläre Kortisoninjektionen brachten keine Besserung.

Bei der Arthroskopie fand sich ein massiv trüber, intraartikulärer Erguß. Einziger pathologischer Befund an den intraartikulären Strukturen war eine riesige Synovialiszotte parapatellar medial, ödematös aufgetrieben, gerötet und fibrosiert, die weit ins Gelenk und hinter die Patella hineinreichte. Sie war 2,5 cm lang. Histologisch fand sich eine Synovialis mit ausgeprägter lymphoplasmazellulärer, teils fibrinöser Entzündung und Fibrose mit herdförmigen Hämosiderinablagerungen an der Oberfläche.

Der Patient wurde unmittelbar nach dem arthroskopischen Eingriff beschwerdefrei. Eine erneute Ergußbildung ist nie mehr aufgetreten.

Ein 48jähriger Patient verspürte beim Aufstehen aus der Hocke ein Krachen im Kniegelenk. In der Folge Ergußbildung und Streckhemmung sowie alle Zeichen einer Meniskusverletzung im Hinterhornbereich medial. Mit dieser Diagnose wurde auch arthroskopiert. Überraschenderweise fand sich eine akute Synovialiszerreißung im hinteren medialen Gelenkabschnitt: Bei Streckung wurden große, losgerissene und blutunterlaufene Synovialiszotten über das Hinterhorn des medialen Meniskus ins Gelenk eingeschlagen und dort eingeklemmt. Sie wurden von vorne mit der aufwärts gebogenen Stanze stückweise abgetragen. Völlige Beschwerdefreiheit nach 10 Tagen.

B. Synovektomie

Die Synovektomie durch Arthrotomie war durch eine langwierige, aufwendige Nachbehandlung gekennzeichnet mit längerer Hospitalisation, intensiver und langdauernder physikalischer Therapie und oft Mobilisationen des Kniegelenkes in Narkose. Es bestand dabei immer die Gefahr einer späteren Bewegungseinschränkung. Der Verlauf nach arthroskopischer Synovektomie ist trotz derselben großen Wundfläche im Innern des Kniegelenkes um vieles günstiger. In der Regel kann das präoperative Bewegungsausmaß schon nach 10 Tagen erreicht werden. Wir hospitalisieren diese Patienten einige Tage; der Eingriff wird anderenorts aber auch ambulant durchgeführt [503].

1. Indikation

Unumstrittene Indikationen zur Synovektomie sind die synoviale Chondromatose und die villonoduläre Synovitis sowie die therapieresistenten Synovitiden bei Autoimmunkrankheiten (z. B. Morbus Crohn). Bei sorgfältiger Selektion ist sie auch bei der primär chronischen Polyarthritis und bei der chronischen Synovitis des Hämophilen indiziert. In diesen Fällen kommt ihr eine prophylaktische Bedeutung zu, um der weiteren Gelenkzerstörung vorzubeugen. Bei der chronischen posttraumatischen Synovitis mag sie erwogen werden, wenn keine behebbaren intraartikulären Schäden bestehen und sich die massive Ergußbildung als therapieresistent erweist.

2. Operatives Vorgehen

Die arthroskopische totale Synovektomie ist keine leichte Operation. Sie braucht vor allem viel Geduld und einen **klaren Operationsplan,** damit sie so vollständig wie möglich erfolgt und keine Schleimhautareale vergessen werden. Die Operationszeit ist schon durch die Dauer der Blutleere beschränkt. Viel ist in kurzer Zeit zu tun.

3. Instrumente

Die Verwendung eines **motorgetriebenen Instrumentariums** ist unerläßlich (s. Kap. 2). Der originale synovial resector des Dyonics Advan-

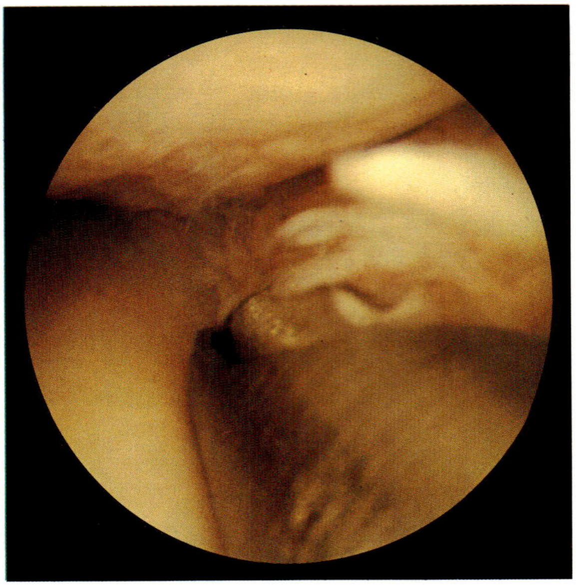

Abb. 142
Arthroskopische Synovektomie mit dem synovial resector.

ced Arthroscopic Surgical System hat sich als Standardinstrument bewährt [588], wobei für die Arbeit im Femoropatellargelenk und im vorderen Femorotibialgelenk ein großes Instrument (5,5 mm), für die Arbeit im Bereich der Interkondylärgrube und ober- wie unterhalb der Menisken sowie im hinteren Gelenkabschnitt ein 3,5-mm-Instrument verwendet wird. Wir bevorzugen den full radius resector nach Rosenberg, der aggressiver ist; auch er ist in den beiden oben angegebenen Größen erhältlich (Abb. 142).

Die Flüssigkeitszufuhr durch das Arthroskop genügt keinesfalls. Es wird eine dicke, metallene Spülkanüle verwendet, die zu Beginn der Operation durch den oberen medialen Zugang eingeführt wird. Die Verwendung einer Rollenpumpe zur gesteigerten Flüssigkeitszufuhr und besseren Aufblähung des Gelenkes ist günstig. Der Flüssigkeitsausfluß erfolgt durch das Resektionsinstrument unter Sog.

4. Zugänge

Von den vier Standardzugängen aus (Abb. 143) können alle Gelenkabschnitte mit Ausnahme des hinteren Recessus bequem erreicht werden, wobei in der Regel das Arthroskop beim Arbeiten im Femoropatellargelenk, den parakondylären Schlammgruben und im Bereich des Recessus superior vom vorderen lateralen Zugang aus eingeführt bleibt. Entschließt man sich zur zusätzlichen Synovektomie auch im Bereich des Recessus superior können ein zusätzlicher hinterer lateraler und/oder medialer Zugang gewählt werden. Hier empfiehlt es sich, zur Wahl der Hautinzision zunächst probatorisch eine Injektionskanüle ins Gelenk einzuführen.

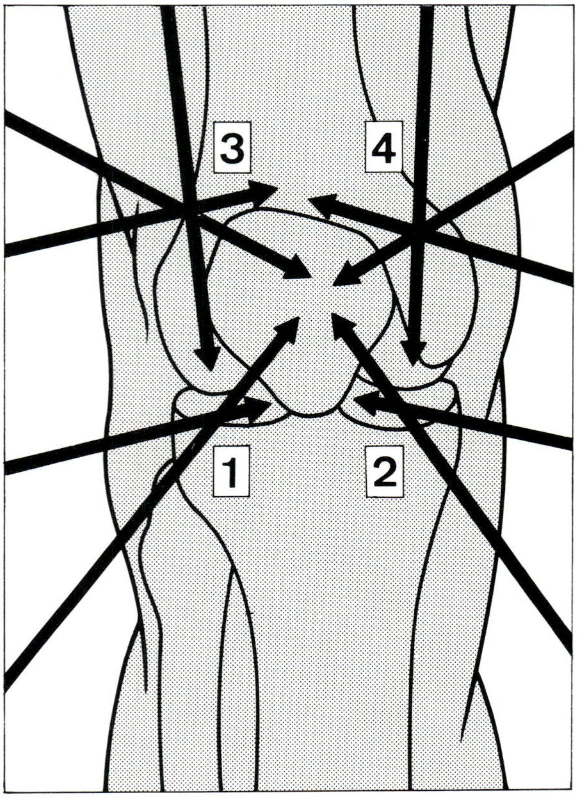

Abb. 143
Die vier Standardzugänge für die Synovektomie.

5. Diagnostische Arthroskopie

Bevor mit der Synovektomie begonnen wird, wird immer zunächst das gesamte Gelenk arthroskopisch untersucht. Bedingen allfällige Zusatzschäden (z. B. Meniskusläsionen, Plicae, Knorpelschäden) eine operative Therapie, die mit konventionellen arthroskopischen Instrumenten vorgenommen wird, wird diese vor der Synovektomie vorgenommen. Werden dazu motorgetriebene Instrumente gebraucht, erfolgt deren Einsatz im Laufe der Synovektomie bei der entsprechenden Lokalisation.

6. Tiefe der Resektion

Sie wird durch den Druck bestimmt, mit dem das Resektionsinstrument gegen die Synovialis gebracht wird. Am tiefsten wird dann reseziert, wenn von außen ein Gegendruck gegen die Synovialis gegeben wird. Die Tiefe der Resektion richtet sich nach der Art der Synovitis. Werden Synovialisanteile im Resektor eingeklemmt, genügt meistens das Wechseln der Drehrichtung, um das Instrument zu befreien.

Am Schlusse der Operation wird noch einmal eine sorgfältige Inspektion vorgenommen, das Gelenk gründlich ausgespült und eine Redondrainage eingelegt.

7. Nachbehandlung

Lagerung des Beines auf der motorisierten Bewegungsschiene bis die ersten postoperativen Schmerzen abgeklungen sind; dann Mobilisation unter Belastung. Ein wesentlicher Hämarthros wird punktiert. Hospitalisation so lange, bis der Patient ohne Angst gut mobilisiert ist, was meistens 3–4 Tage nach der Operation der Fall ist. Neben Schmerzmedikation nach Bedarf ist auch hier die Anwendung von Antiphlogistika für etwa 3 Wochen günstig.

10. Durchtrennung von Narbensträngen, Lösen von Verwachsungen

A. Einzelne Narbenstränge

Einzelne Narbenstränge und Adhäsionen, vor allem im Bereich des Femoropatellargelenkes, des Recessus superior und parapatellar (Abb. 144 und 145) können leicht unter arthroskopischer Sicht durchtrennt werden. Es handelt sich dabei um eine sehr dankbare kleine Operation ohne nennenswerte Morbidität. Werden solche Narbenstränge unerwartet bei der arthroskopischen Untersuchung angetroffen, entscheidet das klinische Bild der Beschwerden des Patienten, ob deren Durchtrennung sinnvoll ist oder nicht.

Abb. 144
Verwachungsstränge im Femoropatellargelenk.

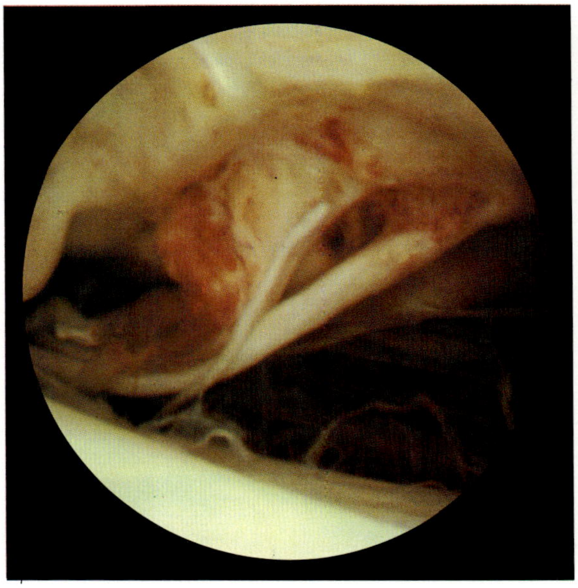

Abb. 145
Einzelner Narbenstrang im Femoropatellargelenk.

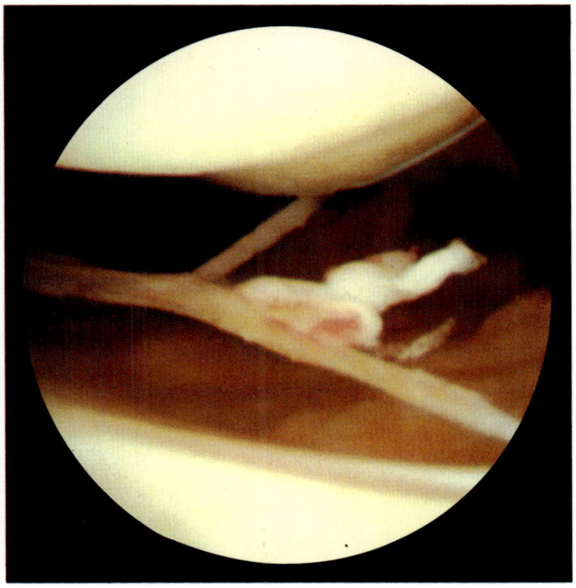

Operationstechnik
(Abb. 146)

Der Zugang für die Optik ist vorne lateral, das Operationsinstrument wird je nach Lage der Narbenstränge durch einen oberen lateralen oder medialen Zugang eingeführt, in der Regel von der Gegenseite des hauptsächlichsten Befundes. Jede Art von Stanzen kann verwendet werden; wir gebrauchen in der Regel einen Nasenpunch (s. S. 85). Alle mechanisch störenden Adhäsionen und Narbenstränge werden unter Sicht durchtrennt, bei wesentlicher lokalisierter Narbenbildung der Synovialis wird auch diese im Bereich der Narben eingekerbt. Eine Redondrainage erfolgt nur bei ausgedehnteren Durchtrennungen.

Die Operation wird ambulant durchgeführt, die Arbeitsunfähigkeit beträgt meist nur 1–4 Tage. Krankengymnastische Nachbehandlung mit Bewegungsübungen ist nur selten notwendig.

B. Ausgedehnte Adhäsionen

Ausgedehnte, relativ frische Adhäsionen nach Trauma oder Operation (innerhalb eines Jahres) sind die Domäne der **Kniemobilisation in Narkose,** die natürlich eine entsprechende langdauernde Nachbehandlung, zunächst auf der motorisierten Bewegungsschiene, später mit intensiven Bewegungsübungen erfordert. Sind solche Adhäsionen mehr lokalisiert, so daß ein arthroskopischer Überblick gewonnen werden kann, können diese auch unter Sicht arthroskopisch durchtrennt werden, wobei eine Stanze oder eine Schere verwendet werden. Der Gebrauch von elektrochirurgischen Instrumenten ist bei ausgedehnten Adhäsiolysen günstig, da die Blutung herabgesetzt wird. Das Kniegelenk wird immer anschließend in Narkose bewegt. Redondrainage.

Der Eingriff erfolgt am besten beim hospitalisierten Patienten mit postoperativer Lagerung auf der motorgetriebenen Bewegungsschiene und wird durch manuelle Bewegungsübungen, die einige Tage postoperativ aufgenommen werden, ergänzt. Eine adäquate Schmerztherapie ist, wie auch bei der Kniemobilisation in Narkose, entscheidend.

Der Versuch, solche Narbenstränge stumpf zu lösen oder gar mit dem Arthroskop selbst zu zerreißen, muß immer scheitern, da alte Vernarbungen aus außerordentlich festem Gewebe bestehen, sonst wären sie bei der Bewegung des Gelenkes längst zerrissen.

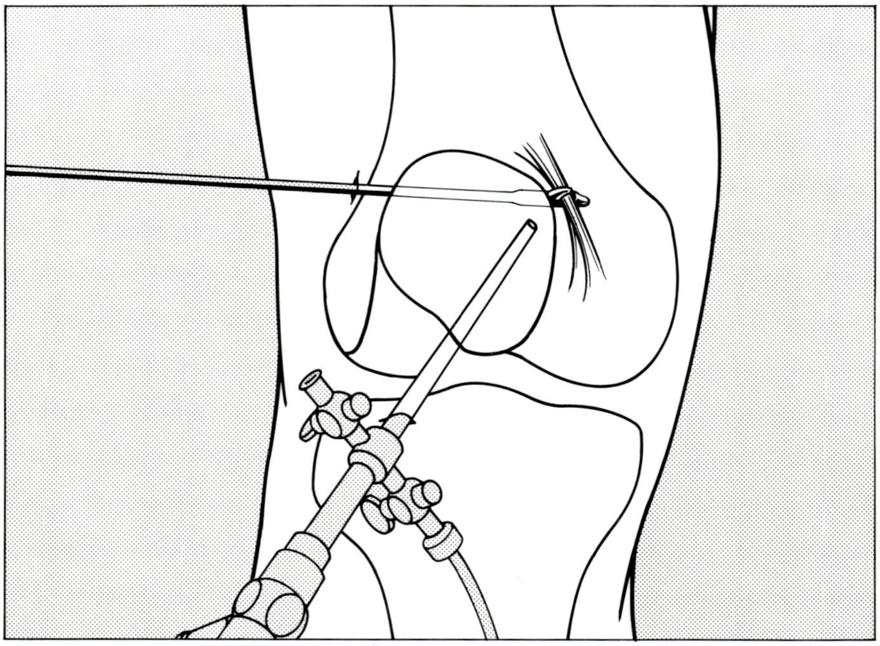

Abb. 146
Durchtrennen eines Narbenstranges unter arthroskopischer Sicht.

11. Arthroskopische Therapie bei Kreuzbandverletzungen

A. Prinzipielles

Der Wert der Arthroskopie für die **Diagnostik** frischer totaler oder partieller Kreuzbandrupturen und von Begleitverletzungen im Kniegelenk ist unbestritten. Wenn bei der chronischen Instabilität eine Kreuzbandrekonstruktion indiziert ist, ist die Arthroskopie zur Planung des operativen Vorgehens und für die Erfassung übriger Schäden im Innern des Kniegelenkes unerläßlich.

Zweifellos ist heute sowohl die **Naht der frischen vorderen Kreuzbandruptur** wie auch der **Ersatz des vorderen Kreuzbandes** arthroskopisch möglich. Sind sie aber auch sinnvoll? Hier sind viele Fragen offen. Folgende Gesichtspunkte müssen dabei berücksichtigt werden:

1. Die geringe Morbidität einer arthroskopischen Operation durch Vermeidung der Arthrotomie fällt in Anbetracht der erheblichen Morbidität durch die notwendige Ruhigstellung und Rehabilitation sowohl bei der Kreuzbandnaht wie bei der Kreuzbandrekonstruktion durch körpereigenes Gewebe kaum ins Gewicht, wobei im letzteren Fall ohnehin eine erhebliche Freilegung zur Transplantatentnahme erfolgen muß.
2. Sicher wird das operative Vorgehen im Innern des Kniegelenkes durch die Arthroskopie nicht erleichtert, sondern erschwert, und die Gefahr einer zu weit ventralen Plazierung des proximalen Bandansatzes besteht.
3. Es ist sicher sinnvoll, vorhandene Kreuzbandreste und Synovialisanteile in der Fossa zur Deckung oder Verstärkung eines Transplantates zu gebrauchen; diese können arthroskopisch nicht in optimaler Weise an das neue Band fixiert werden.
4. Von viel entscheidender Bedeutung als die Frage, ob ein Kreuzbandersatz durch Arthrotomie oder Arthroskopie durchgeführt werden soll, ist die Frage nach der Wahl des Transplantates. Es ist hier vor allem die Frage nach der prinzipiellen Berechtigung von Kunststofftransplantaten zu stellen. Die Idee ist bestechend, durch ein geschlossenes Vorgehen und in Anbetracht der sofortigen, belastbaren Stabilisierung des Gelenkes eine frühere Mobilisierung zu erzielen. Dem Kunststoffband haftet aber die Gefahr der mechanischen Schädigung und Ermüdung bei längerdauerndem Gebrauch und das hohe Risiko der sekundären Ruptur an. Überdies sind gerade Kunststoffbänder auf eine Reibung besonders empfindlich und bedingen eine sorgfältige Erweiterung im Bereich der Fossa intercondylica und die Abtragung aller, wenn auch nur kleiner arthrotischer Osteophyten in dieser Gegend (Notch-Plastik). Diese ist arthroskopisch schwierig.
5. Bei der Kreuzbandreinsertion im akuten Stadium ist das Fassen des abgerissenen Kreuzbandes durch die Naht arthroskopisch sicher schwieriger und immer irgendwie zufällig; dieser Operationsschritt ist aber für das spätere Einwachsen und die Vaskularisierung des Bandes entscheidend. Oft ist das Band so aufgefasert oder interligamentär gerissen, daß ohnehin eine Augmentationsplastik zu erwägen ist.
6. Die Vorteile des arthroskopischen Vorgehens sind also gering und werden mit operationstechnischen Schwierigkeiten erkauft, so daß nur bessere Resultate die arthroskopische Operationstechnik rechtfertigen würden.

Nun muß festgehalten werden, daß naturgemäß **Langzeitresultate** fehlen. Aber auch **kurzfristige** Resultate sind bei manchen Autoren keineswegs überzeugend und oft gerade bei objektiver Beurteilung schlecht [511, 512].

Die arthroskopische vordere Kreuzbandnaht und der arthroskopische Kreuzbandersatz müssen demnach heute immer noch als **experimentell** gelten. Es ist nichts dagegen einzuwenden, wenn auf dieser Grundlage größere Serien mit dieser Technik durchgeführt werden, um nähere Auskünfte über den Wert der Methode zu erhalten. Es ist aber kaum empfehlenswert, nur den einen oder anderen Patienten so zu operieren.

Aus diesen Überlegungen möchte ich davon absehen, diese Methoden konkret zu empfehlen oder ein Operationsverfahren darzustellen. Die folgenden Ausführungen sollen vielmehr einen Überblick über die Möglichkeiten geben.

B. Arthroskopische Versorgung frischer Kreuzbandrupturen

Die **Reinsertion des proximal abgerissenen Kreuzbandes** kann durch transossäre Naht [512, 516, 518, 576] erfolgen. Die Firma Arthrex bietet dafür ein spezielles ausgeklügeltes Instrumentarium an. Johnson [588] empfiehlt die Refixation des Kreuzbandes proximal mit einer Schraube oder mit Stapler, distal bei gleichzeitig abgerissenem Knochenfragment mit einer Schraube.

Wir selbst bevorzugen die offene Kreuzbandreinsertion, allenfalls mit primärer Augmentation. Bei gleichzeitiger Meniskusläsion, wenn eine Meniskusnaht nicht in Frage kommt, benutzen wir ein kombiniertes Vorgehen: Eine Resektion im Hinterhornbereich eines Meniskus erfolgt arthroskopisch, die Operation am Kreuzband selbst durch eine kleine Arthrotomie.

C. Ersatz des vorderen Kreuzbandes

Der von Dandy angegebene Kreuzbandersatz mit ungedeckten Kohlenstoffasern kann heute wohl nicht mehr empfohlen werden [576]. Klein verwendet ein Dacronband und hat das operative Vorgehen ausführlich beschrieben [513]. Über den Gebrauch von Dacronbändern haben auch Stadler et al. [517] und Bahuand et al. [507] berichtet. Benedetto verwendet das PTFE (Gore-Tex) Band [510], allerdings nur in Fällen ohne eigenes Ersatzmaterial. Über den Einsatz von Xenografts berichteten Stewart und Springer [519]. Autologes Material (Fascie oder Sehne, verstärkt mit PTS-Kordel) verwenden Rehm [514, 515] sowie Johnson (vorwiegend Semitendinosus Sehne) [588].

Zum Anlegen der entsprechenden Bohrkanäle stehen eine Reihe von Zielgeräten zur Verfügung, sei es auf der Basis eines das Knie umfassenden Bogens (Instrument Makar, Dyonics, Arthrex), sei es als konventionelles Zielgerät (Acufex) oder Zielgerät nach Rehm [515].

Wir selbst führen keine geschlossenen Kreuzbandersatzplastiken durch, verzichten aber nie auf die Arthroskopie vor einer geplanten Kreuzbandplastik und führen allenfalls als ersten Schritt die arthroskopische Korrektur intraartikulärer Begleitschäden durch, sofern diese arthroskopisch besser angegangen werden können als durch Arthrotomie (z. B. Meniskusresektionen im Hinterhornbereich). Die Wahl des Zuganges für die Plastik erfolgt je nach arthroskopischem Befund; wenn möglich wählen wir einen lateralen Zugang. Als Transplantat bevorzugen wir ein beidseits mit einem Knochenanteil versehenen Anteil des Ligamentum patellae und verwenden alles in der Interkondylärgrube befindliche Material, um das Transplantat zu decken oder zu «synovialisieren».

In vielen Fällen schafft aber die alleinige Meniskusresektion Schmerzfreiheit und gestattet dadurch den Aufbau der Muskulatur und eine gute muskuläre Kompensation der Bandinstabilität, so daß eine Kreuzbandplastik nicht indiziert ist. Eine allfällige Meniskusnaht führen wir nur im Zusammenhang mit einer gleichzeitigen Wiederherstellung der Stabilität durch Kreuzbandrekonstruktion durch, da die klassische Längsrißbildung im Meniskushinterhornbereich medial oder lateral ja als Symptom der Bandinstabilität betrachtet werden muß und die Heilung der Meniskusnaht bei anhaltender Instabilität fraglich ist.

D. Resektion von Kreuzbandanteilen

Nach partiellen oder totalen Kreuzbandverletzungen können bis zu 2 cm lange Kreuzbandstummel ins Gelenk eingeschlagen werden und dadurch wesentliche Beschwerden verursachen. Dies ist besonders der Fall, wenn Knochenfragmente aus der Eminentia intercondylica ausgerissen waren. Ist eine plastische Rekonstruktion des Bandes nicht indiziert, sollten die frei beweglichen Kreuzbandanteile arthroskopisch entfernt werden.

Die Operationstechnik ist dieselbe wie bei jeder intraartikulären arthroskopischen Resektion: Der Kreuzbandstummel oder der gestielte Knochenanteil wird mit einer kleinen Kocherklemme gefaßt, angespannt und unter arthroskopischer Sicht an seiner Basis mit einer kleinen, separat eingeführten Schere abgetrennt. Bei günstiger Lage erfolgt das Abtragen mit der Schere allein.

Ein Beispiel zeigt Abbildung 147: Bei der 23jährigen Studentin war kein Kniegelenktrauma bekannt, als Schmerzen im linken Knie auftraten. Arthroskopisch fand sich ein dicker, proximal gestielter Stummel des vorderen Kreuzbandes, an dessen Ende ein knöcherner Körper saß, offensichtlich ein alter Ausriß aus der Eminentia intercondylica. Etwa ein Viertel des vorderen Kreuzbandes war noch intakt. Auch in Narkose konnte keine Kniegelenkinstabilität nachgewiesen werden. Die zerrissenen Kreuzbandanteile wurden arthroskopisch an ihrem proximalen Ansatz und der Kreuzbandstummel zusammen mit dem knöchernen Fragment entfernt. Der postoperative Verlauf war unauffällig: Die Patientin konnte am nächsten Tag ihr Studium wieder aufnehmen und wurde beschwerdefrei.

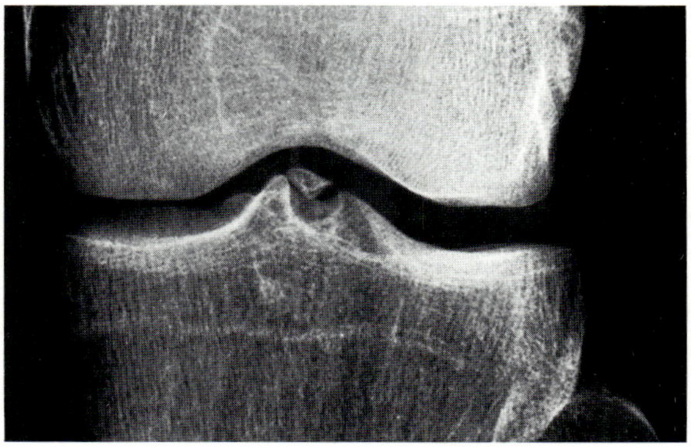

Abb. 147
Partieller distaler Ausriß des vorderen Kreuzbandes mit Knochenfragment. Arthroskopische Resektion des losgelösten Kreuzbandanteils mit dem Knochenstück.

12. Operationen bei Osteochondrosis dissecans und bei traumatischen Knorpel-Knochenabsprengungen

A. Osteochondrosis dissecans

Neben normalen Röntgenaufnahmen und Tomogrammen ist eine arthroskopische Abklärung bei Osteochondrosis dissecans immer dann zwingend, wenn ein operatives Vorgehen erwogen wird. Sie ergibt wesentliche Informationen über die Schädigung des Gelenkknorpels selbst, über die Stabilität des Dissektates und seine genaue Lage, über den Zustand der ossären Abstützung bei intaktem Knorpelbelag und über weitere Schädigungen des Gelenkes. Bei bereits losgelöstem Fragment kann einerseits Ausmaß und Zustand des Defektes, andererseits die Lage und der Zustand des freien Fragmentes arthroskopisch gut beurteilt werden; daraus ergibt sich auch der Entscheid, ob das Dissektat entfernt werden muß oder replantiert werden kann.

In der Folge soll nicht auf Indikationen und Durchführung einer konservativen Behandlung eingegangen werden, sondern es sollen lediglich die arthroskopisch operativen Möglichkeiten dargestellt werden.

1. Subchondrale Spongiosaplastik bei intaktem Knorpelbelag

Findet sich bei der Arthroskopie ein intakter Knorpelbelag, wird das geschädigte Areal mit dem Tasthäkchen palpiert. In einzelnen Fällen kann dabei ein völliger Verlust der subchondralen Abstützung festgestellt werden: Der Knorpel läßt sich beträchtlich eindrücken und kehrt nach Nachlassen des Druckes wie bei einem Pingpongball federnd wieder in seine ursprüngliche Lage zurück. In diesen Fällen muß damit gerechnet werden, daß der noch intakte Knorpel mit der Zeit aufbricht und zugrunde geht. Die Unterfütterung des Knorpels mit einer Spongiosaplastik vor der Ablösung des Knorpelbelages erscheint eine rationale Therapie und ist praktisch immer erfolgreich. Wir ziehen diese einer Anbohrung der subchondralen Schicht durch den Knorpel des Fragmentes hindurch selbst, wie beispielsweise von Johnson vorgeschlagen [588], vor, da beim letztgenannten Vorgehen der ohnehin prekäre Knorpel immer wesentlich geschädigt wird.

Subchondrale Spongiosaplastik unter arthroskopischer Sicht, eigene Technik
(Abb. 148)

Kombiniertes Vorgehen mit Arthroskopie und Röntgenbildverstärker. Der Knorpel des geschädigten Areals wird mit dem Arthroskop unter entsprechender Flexion des Kniegelenkes von der Gegenseite betrachtet, beim klassischen Befund am medialen Femurkondylus also durch einen lateralen Zugang. Durch eine kleine Inzision leicht oberhalb des betroffenen Fermurkondylus wird der Knochen freigelegt. Unter Bildverstärkerkontrolle wird nun ein 6-mm-Bohrer durch den Femurkondylus ins geschädigte Knochengebiet so weit vorgetrieben, daß zwar die Bewegungen des Bohrers unter dem Knorpel im arthroskopischen Blickfeld sichtbar werden, ohne daß der Knorpel selbst durchbohrt wird. Durch leichtes Kippen des Bohrers und mit kreisförmigen Bewegungen wird nun das gesamte subchondrale geschädigte Gebiet angebohrt und eröffnet. In den so entstandenen Raum werden nun durch einen zweiten Arthroskopschaft, der in den Bohrkanal eingeführt wird, und unter Verwendung des stumpfen Obturators als Stöpsel reichlich Spongiosabröckel eingebracht, bis die gesamte Höhle aufgefüllt und voll gepreßt ist, immer unter arthroskopischer Kontrolle. Bei der Palpation vom Gelenk her kann nun der Knorpelbelag kaum mehr eingedrückt werden. Redondrainage in die kleine suprakondyläre Operationswunde.

Die Mobilisierung ohne Belastung kann in der Regel am folgenden Tag erfolgen. Der Belastungsbeginn richtet sich nach dem radiologischen Verlauf, wobei immer mindestens 8 Wochen entlastet werden.

2. Osteochondrosis dissecans in situ oder nur partiell losgelöst

Ist das Knorpelknochenfragment losgelöst, liegt aber noch an seiner ursprünglichen Stelle, oder ist es bei Haftung an einer Knorpelbrücke nur gestielt abgelöst und dadurch gut reponierbar, kann es unter arthroskopische Sicht fixiert werden. Da Spickdrähte oder Pins eine schlechtere Fixierung ergeben und zudem wandern oder brechen können, bevorzugen wir kleine **AO-Zugschrauben.** Die Stabilität bei Verwendung von Fibrinkleber scheint uns ungenügend.

Technik der arthroskopischen Schraubenfixation
(Abb. 149 a und b)

Arthroskop von der Gegenseite. Bei teilweise losgelöstem Fragment erfolgt zunächst das Débridement und die Anfrischung der Knochen

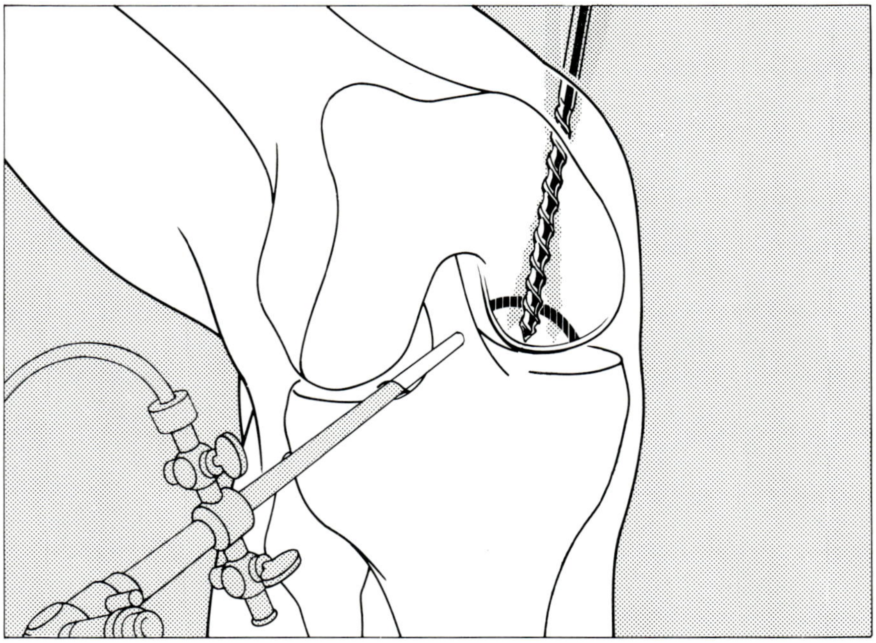

Abb. 148
Subchondrale Spongiosaplastik unter arthroskopischer Sicht: Eröffnen und Aufbohren des subchondralen Raumes.

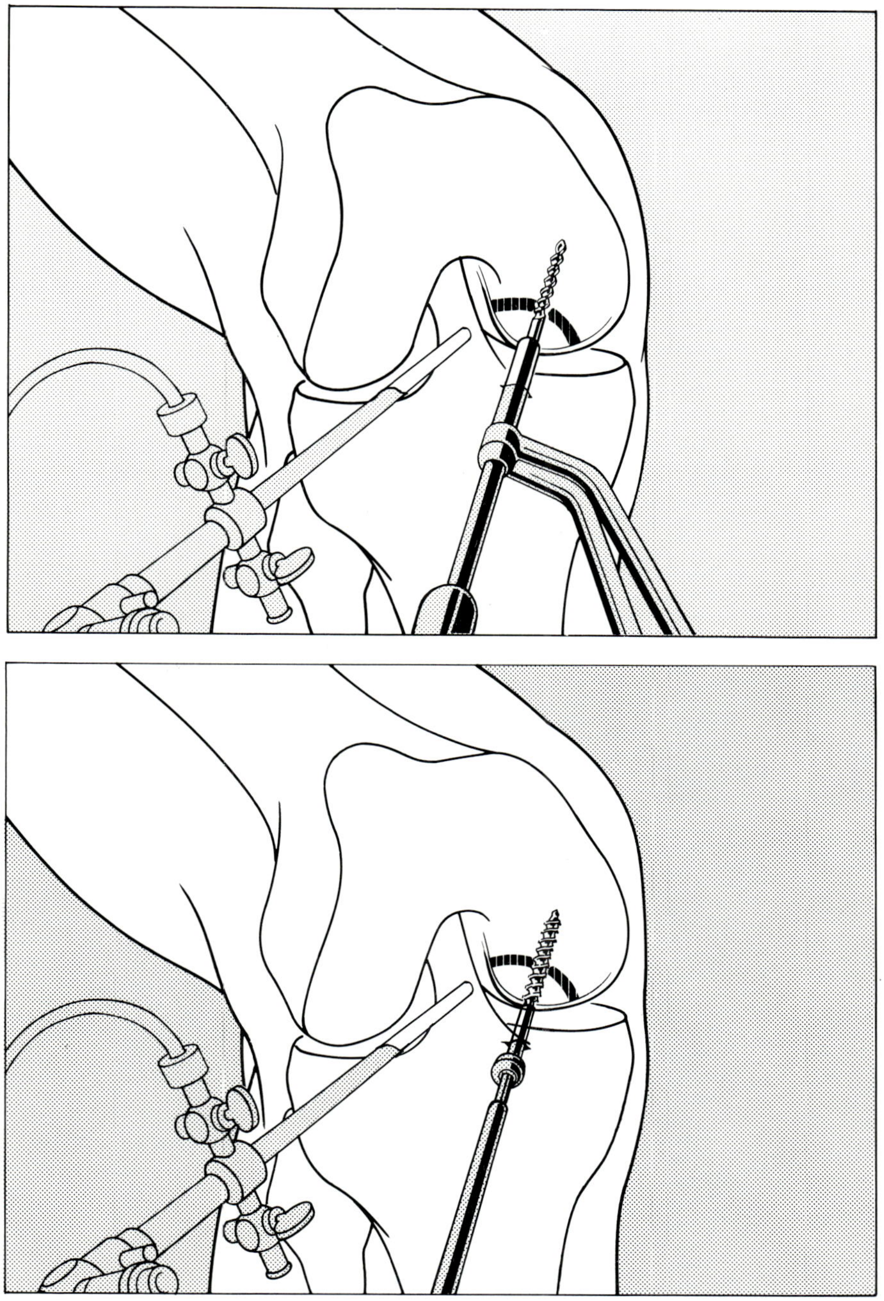

Abb. 149a und b
Technik der arthroskopischen Fixation einer Osteochondrosis dissecans in situ mit Schraube.

fläche im Mausbett sowie auf der Rückfläche des Fragmentes selbst. Das Fragment wird dann mit dem Tasthäkchen reponiert.

Durch die vorgesehene Inzisionsstelle zum Einbringen der kleinen Spongiosaschraube wird eine Injektionskanüle ins Gelenk eingeführt. Das Knie wird so weit flektiert, daß die Injektionskanüle senkrecht auf die Knorpelfläche am vorgesehenen Einbringungsort der Schraube auftrifft. Nötigenfalls wird die Eintrittsstelle der Probekanüle neu gewählt.

Die gewählte Flexionsstellung wird strikte beibehalten. Durch eine kleine Hautinzision wird nun unter Verwendung eines Gewebeschutzes mit dem Bohrer entsprechender Größe der Schraubenkanal vorgebohrt (Abb. 150 a). Mit dem Gewindeschneider wird das Gewinde vorgeschnitten (Abb. 150 b) und schlußendlich die Schraube eingedreht (Abb. 150 c). Die Zugschraube ist so lange zu wählen, daß bei Beginn des Eintretens in den Knorpel der Schraubenkopf noch aus der Inzision vor-

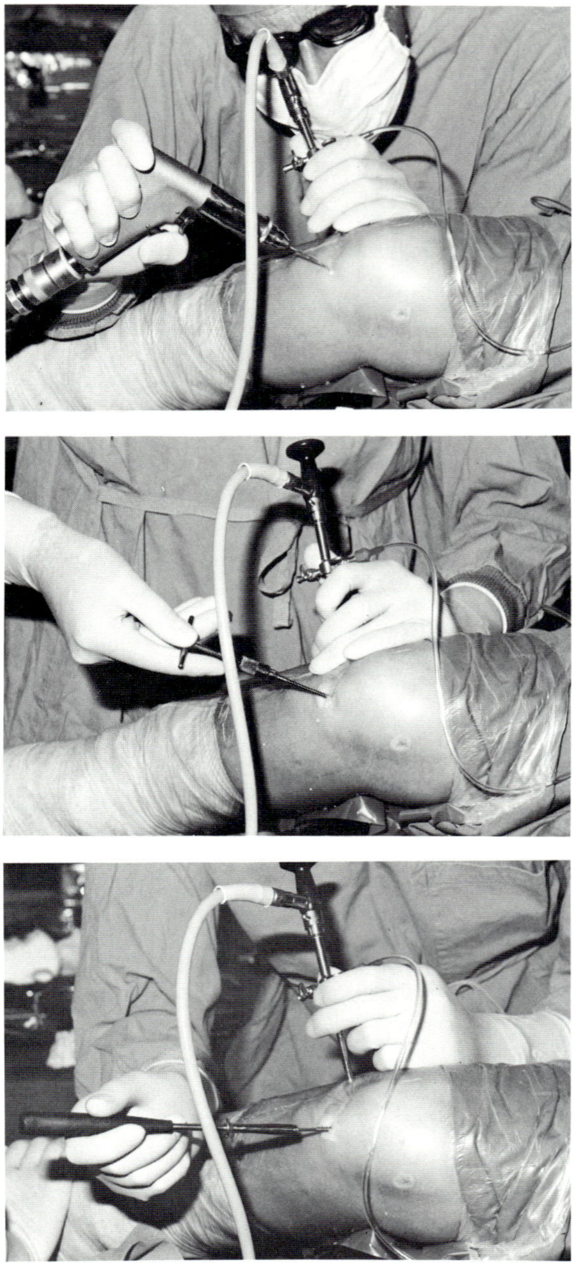

a

b

c

Abb. 150a bis c
Schraubenfixation einer Osteochondrosis dissecans in situ.

steht. So kann die Schraube leicht in der richtigen Richtung geführt werden und auch die spätere arthroskopische Entfernung wird erleichtert (Abb. 151).

Bei entsprechender Größe oder Instabilität des Fragmentes wird eine zweite Schraube eingebracht, wobei wiederum Richtung und allfällige zweite Inzision durch Vorsondieren mit einer Injektionskanüle bestimmt werden.

Der Eingriff ist gut ambulant möglich. Mobilisation mit Krücken ohne Belastung. Entlastungszeit entsprechend der individuellen Situation, bei belasteten Gelenkanteilen mindestens 8 Wochen. Arthroskopische Schraubenentfernung bei radiologisch gesichertem Durchbau.

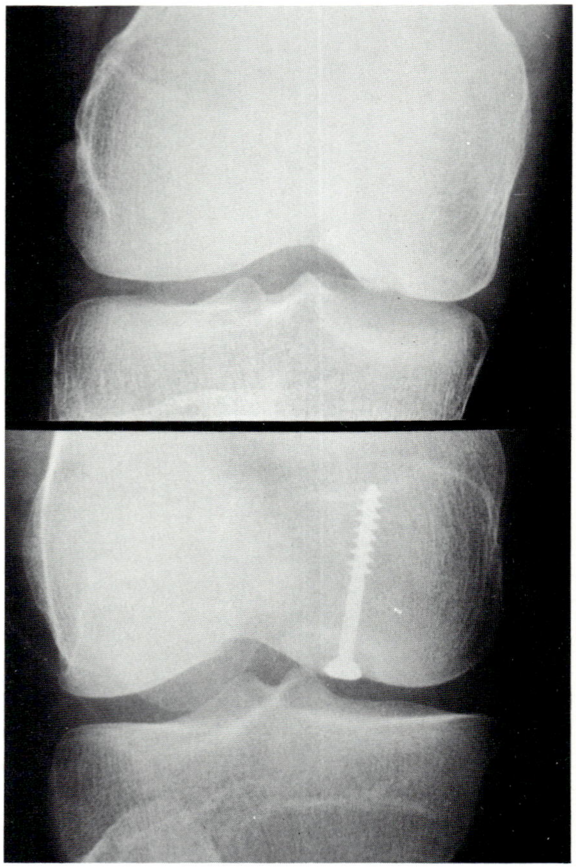

Abb. 151
Geschlossene Reposition und Schraubenfixation einer wenig dislozierten Osteochondrosis dissecans.

3. Völlig losgelöstes, disloziertes Fragment

Der arthroskopische Befund entscheidet darüber, ob das Fragment replantiert werden kann oder als freier Gelenkkörper entfernt werden muß. Bei Replantation und Refixation empfiehlt sich in der Regel das arthroskopische Vorgehen nicht, da die Anfrischung mit Entfernung des gebildeten Bindegewebes am Fragment selbst arthroskopisch nicht befriedigend erfolgen kann und die Einpassung wegen der immer schon bestehenden Inkongruenz schwierig ist.

Ist das Fragment nicht replantierbar, wird es gemäß den im Abschnitt über die Entfernung freier Gelenkkörper geschilderten Techniken aus dem Gelenk extrahiert. Je nach Befund und Gesamtsituation wird das Mausbett unberührt belassen oder eine der folgenden Techniken angewandt:

1. Belassen des Defektgrundes und Abtragen des Knorpels an den Defekträndern, um einen kantenfreien, glatten Übergang vom erhaltenen Knorpel in den Defekt zu erzielen (der Saugpunch von Dyonics eignet sich ausgezeichnet dafür).
2. Anbohren des Defektgrundes, eine kontrovers beurteilte Maßnahme.
3. Einplanen einer autologen oder – sofern möglich – einer homologen Knorpel-Knochentransplantation.

B. Refixierung einer akuten traumatischen Knorpel-Knochenabsprengung

Entschließt man sich in dieser Situation zur Refixierung des Fragmentes, werden nach gründlichem Ausspülen Fibrin und Blutkoagula entfernt. Die arthroskopische Reposition des Fragmentes kann sehr schwierig sein. Ein Versuch lohnt sich; es darf aber nur eine optimale Reposition akzeptiert werden, sonst wird besser offen reponiert, da die spätere Prognose nicht von der Operationstechnik, sondern von der optimalen Reposition abhängt. Die arthroskopische Fixation erfolgt nach der oben angegebenen Technik mit einer kleinen Zugschraube, wobei sich bei instabiler Lage des reponierten Fragmentes die provisorische Fixierung mit einem dünnen Kirschnerdraht empfiehlt. Postoperativ Redondrainage, Lagerung auf der motorgetriebenen Bewegungsschiene.

13. Operationen bei Knorpelschäden und bei Gonarthrose

A. Grundsätzliche Überlegungen

Der Wert einzelner operativer Schritte bei Knorpelschäden und bei Gonarthrose ist schwierig zu erfassen, da oftmals mehrere operative Schritte gleichzeitig erfolgen und es sich um Maßnahmen handelt, die zwar die mechanische Situation verbessern können, aber nicht eigentlich zur Heilung führen. Es gibt viele operative Maßnahmen, die mit einer geringen Morbidität verbunden sind und die eine einleuchtende, klare rationale Grundlage haben, nämlich die Beseitigung von mechanisch, die Gelenkfunktion störenden Strukturen oder die Beseitigung von Störfaktoren, die zur Synovitis und zum Gelenkerguß führen. So erscheint es plausibel, freie Gelenkkörper zu entfernen, sich loslösende Knorpelanteile abzutragen und zu versuchen, beim schwer aufgebrochenen Gelenkknorpel wieder eine glatte Fläche zu schaffen, teilweise losgelöste Meniskusanteile abzutragen oder Rißbildungen zu beheben. All das kann mit dem Begriff der Gelenktoilette zusammengefaßt werden. Es scheint auch sinnvoll, selbst beim schwergeschädigten Kniegelenk mechanisch eindeutig störende Osteophyten abzutragen oder den normalen Gleitweg der Patella wieder herzustellen, allenfalls auch erhebliche Achsenabweichungen im Kniegelenk selbst zu korrigieren.

Mit der Idee der Abrasionsarthroplastik von L. Johnson [588] wird aber ein weiterer, fragwürdigerer Schritt getan: Es soll neuer Knorpel entstehen, wie wir wissen von minderwertiger Qualität. Dies kann auch erzielt werden, allerdings für den Preis einer großen, fast zerstörerischen Operation, einem Gehen an Krücken von bis zu 12 Wochen ohne Belastung und einer enorm langen weiteren Nachbehandlung und Rehabilitation.

Bis nicht weitere klare Informationen über den Nutzen eines solch eingreifenden Vorgehens vorliegen, bescheide ich mich selbst mit der Beseitigung der Störfaktoren und mit der Wiederherstellung einer möglichst glatten Gelenkfläche, selbst wenn es gelegentlich nur Knochen und nicht neuer Knorpel ist.

B. Entfernung von freien Gelenkkörpern

Knorpelabrieb oder größere freie Gelenkkörper werden mit den in Kap. 7 geschilderten Methoden selbstverständlich entfernt, das Gelenk ausgiebig gespült.

C. Knorpelglättung (Abrasio)

1. Indikation zur arthroskopischen Knorpelglättung

Sich loslösende Knorpelanteile im aufgebrochenen Gelenkknorpel abzutragen, Knorpelunebenheiten und scharfe Kanten zu glätten und bei wesentlichen Unebenheiten eine möglichst glatte Gelenkfläche wieder herzustellen, ist sicher sinnvoll. Es ist auch sinnvoll, dies beim älteren Patienten, bei ausgedehnten Schäden oder wenn es sich nur um eine Zusatzoperation bei einer anderen arthroskopischen Operation handelt, auf arthroskopischem Wege zu tun.

Wenn man jedoch die Schwierigkeiten kennt, bei einer Arthrotomie durch Abrasio im geschädigten Knorpel eine glatte Oberfläche zu erzielen, wird man verstehen, daß mit einer arthroskopischen Glättung niemals eine gleich ebene Knorpelfläche erzielt wird wie bei der Abrasio durch Arthrotomie.

Aus diesem Grund bevorzugen wir bei der Chondropathia patellae beim jugendlichen Patienten die kleine laterale Arthrotomie, die mit nur wenig mehr Morbidität verbunden ist als die arthroskopische Operation. Oftmals sind in dieser Situation auch weitere Eingriffe wie eine laterale Retinaculumspaltung oder eine Verlagerung der Tuberositas tibiae indiziert, so daß kein Vorteil mehr im wesentlich gröberen und schwierigeren arthroskopischen Vorgehen liegt.

2. Arthroskopische Knorpelabtragung (Abrasio)

Verwendung des Saugpunchs

Für die Abtragung am Femurkondylus, am Tibiaplateau und bei weniger ausgeprägten Lä-

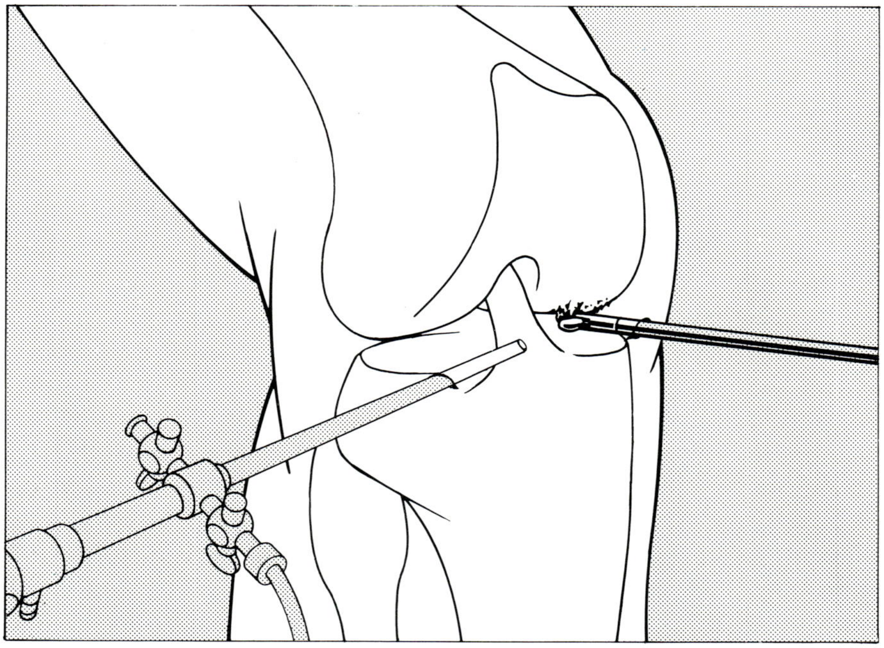

Abb. 152
Knorpelbegradigung am medialen Femurkondylus mit dem Saugpunch. Das Instrument wird vor allem tangential zur Knorpeloberfläche geführt.

Abb. 153
Abtragen von sich loslösenden Knorpelanteilen am Femurkondylus mit dem Saugpunch.

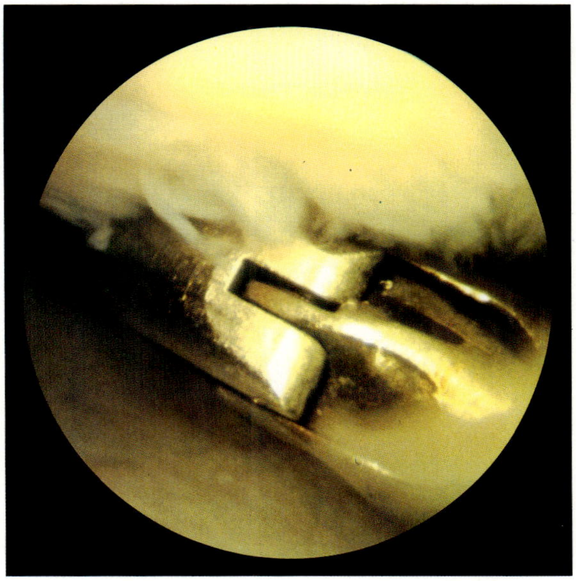

sionen auch an der Patellarückfläche und am femoralen Gleitlager eignet sich hervorragend der Saugpunch von Dyonics, und zwar in seiner größeren Ausführung (5,2 mm). Wir bevorzugen ihn für umschriebene Knorpelabtragungen, weil damit jeder Biß genau kontrolliert ist und nicht ungewollt gesunder Knorpel entfernt wird. Durch fortgesetztes Abbeißen mit tangential am Knorpel angelegtem Instrument (Abb. 152 und 153) werden die sich loslösenden Knorpelanteile abgetragen und dann versucht, zwischen der geschädigten Zone und dem normalen Knorpel einen möglichst glatten, stufenlosen Übergang zu schaffen. Die abgetragenen Anteile werden nach jedem Biß durch den Schaft des Instruments selbst nach außen evakuiert. Es empfiehlt sich, eine kleine sterile Reinigungsbürste bereit zu haben, da bei dieser Indikation das Instrument oft verstopft. Wird der Saugpunch nur in die Saugerflasche abgeleitet, ohne Sog anzuwenden, genügt die kontinuierliche Spülung durch das Arthroskop aus einer hochhängenden Infusionsflasche für die Wasserzufuhr, entsprechend unserer Technik bei der Routinearthroskopie.

Gebrauch von motorgetriebenen Instrumenten

Diese sind rascher, in ihrer Wirkung aber weniger kontrollierbar. Es besteht die Gefahr, unbeabsichtigt auch gesunde Knorpelanteile abzutragen. Alle Shaversysteme arbeiten unter Sog, so daß eine separate, großzügige Flüssigkeitszufuhr erfolgen muß.

D. Laterale Retinaculumspaltung

1. Indikation

Ein lateral release ist kein Allerwelts-Heilmittel für den Patellaschmerz. Er scheint uns nur indiziert, wenn Knorpelschäden auf der Rückfläche der Patella bestehen und gleichzeitig eine Lateraldeviation oder laterale Abkippung der Patella. Wir prüfen während der Arthroskopie die Stellung der Patella und den Zeitpunkt ihrer zentralen Einstellung im femoralen Gleitlager, indem wir durch das außerhalb der Gelenkflächen liegende und von der normalen vorderen lateralen Inzision eingeführte Arthroskop den Bewegungsablauf der Patella bezüglich des Gleitlagers während zunehmender Flexion und dann wieder während der Extension betrachten (s. Teil I).

Verläuft die Patella immer mittelständig oder stellt sie sich bei geringer lateraler Abkippung in einem Winkel von 20–30° zentral ein, sehen wir keine Indikation zur lateralen Retinaculumspaltung; im Gegenteil besteht die Gefahr, daß es dadurch zu einer Medialdeviation der Patella kommt.

Ist der Q-Winkel sehr groß, kann nicht erwartet werden, daß die Spaltung des lateralen Retinaculums die Fehlstellung der Patella allein korrigiert. In der Regel führen wir bei einem Q-Winkel über 20° zusätzlich die Medialisierung der Tuberositas tibiae durch. Aufgebrochener Knorpelbelag an der Patellarückfläche oder am femoralen Gleitlager werden mit einer zusätzlichen (meist offenen) Abrasio behandelt.

2. Operatives Vorgehen

Wir bevorzugen das offene Vorgehen durch kleine parapatellare Inzision, weil dadurch eine zuverlässige Blutstillung möglich ist und die Durchtrennung wirklich alle zügelnden Strukturen der Patella erfassen kann. Die Blutung ist denn auch das Hauptproblem beim endoskopischen lateral release wegen der fast unausweichlichen Durchtrennung der A. genicularis sup. lat. oder ihrer Äste [530, 531]; diese Komplikation kann durch die Verwendung des Elektromessers wesentlich vermindert werden. Wir bevorzugen die offene Methode aber auch, weil wir beim jüngeren Patienten bei schwer aufgebrochenem Gelenkknorpel der Patellarückfläche oder des femoralen Gleitlagers die Knorpelglättung auf offenem Weg vorziehen (s. oben) oder, weil wir, falls die vorher immer durchgeführte Arthroskopie keine Indikation zum Eingreifen am Gelenkknorpel zeigt, die Synovialis geschlossen lassen können. Die Morbidität zwischen arthroskopischer und offener Retinaculumspaltung ist nicht wesentlich verschieden; die Hospitalisationszeit beim offenen lateral release ist kurz. Die Lagerung auf einer motorgetriebenen Bewegungsschiene postoperativ ist günstig.

E. Abtragung von Osteophyten

Es ist das Ziel dieser Operation, **mechanisch störende Osteophyten** zu entfernen. Das Röntgenbild erweckt Verdacht auf diese Situation; eine Beurteilung ist jedoch nur bei Arthroskopie während Flexion und Extension des Gelenkes unter Sicht möglich.

Wo liegen solche störende Osteophyten?

1. Der am häufigsten arthroskopisch entfernte Osteophyt liegt an typischer Lage und ragt wie ein Stalagmit medial neben dem Ansatz des vorderen Kreuzbandes vom vorderen Tibiaplateau auf (Abb. 154). Dieser Osteophyt kann bis 1½ cm hoch werden und dann auch zur Extensionshemmung führen.
2. Mechanisch störende Osteophyten finden sich auch an der Fossa intercondylica, bevorzugt medial. Sie reiben dann am

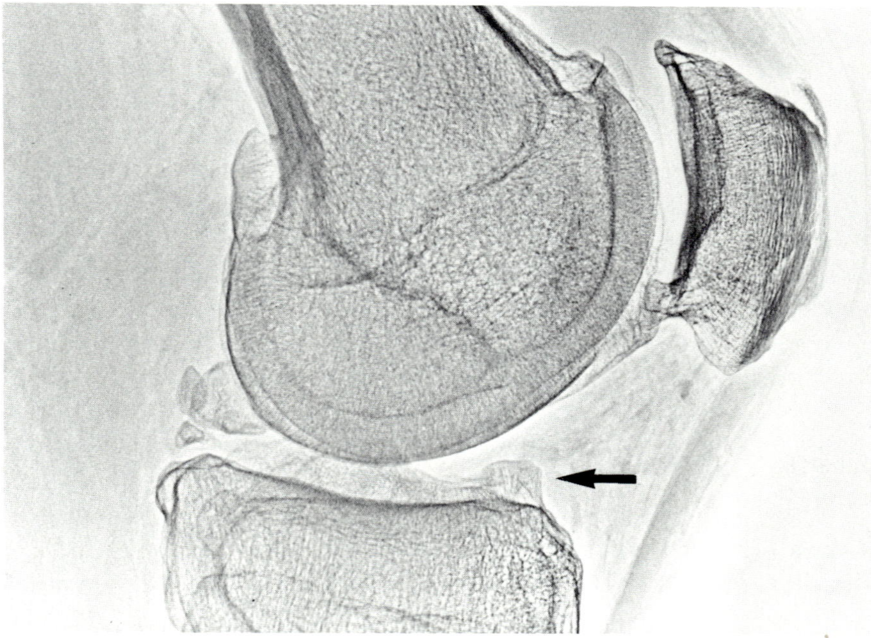

Abb. 154
Osteophyten bei Gonarthrose. Davon ist ein besonders charakteristischer der Stalagmit am Tibiaplateau vorne, medial neben dem Ansatz des vorderen Kreuzbandes.

vorderen Kreuzband und können auch dieses weitgehend durchscheuern.

3. Die klinische Signifikanz von Osteophyten am Patellarand oder an der oberen oder unteren Patellaspitze ist meist nur klinisch zu beurteilen und nicht bei der arthroskopischen funktionellen Untersuchung. Die Indikation zur Abtragung solcher Osteophyten ist die Schmerzhaftigkeit an der entsprechenden Stelle.

1. Operationstechnik

Resektion des klassischen Stalagmiten neben dem vorderen Kreuzbandansatz medial

Optik von lateral, ausreichende Gelenkfüllung, evtl. mit Flüssigkeitspumpe, um die Synovialis und den Hoffa'schen Fettkörper von diesem Osteophyten wegzuschieben. Durch einen vorderen, aber weiter als sonst medial gelegenen Zugang auf Gelenkspalthöhe wird ein

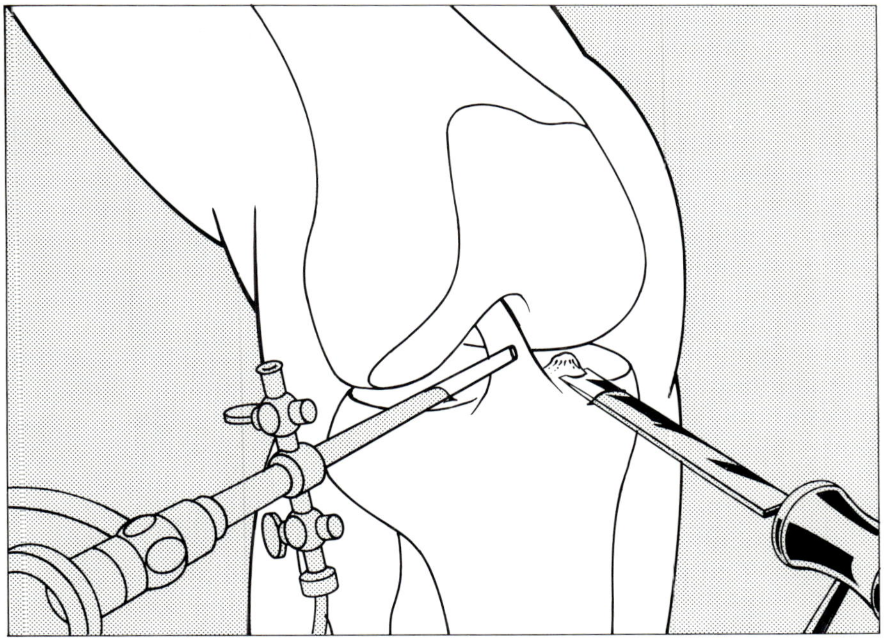

a

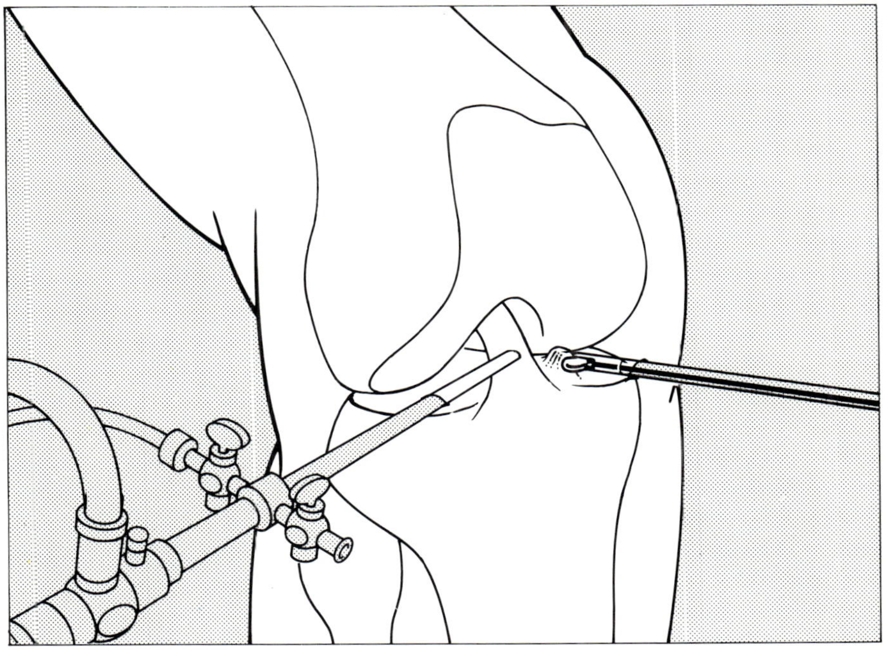

b

Abb. 155a und b
Abtragung des Stalagmiten-Osteophyts.
a: Mit dem Meißel.
b: Mit dem Saugpunch.

Saugpunch über das Vorderhorn des medialen Meniskus eingeführt und der Osteophyt schrittweise abgetragen. Es ist erstaunlich, wie gut selbst Knochen mit diesem Instrument, das auch nach dieser übermäßigen Beanspruchung noch einwandfrei Meniskus schneidet, abgetragen werden kann (Abb. 155).

Eine **Alternative** besteht in der Abtragung mit dem Meißel unter arthroskopischer Sicht: Durch eine vordere mediale Inzision wird ein kleiner, für die Handchirurgie verwendeter Meißel ins Gelenk eingebracht, an der Basis des Osteophyten angesetzt und dieser mit wenigen Hammerschlägen abgetrennt (Abb. 156). Der jetzt freie Osteophyt wird mit einer Kocherklemme von der gleichen Inzision aus gefaßt und aus dem Gelenk extrahiert.

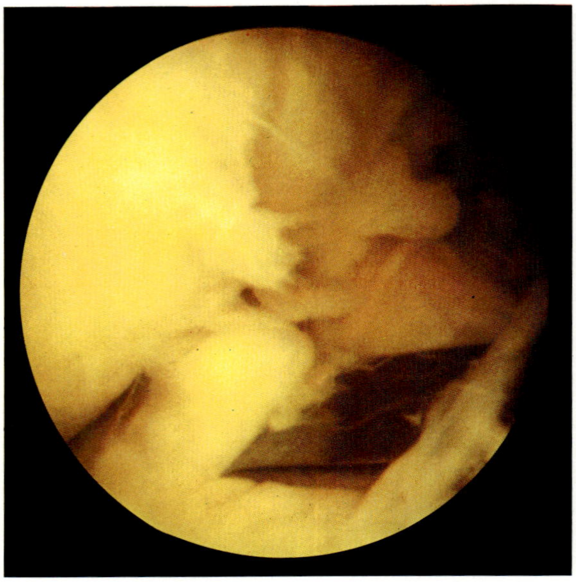

Abb. 156
Der Osteophyt vorne am Tibiaplateau reibt gegen den Femurkondylus. Er wird an seiner Basis mit dem Meißel abgetragen.

2. Abtragung eines Osteophyten am medialen Femurkondylus gegen die Fossa zu

Hier eignet sich wegen der Lage der Saugpunch schlecht; der Winkel erlaubt es dem Instrument kaum, die pathologische Knochenstruktur zu fassen. Die Resektion ist jedoch einfach mit dem kleinen **Meißel** (s. oben). Dieser wird ganz nahe am Ligamentum patellae eingebracht, an der Basis des Osteophyten angesetzt und dieser damit abgetrennt (Abb. 157). Auch hier erfolgt anschließend die Extraktion des nunmehr freien oder an wenig

a

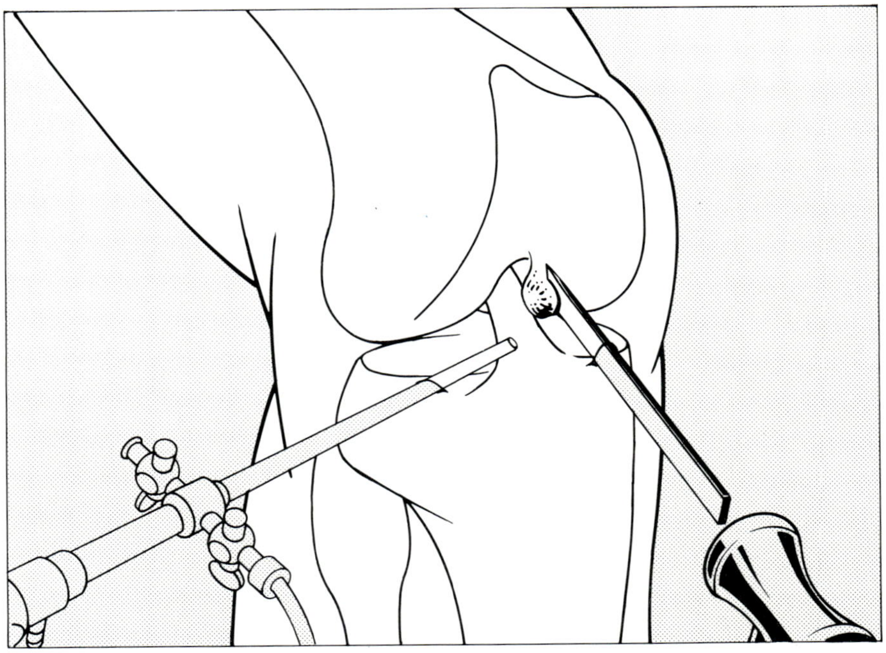

Abb. 157a und b
Abtragung eines störenden Osteophyten am medialen Femurkondylus gegen die Fossa zu mit dem Meißel.

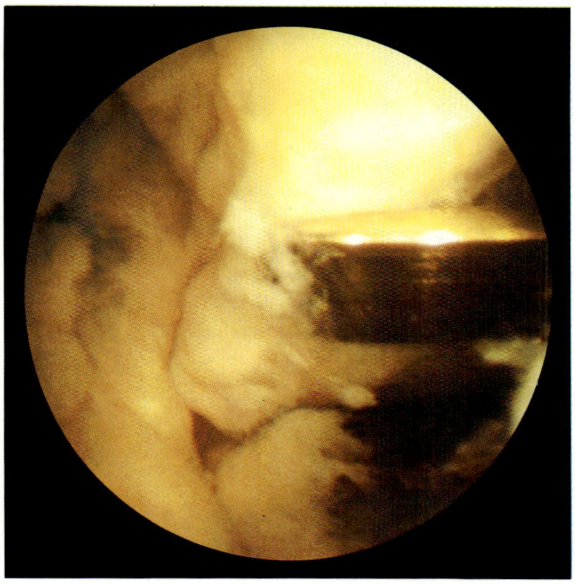

Abb. 157b
Abtragung eines störenden Osteophyten am medialen Femurkondylus gegen die Fossa zu mit dem Meißel.

weichem Gewebe gestielten Gelenkkörpers mit der Kocherklemme.

Die Abtragung von Osteophyten ist meist ein kombiniertes Vorgehen mit Abtragungen am Gelenkknorpel und evtl. Resektionen an einem Meniskus im Rahmen einer «Gelenktoilette». Postoperativ immer Redondrainage.

3. Nachbehandlung

Bei kleineren Osteophytenabtragungen evtl. ambulante Durchführung, bei ausgedehnterer Chirurgie Hospitalisation. Es wird dann auch von der Möglichkeit der motorgetriebenen Bewegungsschiene Gebrauch gemacht. Mobilisation aber bereits 2 Tage postoperativ unter voller Belastung. Langdauernde Antiphlogistika-Therapie.

Selbstverständlich handelt es sich bei diesen Eingriffen um eine rein symptomatische Maßnahme, die im Einzelfall allerdings sehr hilfreich sein kann. Über den längerdauernden Verlauf und insbesondere über die Neubildung solcher Osteophyten von der Abtragungsstelle aus wissen wir noch nichts Konkretes.

F. Abrasionsarthroplastik

Bei der Abrasionsarthroplastik nach Johnson [588] wird die sklerotische Schicht des freiliegenden Knochens oberflächlich mit einem motorgetriebenen rotierenden Instrument abgetragen. Die Tiefe der Resektion beträgt 1–2 mm. Die neue Gelenkfläche liegt immer noch intrakortikal und nicht im spongiösen Bereich. Beim flüssigkeitsgefüllten Knie darf dabei kein roter Knochen sichtbar werden. Es muß aber vaskularisierter Knochen freigelegt werden. Unter Sog bei entsprechendem Nachlassen des intraartikulären Druckes muß Blut aus kleinen Gefäßen ausströmen, auch wenn die Blutsperrmanschette noch aufgeblasen ist.

Kontrolluntersuchungen durch Johnson selbst zeigten nach 8 Wochen fibröse Spindelzellen. Nach 4–6 Monaten findet man Knorpelzellen, nach 9 Monaten Faserknorpel, fest am Knochen haftend.

Johnson empfiehlt totale Entlastung für 8 Wochen und dann zunehmende Belastung. Volle Belastung spätestens nach 12 Wochen.

Der Eingriff muß immer noch als experimentell mit ungesicherter Indikation betrachtet werden.

14. Arthroskopische Entfernung von Osteosynthesematerial

Spickdrähte oder kleine Schrauben, die nach Fixation einer Osteochondrosis dissecans oder von osteochondralen Absprengungen intraartikulär liegen, können arthroskopisch entfernt werden. Damit wird dem Patienten eine erneute Arthrotomie erspart.

Für die arthroskopische Entfernung kommen alle Kortikalis- oder Spongiosaschrauben am Femurkondylus (Abb. 158) sowie im Bereich der Eminentia intercondylica (Abb. 159) in Frage.

Technik

Lagerung des Kniegelenkes und Zugang richten sich nach der Lage des Osteosynthesematerials. Die Arthroskopie-Optik wird von der Gegenseite eingeführt und der Schraubenkopf, der im Knorpelbelag immer leicht sichtbar ist, aufgesucht (Abb. 160). Die Flexion des Kniegelenkes wird so gewählt, daß durch einen Weichteilzugang im gleichen Gelenkspalt senkrecht auf den Schraubenkopf eingegangen werden

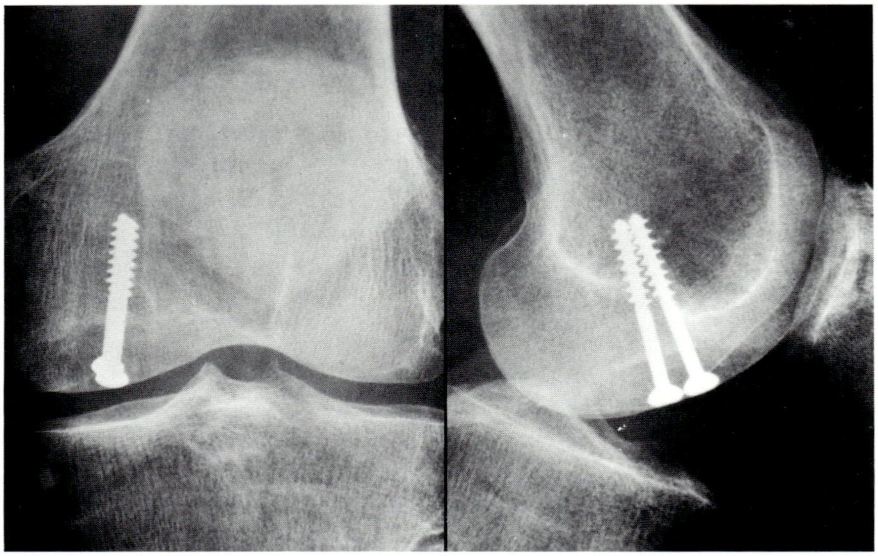

Abb. 158
Nach Heilung einer osteochondralen Fraktur am Femurkondylus werden die Schrauben arthroskopisch entfernt.

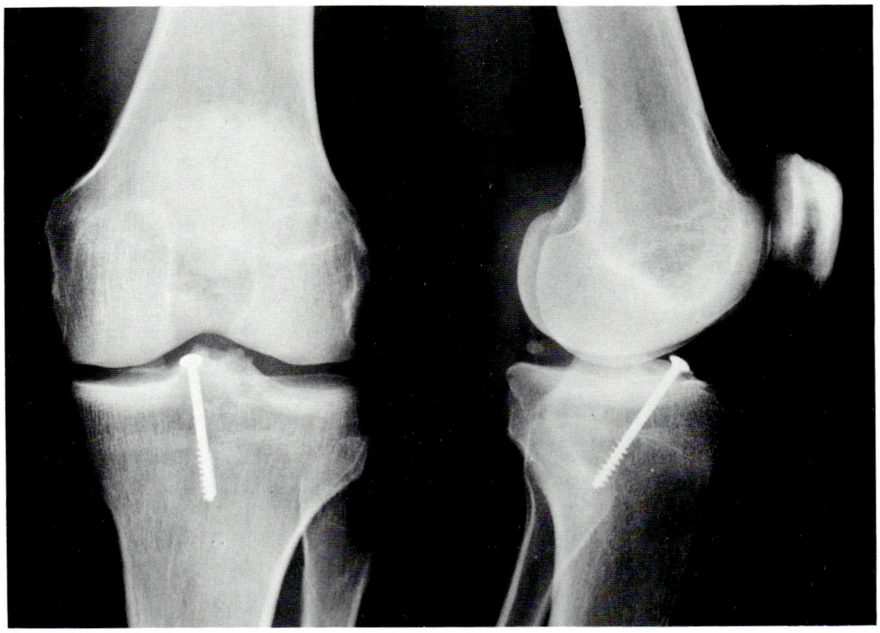

Abb. 159
Auch aus der Eminentia intercondylica können Schrauben arthroskopisch entfernt werden.

Abb. 160
Arthroskopisches Bild bei Schraubenentfernung.

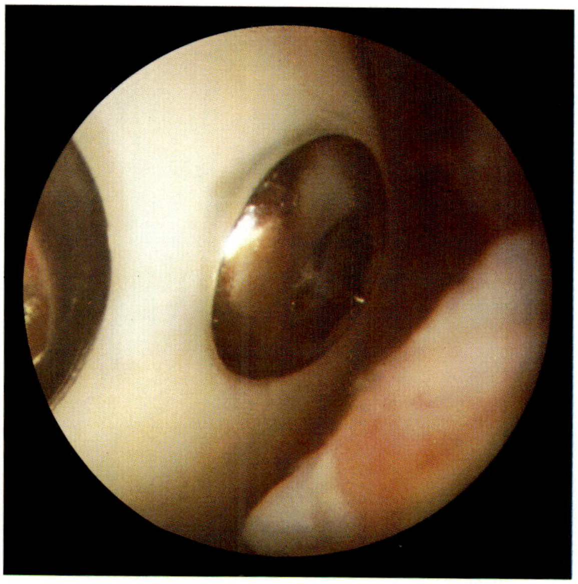

kann. Es wird jedoch zunächst keine Inzision gelegt, sondern mit einer dünnen Injektionskanüle durch die Weichteile eingestochen und so geprüft, ob durch den Zugang tatsächlich der Schraubenkopf ohne Abkantung des Schraubenziehers erreicht werden kann. Ist dies nicht der Fall, wird die Flexion des Gelenkes oder die Einstichstelle der Nadel anders gewählt (Abb. 161 a).

Erst wenn die Durchführbarkeit mit diesem Test einwandrei feststeht, wird die Hautinzision angelegt und der Schraubenzieher stumpf ins Gelenk eingestoßen. Er muß unter allen Umständen exakt in Richtung der Schraube aufgesetzt werden.

Unter arthroskopischer Sicht wird der Schraubenzieher angesetzt und die Schraube fast vollständig herausgedreht (Abb. 161 b). Ist die Schraube nicht so lang, daß der Schraubenkopf nun bereits aus der Haut heraustritt, empfiehlt es sich, vor ihrer vollständigen Entfernung aus dem Knochen (erkennbar an

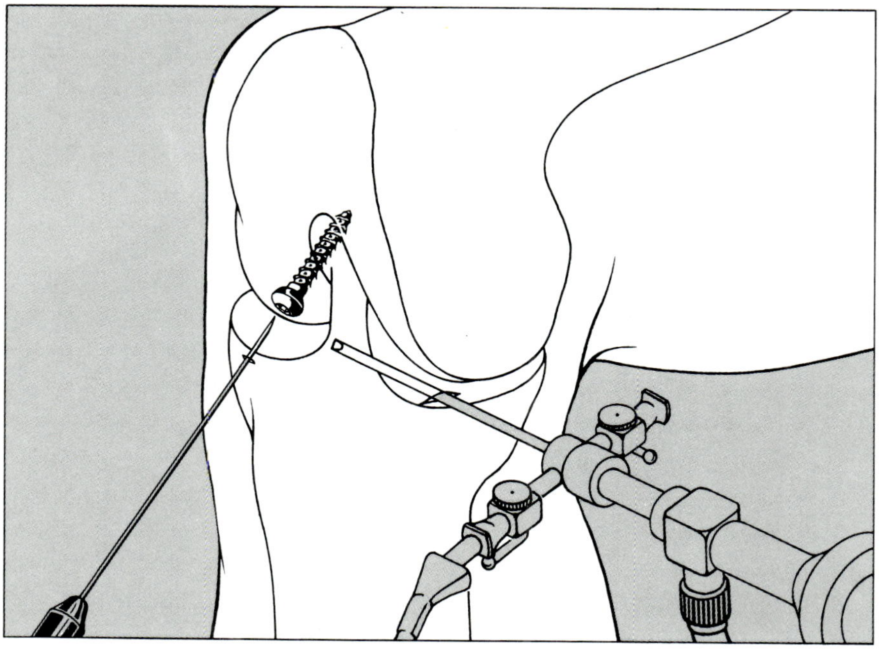

a

Abb. 161a und b
Technik der Osteosynthesematerial-Entfernung unter arthroskopischer Sicht.
a: Die Injektionskanüle prüft, ob von der vorgesehenen Inzision aus der Schraubenkopf exakt in Schraubenrichtung erreicht werden kann.

b 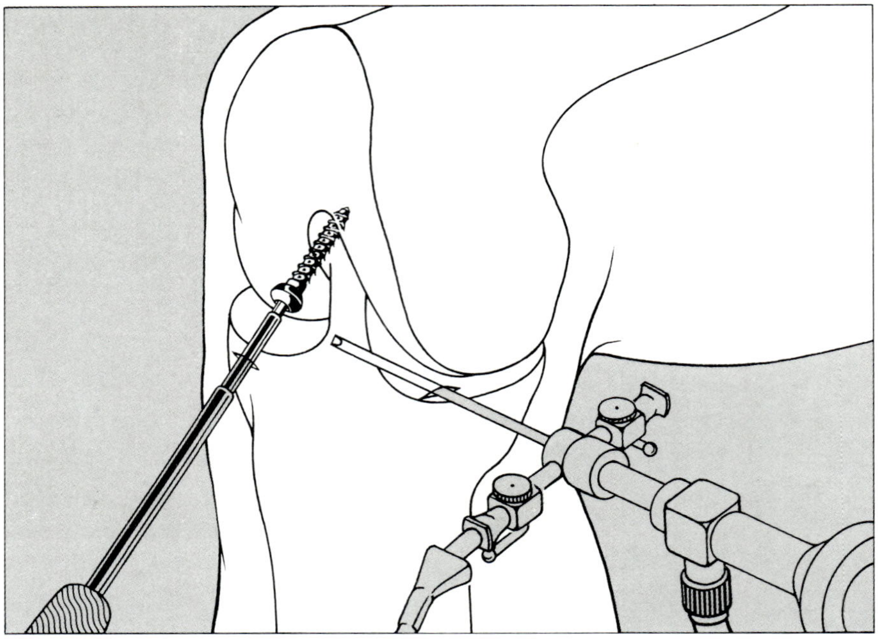

Abb. 161b
Ansetzen des Schraubenziehers.

Wackelbewegungen der Schraube) den Schraubenzieher zu entfernen. Der Schraubenkopf wird dann mit einer Kocherklemme gefaßt, ganz herausgedreht und im gleichen Arbeitsgang entfernt. Würde die Schraube mit dem Schraubenzieher vollständig herausgedreht, würde sie zunächst ins Gelenk zurückfallen und müßte zur Entfernung erneut aufgesucht werden.

Die Operation erfolgt ambulant. In der Regel ist die Arbeitsfähigkeit am nächsten oder einem der folgenden Tage wieder gegeben.

15. Arthroskopische Behandlung eitriger Knieinfektionen

Infektionen im Bereich der Weichteile des Kniegelenkes ohne Infekt des Gelenkes selbst oder eine schwere Allgemeininfektion gelten als absolute Kontraindikationen für eine Arthroskopie wegen der Möglichkeit, die Infektion dabei ins Innere des Gelenkes zu tragen. Auf der anderen Seite ist die Arthroskopie aber zum wertvollen Therapiekonzept bei der Behandlung einer eitrigen Infektion des Kniegelenkes selbst, des Pyarthros geworden.

Die bisherige konservative Behandlung nur mit Punktion des Gelenkes, Ruhigstellung und Antibiotikatherapie kann zwar in einzelnen Fällen zur Heilung führen, birgt aber die Gefahr, daß bei Mißerfolg die operative Intervention verspätet erfolgt. Das perkutane geschlossene Einlegen von Spüldrainagen ergibt in der Regel eine ungenügende Gelenkreinigung, da Fibrinfetzen und Debris, die oft auch im Innern des Gelenkes haften, nicht entfernt werden. Die operative Revision durch Arthrotomie mit nachfolgender Drainage oder Saugspüldrainage oder die primäre Synovektomie kann in der Regel zwar den Infekt zum Ausheilen bringen, geht aber meist mit erheblicher Adhäsionen- und Narbenbildung einher. Das spätere funktionelle Resultat des Gelenkes ist meist ungenügend.

Das arthroskopische Vorgehen andererseits erlaubt zunächst die Entlastung des Gelenkes, dann eine ausgedehnte Spülung und schlußendlich die gezielte Reinigung des Gelenkinnern unter Sicht, wobei auch größere Fibrinfetzen und haftende Beläge entfernt werden können. Sie gestattet im übrigen die Beurteilung des intraartikulären Schadens. Die Resultate sind nach unserer Erfahrung und den Berichten anderer Autoren [537, 538, 540, 541 543, 544] sehr gut, sofern die Behandlung nicht wesentlich verzögert eingeleitet wird.

Technik

Die erste arthroskopische Behandlung erfolgt in der Regel in Allgemeinnarkose mit Blutsperre, weitere Arthroskopien werden in Lokalanästhesie durchgeführt. Durch einen lateralen vorderen Zugang wird der Arthroskopschaft mit dem stumpfen Obturator ins Gelenk eingeführt; intraartikuläre Verklebungen werden durch Bewegen dieses Instrumentes im Gelenk stumpf gelöst. Die eitrige Gelenkflüssigkeit wird durch den Schaft drainiert. Natürlich wird Material zur bakteriologischen Untersuchung zurückbehalten.

Bevor die Optik eingesetzt wird, erfolgt nun ein ausführliches **Spülen** des gesamten Gelenkes, wobei der obere Recessus und die hinteren Gelenkabschnitte immer wieder mit der Hand durch Druck evakuiert werden. Die Spülung wird unter ständiger Lageveränderung des Arthroskopschaftes fortgesetzt, bis die Spülflüssigkeit völlig klar ist. Es werden dazu meist mehrere Liter Spülflüssigkeit benötigt. Diese Spülung wird durch die Verwendung einer dicken Kanüle aus dem Shaversystem, die durch einen oberen lateralen Zugang eingeführt wird, erleichtert.

Jetzt erfolgt die **Inspektion des Gelenkes** mit dem optischen System: **Alle sichtbaren Beläge, Fibrinfetzen und Debris** werden unter Sicht **entfernt,** wenn sie vereinzelt vorhanden sind mit einer Klemme durch einen gegenüberliegenden Zugang, bei massiver Ausbildung mit dem motorgetriebenen Shaversystem unter Verwendung von Sog, wobei aber keine Synovektomie vorgenommen wird. Allfällige Fremdkörper werden entfernt.

Handelt es sich um einen wenig schwerwiegenden Befund, werden durch den Schaft des Arthroskops zwei Redondrainagen eingelegt, eine ins Femoropatellargelenk und den oberen Recessus, eine zweite ins Femorotibialgelenk. Ist der Befund massiv, wird auf eine Drainage verzichtet und eine erneute arthroskopische Gelenkreinigung und Spülung in 2 Tagen programmiert, die dann wie auch allfällig weiter notwendige Arthroskopien in Lokalanästhesie vorgenommen wird.

Liegen neben der Gelenkbeteiligung **Abszeßbildungen in den Weichteilen** vor, werden diese eröffnet, débridiert und unter Einlegen von Gentamicinketten und einer Redondrainage wieder verschlossen.

Nachbehandlung

Das Knie wird auf einer motorisierten Bewegungsschiene gelagert und mit passiver Bewegung schon am Operationstag begonnen. Das Bewegungsausmaß richtet sich nach den Schmerzen und dem klinischen Befund und kann in der Regel rasch gesteigert werden.

Eine **antibiotische Therapie** wird immer eingeleitet und entsprechend dem bakteriologischen Befund angepaßt. Sie erfolgt anfänglich intravenös und wird später als perorale Therapie fortgesetzt, bei schweren Infekten für 6 Wochen, in leichteren Fällen für 4 Wochen. Der Patient wird unter voller Belastung mobilisiert, wenn keine Entzündungszeichen mehr vorliegen.

V. Probleme und Komplikationen bei der Arthroskopie

Arthroskopische Eingriffe sind keine problemlose Chirurgie. Jeder Operateur wird diese Erfahrung machen. Es ist verdienstvoll, daß das Committee on Complications of the Arthroscopy Association of North America 1983 und 1985 ausgedehnte Umfragen über die Komplikationen der Arthroskopie durchgeführt hat, wobei 118 000 resp. 375 000 Kniearthroskopien erfaßt wurden [550, 571]. Die dabei erhobenen Daten zeigen das weite Spektrum der möglichen Komplikationen. Die angegebenen Häufigkeiten einzelner Komplikationen sind aber fragwürdig, da sich das Zahlenmaterial nur auf die Erinnerung der angefragten Chirurgen stützt und überdies nur Zentren mit größerer arthroskopischer Erfahrung berücksichtigt wurden. Eine ähnlich umfassende Untersuchung liegt von Saillant vor, der die Komplikationen bei 25 000 arthroskopischen Eingriffen von 30 französischen Chirurgen zusammengetragen hat [568].

A. Intraoperative Probleme, Gefahren und Komplikationen

1. Schlechte Sicht

Eine gute Sicht ist die Voraussetzung jeder erfolgreichen diagnostischen und operativen Arthroskopie. Ungenügende Sicht ist oft durch ungenügende Gelenkfüllung bedingt: Das Gleichgewicht zwischen zugeführter und aus dem Gelenk ausfließender Flüssigkeit ist gestört. Banale Gründe mögen dazu führen: Die Infusionsflasche ist leer oder die Flüssigkeitszufuhr ist unterbrochen, es wird durch Verwendung von Sog beim Saugpunch oder bei motorgetriebenen Instrumenten mehr Flüssigkeit abgesaugt als zugeführt wird (dann muß die Technik geändert werden) oder es wird zu viel Flüssigkeit über angelegte Inzisionen verloren.

Prolabierende Synovialis kann die Sicht bei Operationen im vorderen Gelenkabschnitt erschweren, besonders wenn beim Einführen von Instrumenten Synovialis mit ins Gelenk hineingebracht wird. Eine Abhilfe ist möglich, indem bei jedem operativen Schritt das Instrument sehr weit ins Gelenk eingeführt und dann bis zur Arbeitsdistanz zurückgezogen wird, wobei auch die hineingeschobene Synovialis wieder zurückgezogen wird, oder indem ein vom Operationsgebiet entfernterer Zugang für das Instrument gewählt wird.

Die Verwendung einer Blutleere erleichtert den Eingriff, da intraoperative Blutungen vermieden werden; wird keine Blutleere verwendet, muß der Gelenkinnendruck die Blutung vermeiden.

2. Schlechte Chirurgie

Die häufigste Ursache für inadäquate Chirurgie ist die ungenügende Sicht. Weitere Gründe liegen darin, daß der pathologische Befund nicht geeignet ist für die arthroskopische Chirurgie (das Problem ist arthroskopisch nicht zu lösen), in einem ungenügenden Instrumentarium oder im ungenügenden Können des Chirurgen.

Wie immer steckt hier der Teufel im Detail. Zeitdruck ist ungünstig. Die arthroskopische Operation sollte so geplant durchgeführt werden, daß angenommen werden kann, damit für das Problem eine definitive Lösung gefunden zu haben.

3. Durch die Arthroskopie gesetzte Schäden am Kniegelenk

Die **häufigste intraoperative Komplikation** ist der **iatrogene Knorpelschaden** (Abb. 162). Knorpelverletzungen durch Operationsinstrumente sind häufiger als man selbst zugibt [561]. Sie werden in keiner Statistik adäquat erfaßt. Es besteht hier ein psychischer Verdrängungsprozeß.

Knorpelverletzungen sind selbstverständlich vermeidbar. Knorpelschonende Arbeit ist

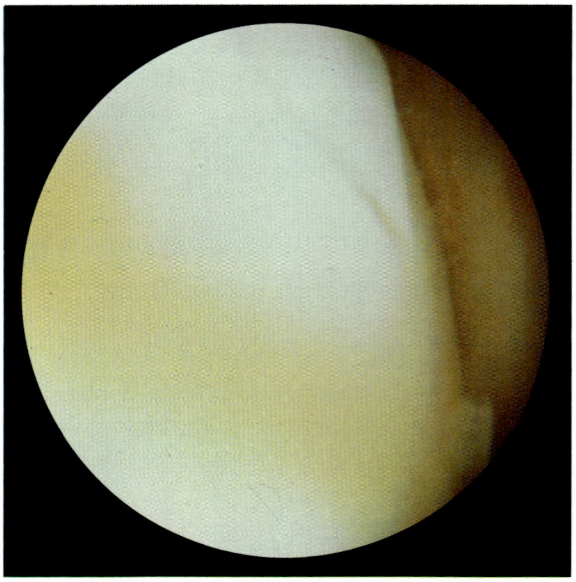

Abb. 162
Sehr häufig werden mit dem Arthroskop solche kleine, oberflächliche Knorpelverletzungen gesetzt.

Pflicht. Dazu gehört das sorgfältige Einführen und Bewegen von Instrumenten im Kniegelenk und ein gutes Aufklappen beim Arbeiten in den hinteren Gelenkabschnitten mit entsprechender Flexionsstellung des Kniegelenkes und Außenrotation des Fußes bei Operationen im Hinterhorn des medialen Meniskus.

Ein ungeeignetes Instrumentarium ist gefährlich. Spezifische Gefahren liegen in der Verwendung von Messern und der Elektrochirurgie. Das Hauptgebot aber ist, daß **immer unter Sicht** gearbeitet und geschnitten wird.

Damit lassen sich auch viele **Verletzungen anderer intraartikulärer Strukturen** (z. B. Kreuzbandverletzungen) vermeiden.

Das Vorgehen beim **Verlieren von Meniskusresektaten oder freier Gelenkkörper** im Innern des Kniegelenkes wurde in den entsprechenden Kapiteln dargestellt.

Abgebrochene Instrumente, eine in der Literatur recht häufig genannte Komplikation, sind heute weniger durch schlechte Qualität oder Abnutzung des Instrumentariums bedingt, sondern durch unsachgemäße, forcierte Anwendung, wenn nicht Vergewaltigung. Abgebrochene Teile eines Instrumentes können in der Regel unter arthroskopischer Sicht entfernt werden; werden sie nicht mehr aufgefunden, ist die Verwendung eines Bildverstärkers hilfreich.

4. Schäden durch zu forcierte Valgisierung oder Varisierung des Gelenkes

Am häufigsten ist hier die **mediale Seitenbandruptur** durch zu forcierte Valgisierung, wobei die Gefahr dieser Verletzung bei Verwendung eines Beinhalters besonders groß ist [550, 571]; vereinzelte Fälle von **Femurfrakturen** durch diesen Mechanismus wurden beschrieben.

5. Nervenschäden

Nervenschädigungen werden durch zu langen Gebrauch der Blutleere oder durch direkte Verletzung mit einem Operationsinstrument gesetzt. Weitaus am häufigsten betroffen ist dabei der N. saphenus oder einer seiner Äste, wobei es auch zur Ausbildung eines schmerzhaften Neuroms kommen kann. Daneben sind direkte Verletzungen des N. peroneus und des N. tibialis beschrieben. Die arthroskopische Meniskusrefixation führt vor allen Eingriffen weitaus am häufigsten zur Nervenverletzung.

Wir selbst haben eine vorübergehende totale Peroneusparese durch manuellen Druck gegen die Gegend des Fibulaköpfchens bei der Valgisierung des Gelenkes beobachtet.

6. Verletzungen der A. poplitea

Auch hier steht die arthroskopische Meniskusresektion als Hauptursache im Vordergrund. Vier der sechs von DeLee [550] in seiner Übersicht erwähnten Verletzungen der A. poplitea führten zur Unterschenkel-Amputation.

7. Komplikationen der Gasfüllung

Ein **subkutanes Emphysem** im Knie und Oberschenkelbereich ist eine häufige Begleiterscheinung bei der Verwendung von Gas zur Gelenkfüllung. Ein solches kann sich bei Verwendung von unkontrolliertem Druck bis zum Thorax und Hals ausbreiten. Speziell erwähnt wird das Pneumoskrotum [558]. Shupak et al. [570] berichteten über eine bedrohliche respiratorische Insuffizienz durch massives subkutanes Emphysem bei CO_2 Insufflation.

Bislang sind zwei Fälle einer **tödlichen Luftembolie** durch Luftapplikation ins Gelenk bei der Akut-Arthroskopie von Patienten mit Tibiakopffrakturen bekannt geworden, wobei in einem Fall der Lufteintritt in den Knochen und damit der Weg von der intraartikulären Luft ins Herz durch ein Röntgenbild eindeutig belegt werden konnte [556, 560].

8. Komplikationen der Füllung des Gelenkes mit Flüssigkeit

Ein geringer Flüssigkeitsaustritt ohne klinische Bedeutung erfolgt häufig im Bereich der Gelenkinzisionen. Noyes und Spievack [566] beobachteten aber auch Flüssigkeitsaustritt durch Ruptur des oberen Rezessus oder einer Bursa semimembranosa bei Flexion des mit Flüssigkeit gefüllten Knies. Bei Verletzung der Gelenkkapsel kann Flüssigkeit auch in die Muskelkompartimente des Unterschenkels gelangen und dort zu einem Logensyndrom führen [565, 567]. Diese Komplikation wurde allerdings nie beobachtet, wenn nur Flüssigkeit aus einer hochgehängten Infusionsflasche ohne die Verwendung einer Pumpe ins Gelenk instilliert wurde.

9. Komplikationen der Anästhesie

Es bleiben **Komplikationen durch die Allgemeinnarkose, durch Lokalanästhesie oder Epiduralanästhesie** zu erwähnen, die im gleichen Ausmaß wie bei der Verwendung dieser Anästhesieformen für andere unbelastende Eingriffe auftreten.

B. Postoperative Komplikationen

1. Infektion

Die gefürchtetste Komplikation ist wohl die Infektion des Kniegelenkes. Die Infektrate ist allerdings gering und liegt in allen zur Verfügung stehenden Statistiken unter 1‰. So berichtet Saillant [568] in seiner Sammelstatistik von 25000 Arthroskopien über Infektionen in 0,4‰, DeLee in seinem Survey [550] bei 118000 Patienten in 0,8‰,
Small [571] bei 375000 Patienten in 0,8‰,
Johnson [206] bei 12000 Patienten in 0,8‰,
Jackson [559] bei 9000 Patienten in 0,4‰,
Courroy [548] bei 8000 Patienten in 0,2‰,
Mulhollan [564] bei 9000 Patienten in 0,2‰,
Wir selbst haben bei 4000 Arthroskopien keine Infektion erlebt.

Selbstverständlich darf die im Vergleich zur Arthrotomie sehr geringe Infektrate nicht zu Nachlässigkeiten und Kompromissen bezüglich Sterilität führen.

Immerhin sind auch Septikämien und Todesfälle durch Infekte mitgeteilt worden [547, 559]. Es sind uns auch zwei Fälle von Gasbrand mit tödlichem Ausgang bekannt.

2. Postoperative Hämarthros- und Ergußbildung

Der postoperative Hämarthros bei arthroskopischen Operationen an vaskularisierten Strukturen ist nicht selten und in einem geringen Ausmaß auch zu erwarten. Häufigkeitsangaben sind jedoch nichtssagend und keinesfalls vergleichbar, da jeder Autor einen «punktionswürdigen Hämarthros» anders definiert und die Häufigkeit vom Zeitpunkt der Nachkontrolle abhängt. Mäßige Hämarthrosbildungen, die ein oder zwei Tage nach dem Eingriff vorliegen, bilden sich in vielen Fällen zurück. Mit der Zeit wird darum wohl jeder Arthroskopeur weniger punktionsfreudig.

Seit wir bei Operationen im vaskularisierten Gebiet routinemäßig intraoperativ eine Redondrainage einlegen, ist die Zahl der postoperativen Kniepunktionen sprunghaft zurückgegangen.

Von allen arthroskopischen Eingriffen führt die laterale Retinaculumspaltung weitaus am häufigsten zu einer wesentlichen Hämarthrosbildung [531, 564].

3. Phlebothrombose

Die Phlebothrombose ist in der arthroskopischen Chirurgie mit der sofortigen Mobilisation der Patienten sicher wesentlich weniger häufig als bei anderen chirurgischen Eingriffen, aber doch von beträchtlicher klinischer Relevanz. Walker und Dillingham berichteten über klinisch manifeste Beinvenenthrombosen bei 1,6% der Arthroskopien und waren überzeugt, daß subklinische Formen noch wesentlich häufiger waren [572]. Mulhollan fand Thrombosen bei 0,3% der Patienten und eine Lungenemboliehäufigkeit von 0,02% [564]. In der Übersicht von Small stellten thromboembolische Komplikationen 34% aller bei der Arthroskopie aufgetretenen Komplikationen dar (683 Fälle). Dabei traten 65 Lungenembolien auf, wovon vier tödlich verliefen [571].

4. Lokale Komplikationen an den Einstichstellen

Es können Granulome und Synovialisvorwölbungen auftreten, wie auch Synovialisfisteln nach außen. Diese Komplikationen benötigen allerdings in den meisten Fällen keine chirurgische Therapie. Hadied berichtete über eine Fistel zwischen Gelenk und Bursa präpatellaris, die chirurgisch saniert werden mußte [557].

5. Sudek'sche Dystrophie

Diese seltene Komplikation findet sich weitaus am häufigsten bei Patienten mit Operationen wegen Störungen im Femoropatellargelenk [550].

Literaturverzeichnis

I. Anfänge der Arthroskopie

1 BIRCHER, E.: Die Arthroendoskopie. Zbl. Chir. **48,** 1460–1461, 1921.

2 BIRCHER, E.: Beitrag zur Pathologie und Diagnose der Meniscus-Verletzung. Bruns' Beitr. klin. Chir. **127,** 239–250, 1922.

3 BIRCHER, E.: Die Binnenverletzungen des Kniegelenkes und ihre Diagnose. Schweiz. med. Wschr. **6,** 921, 1923.

4 BURMAN, M. S.: Arthroscopy or the direct visualisation of joints. An experimental cadaver study. J. Bone Jt. Surg. **13,** 669–695, 1931.

5 BURMAN, M. S.: Selective staining of diseased areas in cartilage by intra-articular injection of dyes: An experimental cadaver study with special reference to arthroscopy. Arch. Surg. **26,** 153–159, 1933.

6 BURMAN, M. S., FINKELSTEIN, H., MAYER, I.: Arthroscopy of the knee joint. J. Bone Jt. Surg. **16,** 255–268, 1934.

7 BURMAN, M. S., SUTRO, C. J.: Arthroscopy by fluorescence: An experimental study. Arch. phys. Ther. **16,** 423, 1935.

8 BURMAN, M. S.: The injection of eosin into the knee-joint. Its value in arthroscopy. Arch. Surg. **32,** 524–527, 1936.

9 BURMAN, M. S., MAYER, L.: Arthroscopic examination of the knee-joint. Arch. Surg. **32,** 846–874, 1936.

10 FINKELSTEIN, H., MAYER, L.: The arthroscope, a new method of examining joints. J. Bone Jt. Surg. **13,** 583–588, 1931.

11 FUJIMOTO, K.: Arthroscopic findings of the experimental arthritis caused by intra-articular injection of various disinfectant medicaments. J. Jap. orthop. Ass. **22,** 60, 1949.

12 GEIST, E. W.: Arthroscopy. Preliminary report. Lancet **46,** 306–307, 1926.

13 HURTER, E.: L'arthroscopie. Rev. Chir. orthop. **41,** 763–766, 1955.

14 IMBERT, R.: L'arthroscopie du genou; sa technique, Marseille chir. **8,** 368–369, 1956.

15 IMBERT, R.: A propos de l'arthroscopie; intérêt de la méthode. Marseille chir. **9,** 676–677, 1957.

16 IINO, S.: Normal arthroscopic findings of the knee-joints in adult cadavers. J. Jap. orthop. Ass. **14,** 467–523, 1939.

17 JAYSON, M. I., DIXON, A. S. J.: Arthroscopy ot the knee in rheumatic diseases. Ann. rheum. Dis. **27,** 503–511, 1968.

18 JAYSON, M. I.: Arthroscopy; a new diagnostic method. Nurs Time **64,** 1002–1003, 1968.

19 KAWASHIMA, W.: Arthroscopy of the tuberculous knee in its early stage. J. Jap. orthop. Ass. **18,** 651–655, 1943.

20 KOIKE; F.: Arthroscopic study of experimental suppurative arthritis. J. Jap. orthop. Ass. **18,** 656, 1943.

21 KREUSCHER, P. H.: Semilunar cartilage disease: A plea for early recognition by means of the arthroscope and the early treatment of this condition. Illinois med. J. **47,** 290–292, 1925.

22 LIPSON, R. L., CLEMMONS, J. J., FRYMOYER, J. W.: Arthroscopy: Experience with percutaneous biopsy of intraarticular structures under direct vision. Arthr. and Rheum. **10,** 294, 1967.

23 MATSUMO, J.: Arthroscopic and histological studies of tuberculous and nonspecific chronic arthritis. J. Jap. Ass. Rheum. **1,** 409, 1959.

24 MAYER, L., BURMAN; M. S.: Arthroscopy in the diagnosis of meniscal lesions of the knee-joint. Amer. J. Surg. **43,** 501–511, 1939.

25 MIKI, M.: Influences of the temperature and pressure of the medium on the arthroscopic findings of the blood vessels of the synovial membrane. J. Jap. orthop. Ass. **16,** 405, 1941.

26 MORIZAKI, N.: Influences of physical therapy on the arthroscopic appearance of the blood vessels of the synovial membrane. J. Jap. orthop. Ass. **18,** 653, 1943.

27 OHNSORGE, J.: Farbphotographie des Kniegelenksinnenraumes über ein neues Glasfiberendoskop. Langenbecks Arch. klin. Chir. **325,** 965–967, 1969.

28 OHNSORGE, J.: Arthroskopie des Kniegelenkes mittels Glasfasern. Z. Orthop. **106,** 535–538, 1969.

29 OKAMURA, T.: An arthroscopic study of the traumatic disorders of the knee joint. J. Jap. orthop. Ass. **23,** 28, 1945.

30 OKAZAKI, H.: On the clinical significance of arthrography and arthrocopy to diagnosis of internal derangementes of the knee. Rinsho-Seikeigeka. (Clin. orthop. Surg.) **3,** 1046, 1968.

31 ROBLES GIL, J., KATONA, G., BARROSO, M. R.: Arthroscopy as an aid to diagnosis and investigation. Excerpta Medica, Amsterdam, Internat. Congress Series, **143,** 16, 1968.

32 ROBLES GIL, J., KATONA, G.: Arthroscopy as a means of diagnos and research. Review of 80 arthroscopies. In: Katona G., Robles Gil, J. (Hrsg.): Proceedings of the 4th Pan-American Congress of Rheumatology. Excerpta Medica, Amsterdam, **209,** 1969.

33 SATO, K.: An arthroscopic study of knee-joint injury caused by dull force. J. Jap. orthop. Ass. **24,** 184, 1950.

34 SATO, K.: An arthroscopic study of knee-joint injury caused by dull force. J. Jap. orthop. Ass. **28,** 467, 1955.
35 SOMMER, R.: Die Endoskopie des Kniegelenkes. Zbl. Chir. **64,** 1692–1697, 1937.
36 SUCKERT; R.: Die Photoarthroskopie des Kniegelenkes. Z. Unfallmed. Berufskr. **53,** 65–67, 1960.
37 TAKAGI, K.: Practical experiences using Takagi's arthroscope. J. Jap. orthop. Ass. **8,** 132, 1933.
38 TAGAKI, K.: The arthroscope, J. Jap. orthop. Ass. **14,** 359–441, 1939.
39 TAGAKI, K., The classic: Arthroscope. Clin. Orthop. **167,** 6–8, 1982.
40 TAKEDA, S.: On relationship between arthroscopic findings and histological changes of the synovial membrane. J. Jap. orthop. Ass. **34,** 373, 1960.
41 TSUYAMA, N., UDAGAWA, E.: Arthroscopy, Surg. Ther. (Osaka) **14,** 581, 1966.
42 VAUBEL, E.: Die Endoskopie des Kniegelenkes. Zschr. Rheumaforsch. **1,** 210–213, 1938.
43 VAUBEL, E.: Die Arthroskopie. In: Jürgens R., Steinkopf Th. (Hrsg.): Der Rheumatismus, Bd. **9,** Dresden und Leipzig, 1938.
44 WATANABE, M.: Arthroscopy of the ankle joint of the horse. J. Jap. orthop. Ass. **22,** 51, 1949.
45 WATANABE, M.; TAKEDA, S.: On the popularization of arthroscopy. J. Jap. orthop. Ass. **27,** 258, 1953.
46 WATANABE, M.: The development and present status of the arthroscope. J. Jap. med. Instr. **25,** 11, 1954.
47 WATANABE, M., TAKEDA, S.: The number 21 arthroscope. J. Jap. orthop. Ass. **34,** 1041, 1960.
48 WATANABE, M.: Arthroscopic examination. Rinsho-Seikeigeka (Chir. orthop. Surg.) **1,** 995–1003, 1966.
49 WATANABE, M.: Arthroscopic diagnosis of the internal derangements of the knee joint. J. Jap. orthop. Ass. **42,** 993–1002, 1968.
50 WATANABE, M., TAKEDA, S., IKEUCHI, H.: Atlas of arthroscopy. 2nd edition. Igaku Shoin Ltd., Tokyo, 1969.
51 WATANABE, M.: Memories of the early days of arthroscopy. Arthroscopy **2,** 209–214, 1986.
52 WILKE, K. H.: Endoskopie des Kniegelenkes an der Leiche. Brun's Beitr. klin. Chir. **169,** 75–83, 1939.

II. Diagnostische Arthroskopie (seit 1970)

53 AIGMANN, M.: L'arthroscopie. Une expérience française de dix ans. Rhumatologie **33,** 23–25, 1976.
54 ALM, A., GILLQUIST, J., LILJEDAHL, S. O.: The diagnostic value of arthroscopy of the knee joint. Injury **5,** 319–324, 1974.
55 ALMDAHL, S. M., CHRISTENSEN, A.: Ambulant artroskopi i lokalanestesi. En ressursbesparende undersokelse. Tidsskr. Nor. Laegeforen **104,** 34–35, 1984.
56 ALTMANN, R. D.: Arthroscopic findings of the knee in patients with pseudogout. Arthritis Rheum. **19,** 286–292, 1976.
57 ALTMANN, R. D., GRAY, R.: Diagnostic and therapeutic uses of the arthroscope in rheumatoid arthritis and osteoarthritis. Am. J. Med. **75,** 50–55, 1983.
58 ARCIERO, R. A., LITTLE, J. S., LIEBENBERG, S. P., PARR, T. J.: Irrigating solutions used in arthroscopy and their effect on articular cartilage. An in vivo study. Orthopedics **9,** 1511–1515, 1986.
59 ARIES, R. P., VAN LOON, P. J., VAN AKKERVEEKEN, P. F., VAN DEN BERG, A. F.: Arthroscopische bevindingen bij traumatische haemarthros van de knie. Ned. Tijdschr. Geneeskd. **128,** 2214–2217, 1984.
60 AXER, A., SEGAL, D., HENDEL, D., SHIKIAR, S., RABINOWITZ, J., HALPERIN, N., RZETELNY, V., GERSHUNI, D.: Arthrography and arthroscopy in the diagnosis of internal derangement of the knee. Harefuah **91,** 61–63, 1976.
61 BARRACK, R. L., SKINNER, H. B., BRUNET, M. E., HADDAD, R. J. Jr.: Functional performance of the knee after intraarticular anesthesia. Am J. Sports Med. **11,** 258–261, 1983.
62 BAUER, M., JACKSON, R. W.: Intra-articular pressure in the knee during routine arthroscopy. Arthroscopy **2,** 198–199, 1986.
63 BEAUFILS, P., DUPONT, J. Y.: L'arthroscopie dans les hémarthroses post-traumatiques. J. Méd. de Lyon **1378,** 7–12, 1983.
64 BEDFORD, A., AICHROTH, P., HUTTON, P.: Arthroscopy: The first hundred are the worst. J. Roy. Soc. Med. **72,** 6, 1979.
65 BÉGUIN, J.-A., LOCKER, B., SABATIER, J. P., SOUQUIÈRES, G., ROCHET, D., CARMES, C.: Arthroscopie du genou sous anesthésie locale. J. Méd. de Lyon **1362,** 7–9, 1982.
66 BEGUIN, J. A., HERON, J. F., SABATIER, J. B., LOCKER, B., SOUQUIÈRES, G.: Arthroscopie du genou. Interet diagnostique. 1005 cases. Nouv. Press. Med. **11,** 3619–3621, 1982.
67 BEHFAR, A. S., REFIOR, H. J.: Arthroscopy of children's knee-joints: its indication and results. In: Trickey E.L., Hertel P. (eds.): Surgery and arthroscopy of the knee. Springer Verlag, Berlin/Heidelberg/New York, 81, 1986.
68 BEHFAR, A. S., REFIOR, H. J.: Arthroskopie des kindlichen Kniegelenkes. Z. Orthop. **124,** 751–754, 1986.

69 BENAZET, J. P., SAILLAND, G., KRZENTOWSKI, R. et al.: Arthroscopie du genou en traumatologie sportive. Rev. Med. 24, 1659-1664, 1983.

70 BENAZZI, M.: L'artroscopia nel ginocchio dello sportivo. Ital. J. Sport. Traumatol. 5, 1-15, 1983.

71 BERGSTRÖM, R., GILLQUIST, J., LYSHOLM, J., HAMBERG, P.: Arthroscopy of the knee in children. J. Pediatr. Orthop. 4, 542-545, 1984.

72 BERGSTRÖM, R., GILLQUIST, J.: The use of an infusion pump in arthroscopy. Arthroscopy 2, 41-45, 1986.

73 BERNER, W., TSCHERNE, H.: Video-Technik bei der Arthroskopie. Unfallheilk. 85, 441-443, 1982.

74 BIRD, H. A., RING, E. F. J., BACON, P. A.: Lack of correlation of arthroscopic synovial appearance with thermography in joint inflammation. Rheumatol. Rehabil. 17, 107-112, 1978.

75 BLEULER, P., GANZONI, N.: Arthroskopische Kniediagnostik an der nichtspezialisierten chirurgischen Abteilung. Helv. chir. Acta 45, 13-16, 1978.

76 BONVARLET; J. P., KRZENTOWSKI, R.: Vidéo arthroscopie. J. Méd. Lyon, 1362, 11-12, 1982.

77 BOTS, R. A. A.: Arthroscopy of the knee joint. Ned. T. Geneesk. 119, 1938-1942, 1975.

78 BOYER, Th., BONVARLET, J. P., DORFMANN, H.: Arthroscopie et lésions meniscales dégénératives. J. Méd. Lyon 1378, 21-24, 1983.

79 BRIEF, L. P.: Arthroscopy, self-education and humility. Arthroscopy 2, 88-89, 1986.

80 BRÜHLMANN-KELLER, H., KIESER, C., ZULLIG, R.: Arthrographie und Arthroskopie in der Meniskusdiagnostik. Eine prospektive Bindstudie zum Vergleich ihrer Leistung und Ökonomie. Unfallchirurg 89, 547-550, 1986.

81 BÜHLER, U., KIESER, Chr.: Endiskopische Veränderungen im Kniegelenk nach Meniskektomie. Zschr. Unfallmed. Berufskrankh. 2, 133-137, 1978.

82 CAMERLAIN, M.: L'arthroscopie et ses perspectives rhumatologiques. Un. méd. Can. 108, 1262-1265, 1974.

83 CASSCELLS, S. W.: Arthroscopy of the knee joint: A review of 150 cases. J. Bone Jt. Surg. 53-A, 287-298, 1971.

84 CASSCELLS, S. W.: The arthroscope in the diagnosis of disorders of the patellofemoral joint. Clin. Orthop. 144, 45-50, 1979.

85 CASSCELLS, S. W.: The place of arthroscopy in the diagnosis and treatment of internal derangement of the knee; an analysis of 1000 cases. Clin. Orthop. 151, 135-142, 1980.

86 CHANDLER; E. J.: 35-Millimeter photograph from video. Arthroscopy 1, 268-269, 1985.

87 CHERESH, G. N., VENIKOVA, M. S.: Artroskopiia i pritsel'naia biopsiia kolennogo sustava v diagnostike i differentsial'noi diagnostike revmatoidnogo artrita. Revmatologiia 4, 30-34, 1986.

88 COLETTE, M.: L'arthroscopie du genou chez le sujet age. Acta Orthop. Belg. 52, 637-644, 1986.

89 CONTZEN, H.: Indikationen für die Arthroskopie des Kniegelenkes. Unfallchir. 4, 150-152, 1978.

90 CROW, S., METCALF, R. W., BECK, W. C., BIRNBAUM, D.: Desinfection or sterilization? Four views on arthroscopes. AORN J. 37, 854-859, 1983.

91 DANDY, D. J., JACKSON, R. W.: The impact of arthroscopy on the management of disorders of the knee. J. Bone Jt. Surg. 57-B, 346-348, 1975.

92 DANDY, D. J., JACKSON, R. W.: The diagnosis of problems after meniscectomy. J. Bone Jt. Surg. 57-B, 349-352, 1975.

93 DANDY, D. J., FLANAGAN, J. P., STEENMEYER, V.: Arthroscopy and the management of the ruptured anterior cruciate ligament. Clin. Orthop. 167, 43-49, 1982.

94 DANDY, D. J.: Arthroscopy in the treatment of young patients with anterior knee pain. Orthop. Clin. North Am. 17, 221-229, 1986.

95 DASHEFSKY, J. H.: Arthroscopy of the knee, N. Y. St. J. Med. 74, 1049-1053, 1974.

96 DAVIE, B.: Arthroscopy of the knee. Aust. N. Z. Surg. 48, 107-112, 1978.

97 DEBOECK, H., CASTELEYN, P. P.: The reability of arthroscopy. Acta Orthop. Bel. 48, 524-528, 1982.

98 DEBRUYNE, D., MOULIN, M. A., CARMES, C., BEGUIN, J. A., LOCKER, B.: Monitoring serum bupivacaine levels during arthroscopy. Eur. J. Clin. Pharmacol. 27, 733-735, 1985.

99 DEHAVEN, K. E., COLLINS, H. R.: Diagnosis of internal derangements of the knee. The role of arthroscopy. J. Bone Jt. Surg. 57-A, 802-810, 1975.

100 DEHAVEN, E. K.: Diagnosis of acute knee injuries with haemarthrosis. Am. J. Sports Med. 9, 9-14, 1980.

101 DE KEIZER, G.: Acute arthroscopy in posttraumatic hemarthrosis of the knee joint. Neth. J. Surg. 35, 94-96, 1983.

102 DERBY, B., MCGUCKEN, E.: Clinical evaluation of glutaraldehyde-phenate used to desinfact arthroscopes. Orthop. Nurs. 3, 36-38, 1984.

103 DHILLON, K. S., DORAISAMY, S., RAVEENDRAN, K.: Diagnosis of meniscal lesions of the knee. Med. J. Malaysia, 40, 24-27, 1985.

104 DINUBILE, N. A., JOYCE, J. J. III.: Arthroscopy of the postmeniscectomy knee. Orthopedics 6, 1301-1304, 1983.

105 DONG, T. X., WANG, J. S., CAO, S. T.: Application of arthroscopy in the diagnosis of meniscal lesions. Chung-Hua-Wai-Ko-Tsa-Chih, 24, 106-108, 1986.

106 DORFMANN; H., DREYFUS, P., JUSTIN-BESANÇON, L., DE SEZE, S.: Arthroscopie du genou: Etat actuel de la question. Semp. Hôp. (Paris) 46, 3442-3450, 1970

107 DORFMANN, H., DREYFUS, P.: L'arthroscopia del ginocchio: Metodi e risultati. Minerva med. 62, 2621-2624, 1971.

108 DORFMANN, H., DREYFUS, P.: Arthroskopie des Kniegelenkes. Münch. med. Wschr. 13, 611-614, 1972.

109 DORFMANN, H., FIGUEROA, M., DE SEZE, S.: Intéret de l'arthroscopie devant une monoarthropathie isolée du genou. Sem. Hôp. (Paris) 50, 179-188, 1974.

110 DRIVER-JOWITT, J.-P.: Arthroscopy-expertise, expedience and expectation. S. Afr. Med. J. 70, 652, 1986.

111 DUMAS, J. M., EDDE, D. J.: Meniscal abnormalities: Prospective correlation of double-contrast arthrography and arthroscopy, Radiology **160**, 453–456, 1986.

112 DUPONT, J. Y., JOUANIN, Th.: Etude des replis synoviaux du genou. J. Méd. Lyon **1362**, 15–19, 1982.

113 EDGAR, M. A., LOWY, M.: Arthroscopy of the knee: A preliminary review of fifty cases. Proc. Roy. Soc. Med. **66**, 512–515, 1973.

114 EICHENAUER, M., MOSTEGL, A., AGREITER, H. Z.: Korrelation zwischen klinischem, arthrographischem und arthroskopischem Befund bei Meniskusläsionen. Chirurg **57**, 719–722, 1986.

115 ERIKSSON, E., SEBIK, A.: Comparison between transpatellar tendon and lateral approach to the knee during arthroscopy. Am. J. Sports Med. **8**, 100–105, 1980.

116 ERIKSSON, E., SEBIK, A.: Arthroscopy and arthroscopic surgery in a gas versus a fluid medium. Orthop. Clin. North Am **13**, 293–298, 1982.

117 ERIKSSON, E., HAGGMARK, T., SAARTOK, T., SEBIK, A., ORTENGREN, B.: Knee arthroscopy with local anesthesia in ambulatory patients. Methods, results and patient compliance. Orthopedics **9**, 186–188, 1986.

118 FARID, F.: Untersuchungen zum Aussagewert der diagnostischen Arthroskopie. Disseration, Giessen 1982.

119 FARID, F., WEBER, H., HEIDE, H., LÖRINZ, W.: Der Stellenwert der transarthroskopischen Synovialdialyse bei hartnäckigen Ergüssen verschiedener Genese und differentialdiagnostischem Wert der Synovialflüssigkeitsanalyse. In: Hofer, H. (Hrsg.): Fortschritte in der Arthroskopie. Ferdinand Enke Verlag, Stuttgart, 189–192, 1985.

120 FARQUHARSON-ROBERTS, M. A., OSBORNE, A. H.: Partial rupture of the anterior cruciate ligament of the knee. J. Bonne Jt. Surg. **65-B**, 32–34, 1983.

121 FRANKE, H.: Die Arthroskopie des Kniegelenkes. Zbl. Chir. **106**, 201–206, 1981.

122 FULLERTON, L. R. Jr.: Knee arthroscopy in the military population: an analysis of 600 knee arthroscopies. Arthroscopy **2**, 259–261, 1986.

123 FULLERTON, L. R. Jr.: The U. S. Army arthroscopic surgery experience. Milit. Med. **151**, 634–635, 1986.

124 FUNK, F. J.: A color atlas of arthroscopy. J. Sports Med. **1**, 24–26, 1972.

125 GAECHTER, A., ROSETTO, M.: Verteilung der Relevanz der Knorpelschädigung am Knie. In: Hofer H. (Hrsg.): Fortschritte in der Arthroskopie. Ferdinand Enke Verlag, Stuttgart, 31–36, 1985.

126 GALLANNAUGH, S.: Arthroscopy of the knee joint. Brit. med. J. **3**, 285–286, 1973.

127 GAUDERNAK, T.: Der posttraumatische Hämarthros des Kniegelenkes – Arthroskopische Abklärung der Ursache, Unfallchirurgie **8**, 159–169, 1982.

128 GERRING, E. L.: Veterinary endoscopy in large animals. Brit. Med. Bull. **42**, 333–336, 1986.

129 GILLIES, H., SELIGSON, D.: Precision in the diagnosis of meniscal lesions: A comparison of clinical evaluation, arthrography, and arthroscopy, J. Bone Jt. Surg. **61-A**, 343–346, 1979.

130 GILLQUIST, J., HAGBERG, G.: A new modification of the technic of arthroscopy of the knee joint. Acta chir. Scand. **142**, 123–130, 1976.

131 GILLQUIST, J., HAGBERG, G., ORETORP, N.: Arthroscopy in acute injuries of the knee joint. Acta Orthop. Scand. **48**, 190–196, 1977.

132 GILLQUIST, J., HAGBERG, G.: Findings at arthroscopy and arthrography in knee injuries. Acta orthop. Scand. **49**, 398–402, 1978.

133 GILLQUIST, J., HAGBERG, G., ORETORP, N.: Equipment for arthroscopy of the knee joint, Internat. Orthop. **2**, 245–248, 1978.

134 GJURIC, Z.: Importance and possibilities of arthroscopy in the diagnosis of knee injuries and knee diseases. Acta med. Jugosl. **31**, 103–110, 1977.

135 GLINZ, W.: Arthroscopy in trauma of the knee joint. In: The knee joint, Proceedings of the international congress, Rotterdam 1973. Excerpta Medica, Amsterdam, 113–116, 1974.

136 GLINZ, W.: Diagnostische Bedeutung der Arthroskopie bei Präarthrosen des Kniegelenkes. Z. Unfallmed. Berufskrankh. **67**, 260–266, 1974.

137 GLINZ, W.: Die Arthroskopie bei Meniskusverletzungen. Z. Unfallmed. Berufskrankh. **3**, 106–115, 1976.

138 GLINZ, W.: Arthroskopie beim Knorpelschaden des Kniegelenkes. In: Burri C., Rütter A. (Hrsg.): Knorpelschaden am Knie, Hefte Unfallheilk. **127**, 46–57, 1976.

139 GLINZ, W.: Diagnostik der frischen Knorpelverletzung des Kniegelenkes. Langenbecks Arch. Chir. **345**, 423–429, 1977.

140 GLINZ, W.: Arthroskopische Diagnostik der traumatischen Knorpelläsion am Kniegelenk. Hefte Unfallheilk. **129**, 242–246, 1977.

141 GLINZ, W.: Arthroscopy in articular cartilage injury. Progr. orthop. Surg. **3**, 95–103, 1978.

142 GLINZ, W.: Diagnostische Arthroskopie und arthroskopische Operationen: Erfahrungen bei 500 Kniearthroskopien. Helv. chir. Acta **46**, 25–32, 1979.

143 GLINZ, W.: Technik der Arthroskopie unter Verwendung von Flüssigkeiten. In: Blauth W., Donner K. (Hrsg.): Arthroskopie des Kniegelenkes, Georg Thieme Verlag, Stuttgart, 49–55, 1979.

144 GLINZ, W.: Arthroskopie bei Knorpelverletzungen und chronischem Knorpelschaden. In: Blaut W., Donner K. (Hrsg.): Arthroskopie des Kniegelenkes, Georg Thieme Verlag, Stuttgart, 94–101, 1979.

145 GLINZ, W., SEGANTINI, P., KÄGI; P.: Arthroscopy in acute trauma of the knee joint. Endoscopy **12**, 269–274, 1980.

146 GLINZ, W.: Indikationen zur Arthroskopie nach Verletzungen des Kniegelenkes. Z. Unfallmed. Berufskrankh. **75**, 133–139, 1982.

147 GLINZ, W.: Indikationen zur Arthroskopie. Dtsch. med. Wschr. **17**, 669–670, 1983.

148 GLINZ, W.: Technik der diagnostischen Arthroskopie des Kniegelenkes. In: Probst J. (Hrsg.): Diagnostik der Kniebinnenverletzungen unter besonderer Berücksichtigung der Arthroskopie. Schriftenreihe unfallmedizinische Tagungen der Landesverbände der gewerblichen Berufsgenossenschaften **47**, 87–94, 1983.

149 GLINZ, W.: Ergebnisse der Arthroskopie des Kniegelenkes. In: Probst J. (Hrsg.): Diagnostik der Kniebinnenverletzungen unter besonderer Berücksichtigung der Arthroskopie. Schriftenreihe Unfallmedizinische Tagungen der Landesverbände der gewerblichen Berufsgenossenschaften **47,** 119–128, 1983.

150 GLINZ, W: Kniegelenksarthroskopie bei der Diagnostik frischer und alter Bandverletzungen. In: Rahmanzadeh R., Faensen M. (Hrsg.): Bandverletzungen am Schulter-, Knie- und Sprunggelenk. Schnetztor Verlag, Konstanz, 70–75, 1983.

151 GLINZ, W.: Arthroskopie in der Kinderchirurgie. Z. Kinderchir. **39,** Suppl. 1, 15–16, 1984.

152 GLINZ, W.: Arthroskopie – die stille Revolution. In: Hofer H. (Hrsg.): Fortschritte in der Arthroskopie. Ferdinand Enke Verlag, Stuttgart, 1–5 , 1985.

153 GLINZ, W., RICKLIN, R., FREI, E.: Die partielle vordere Kreuzbandruptur. In: Hofer H. (Hrsg.): Fortschritte in der Arthroskopie. Ferdinand Enke Verlag, Stuttgart, 173–176, 1985.

154 GLINZ; W.: Indikationen zum arthroskopisch-operativen Eingriff bei Meniskusverletzungen. H. Unfallheilk. **181,** 764–770, 1986.

155 GLOCKER, M. P.: Die Diagnostik von Kniegelenksbinnenverletzungen – geschichtlicher Abriss, Dissertation Zürich, 1984.

156 GLOTZER, W., BENEDETTO, K. P.: Indikation und Technik der Arthroskopie. ZFA **58,** 1594–1596, 1982.

157 GOMEZ MARTINEZ, G., MARQUES, J., BARCELO, P.: Importancia de la arthroscopia. An. Med. (Med.) **59,** 97–105, 1973.

158 GRAF, P., KEMPF, J. F.: Les hemarthroses posttraumatiques du genou. Demarche diagnostique et interet de l'arthroscopie. J. Chir. (Paris) **121,** 477–481, (1984).

159 GRONERT, H. J., STEWIN, J.: Möglichkeiten und Grenzen der Arthroskopie beim frischen traumatischen Kniebinnenschaden. Unfallheilk. **83,** 108–114, 1980.

160 GUTEN, G. N.: Methylene blue staining of articular cartilage during arthroscopy. Orthop. Rev. **6,** 59–60, 1977.

161 HAAGE, H., WATANABE, M.: Arthrographie und Arthroskopie. Betrachtungen über die Wertigkeit der Methoden. Z. Orthop. **111,** 178–183, 1973.

162 HALL, M. E., KEERAN; R. J.: Use of the arthroscope in the horse. Vet. Med. small Anim. Clin. **70,** 705–706, 1975.

163 HANSEN, H., THOMSEN; P. B., DYREBORG, E.: Arthroscopy of the knee. An analysis of 588 consecutive knee arthroscopies. Acta Orthop. Scand. **54,** 24–28, 1983.

164 HAUS, J., BEHFAR, A. S., REFIOR; H. J: Arthroskopische Erfahrungen zur diagnostischen und therapeutischen Wertung von Knorpelschäden des Femoropatellargelenks. In: Hofer H. (Hrsg.): Fortschritte in der Arthroskopie. Ferdinand Enke Verlag, Stuttgart, 41–43, 1985.

165 HEISEL, J., SCHWARZ, B.: Wertigkeit der diagnostischen Arthroskopie bei Chondropathien der Kniescheibengelenkfläche im Vergleich zur präoperativen Diagnostik. In: Hofer H. (Hrsg.): Fortschritte in der Arthroskopie. Ferdinand Enke Verlag, Stuttgart, 25–29, 1985.

166 HELAL, B., CHEN, S. C.: Arthroscopy of the knee. Brit. J. Hosp. Med. **15,** 583–595, 1976.

167 HEMPFLING; H.: Die kombinierte endoskopisch-radiologische Untersuchung des Kniegelenkes. Z. Orthop. **120,** 874–876, 1982.

168 HEMPFLING, H.: Systematik der Plicae im oberen Recessus. In: Hofer H. (Hrsg.): Fortschritte in der Arthroskopie. Ferdinand Enke Verlag, Stuttgart, 81–85, 1985.

169 HEMPFLING, H.: Wann welches Arthroskop? Dtsch. med. Wschr. **112,** 437–439, 1987.

170 HENCHE, H. R.: Indikation, Technik und Resultate der Arthroskopie nach Traumatisierung des Kniegelenkes. Orthopädie **3,** 178–183, 1974.

171 HENCHE, H. R.: Indikation und Technik der Arthroskopie des Kniegelenkes. Orthop. Prax. **12,** 165–167, 1976.

172 HENCHE, H. R.: Die Arthroskopie des Kniegelenkes. Beitr. orthop. Traumatol. **24,** 200–217, 1977.

173 HENCHE, H. R.: Indikationen zur Arthroskopie. Schweiz. Rundschau Med. **68,** 190–192, 1979.

174 HENCHE, H. R.: Arthroskopische Diagnostik des posttraumatischen Kniegelenksschadens. Chirurg **50,** 612–617, 1979.

175 HENCHE, H. R.: Beinhalterung zur Erleichertung der arthroskopischen Untersuchung des Kniegelenkes. Chirurg **53,** 747, 1982.

176 HENRY, A.: Arthroscopy of the knee joint. Guys Hosp. Rep. **121,** 25–30, 1972.

177 HENRY, A. N.: Arthroscopy in the management of trauma of the knee joint. Rheum. Rehabil. **12,** 198–201, 1973.

178 HENRY; A. N.: Arthroscopy in the management of internal derangements of the knee. In: The knee joint. Proceedings of the international congress, Rotterdam, 1973. Excerpta Medica, Amsterdam, 120–125, 1974.

179 HENRY, A. N.: Arthroscopy in practice. Brit. med. J. **1,** 87–88, 1977.

180 HERTEL; E., MÜNSTER, J. W.: Möglichkeiten und Grenzen der Arthroskopie rheumatischer Gelenke. Z. Orthop. **113,** 798–801, 1975.

181 HERTEL, E.: Arthroskopische Diagnostik von Kniegelenksveränderungen. Orthop. Prax. **14,** 201–204, 1978.

182 HERTEL, E.: Der Wert der arthroskopischen Diagnostik von Kniegelenksveränderungen. Orthop. Prax. **15,** 446, 1979.

183 HERTEL, P., ZANK, L.: Arthroskopie, Langenbecks Arch. Chir. **349,** 381–384, 1979.

184 HIRSCHOWITZ, D.: Clinical Assessment, arthrography, arthroscopy and arthrotomy in the diagnosis of internal derangements of the knee. J. Bone Jt. Surg. **58-B,** 367, 1976.

185 HOERSTER, G., THEERMANN, R.: Vergleichende Meniskusdiagnostik mittels Arthographie und Arthroskopie. In: Tiling Th. (Hrsg.): Arthroskopische Meniskuschirurgie. Ferdiand Enke Verlag, Stuttgart, 23–27, 1986.

186 HOTCHKISS, R. N., TEW, W. P., HUNGERFORD, D. S.: Cartilaginous debris in the injured human knee. Correlation with arthroscopic findings. Clin. Orthop. **168,** 144-156, 1982.

187 HUANG, T. L., RIEGER, R. W., BARMADA, R., RAY, R. D.: Correlation of arthroscopy with other diagnostic modalities. Orthop. Clin. North Am. **10,** 523-534, 1979.

188 HUGHSTON, J. C., STONE, M., ANDREWS, J. R.: The suprapatellar plica: its role in internal derangement of the knee. J. Bone Jt. Surg. **55-A,** 1318, 1973.

189 HURTIG, M. B.: Recent developments in the use of arthroscopy in cattle. Vet. Clin. North Am. Food **1,** 175-193, 1985.

190 IKEUCHI, H.: Supplementary study of arthroscopic anatomy on the kneejoint. Part. I: Plicae, ligaments and tendons. J. Jap. orthop. Ass. **52,** 1-10, 1978.

191 IKEUCHI, H.: Supplementary study of arthroscopic anatomy on the kneejoint. Part. 2: Menisci. J. Jap. orthop. Ass. **52,** 11-24, 1978.

192 IMBERT, J. D., BOLZE, O., MOUILLESEAUX, B.: Intérêt de l'arthroscopie pour le diagnostic et le traitement des dérangements intra-articulaires du genou. Rev. Chir. Orthop. **62,** (suppl. 2), 137-141, 1976.

193 IRELAND, J., TRICKEY, E. L., STOKER, D. J.: Arthroscopy and arthrography of the knee, J. Bone Jt. Surg. **62-B,** 3-6, 1980.

194 ISEKI, F., IMAI, N.: Arthroscopic observation on the regenerated meniscus with special reference to its function. J. Jap. orthop. Ass. **50,** 45-51, 1976.

195 JACKSON, R. W., ABE, J.: The role of arthroscopy in the management of disorders of the knee. J. Bone Jt. Surg. **54-B,** 310-322, 1972.

196 JACKSON, R. W.: Arthroscopy of the knee. Curr. Pract. orthop. Surg. **4,** 93-117, 1973.

197 JACKSON, R. W.: The role of arthroscopy in the management of the arthritic knee. Clin. Orthop. **101,** 28-35, 1974.

198 JACKSON, R. W., DEHAVEN, K. E.: Arthroscopy of the knee. Clin. Orthop. **107,** 87-92, 1975.

199 JACKSON, R. W.: Diagnostic uses of arthroscopy. Recent Advanc. Orthop. **10,** 217-234, 1975.

200 JACKSON, D. W.: Videoarthroscopy: A permanent medical record. Am. J. Sports Med. **6,** 213-216, 1978.

201 JACKSON, D. W., OVADIA, D. N.: Videoarthroscopy: Present and future developments. Arthroscopy **1,** 108-115, 1985.

202 JAYSEN, M. I. V., HENDERSON, D. R. F.: Arthroscopy in the diagnosis of inflammatory joint disease. Rheum. Rehabil. **12,** 195-197, 1973.

203 JOHNSON, L. L.: Diagnostic arthroscopy of the knee. In: The knee joint. Proceedings of the international congress, Rotterdam, 1973. Excerpta Medica, Amsterdam, 131-139, 1974.

204 JOHNSON, L. L., BECKER, R. L.: Arthroscopy, technique and the role of the assistent. Orthop. Rev. **9,** 31-43, 1976.

205 JOHNSON, L. L.: Impact of diagnostic arthroscopy on the clinical judgement of an experienced arthroscopist. Clin. Orthop. **167,** 75-83, 1982.

206 JOHNSON, L. L, SHNEIDER, D., AUSTIN, M. D., GOODMANN, F. G., BULLOCK, J. M., DEBRUIN, J. A.: Two percent gluteraldehyde: A disinfectent in arthroscopy and arthroscopic surgery. J. Bone Jt. Surg. **64-A,** 237-239, 1982.

207 JOYCE, M. J., MANKIN, H. J.: Caveat arthroscopos: Extra-articular lesions of bone simultating intraarticular pathology of the knee. J. Bone Jt. Surg. **65-A,** 289-292, 1983.

208 JUHL, M., BOE, S.: Arthroscopy in children, with special emphasis on meniscal lesions. Injury **17,** 171-173. 1986.

209 KEENE, J. S., DYREBY, J. R. Jr.: High tibial osteotomy in the treatment of osteoarthritis of the knee. J. Bone Jt. Surg. **65-A,** 36-42, 1983.

210 KERSCHBAUMER, F., AGREITER, Z., EICHENAUER, M: Die Chondropathia patellae – Arthroskopische Diagnostik und klinischer Verlauf. In: Hofer H. (Hrsg.): Fortschritte in der Arthroskopie. Ferdinand Enke Verlag, Stuttgart, 37-40, 1985.

211 KIESER, Ch., RÜTTIMANN, A.: Die Arthroskopie des Kniegelenkes. Schweiz. med. Wschr. **106,** 1631-1637, 1976.

212 KLEIN, W., SCHULITZ, K.-P., HUTH, F.: Die «Plica-Krankheit» des Kniegelenkes, Dtsch. med. Wschr. **104,** 1261-1264, 1979.

213 KOHN, D., AIGNER, R.: Entscheidungen vor, während und nach der Kniegelenktsarthroskopie. Fortschr. Med. **103,** 317-320, 1985.

214 KOHN, D., BRUCKL, R., LOBENHOFFER, P.: Kurze technische Mitteilung: Video-Technik und Sterilität bei der Arthroskopie. Z. Orthop. **123,** 897-898, 1985.

215 KOHN, D.: Arthroscopy in acute injuries of anterior cruciate-deficient knees: Fresh and old intraarticular lesions. Arthroscopy **2,** 98-102, 1986.

216 KONTTINEN, Y. T., BERGROTH, V., KUNNAMO, I., HAAPASAARI; J.: The value of biopsy in patients with monarticular juvenile rheumatoid arthritis of recent onset. Arthritis Rheum. **29,** 47-53, 1986.

217 KORN, M. W., SPITZER, R. M., ROBINSON, K. E.: Is there still a role for knee arthrography? Arthroscopy **1,** 40-43, 1985.

218 KOVESDI, J. M. Jr: Arthroscopy: A valuable diagnostic tool. Osteopath. Ann. **2,** 34-36, 1974.

219 KREMPEN; J. F., SILVER, R. A., HADLEY, J.: The use of a peritoneal catheter for the irrigating system in arthroscopy: A better dystem for accurate diagnosis. Clin. Orthop. **128,** 214-215, 1977.

220 KUJALA; U. M., KVIST, M., OSTERMAN, K.: Knee injuries in athletes. Review of exertion injuries and retrospective study of outpatient sports clinic material. Sports Med. **3,** 447-460, 1986.

221 KUS, W. M., SALAMON, Z.: Arthroscopy of the knee joint. Chir. Narzad. Ruchu **41,** 569-573, 1976.

222 LEHRBERGER, K., ROSENMEYER, B: Stellenwert der arthroskopischen Diagnostik bei der Patellaluxation und -subluxation. In: Hofer H. (Hrsg.): Fortschritte in der Arthroskopie, Ferdinand Enke Verlag, Stuttgart, 63-71, 1985.

223 Leslie; I. J.: Arthroscopy in the diagnosis of chondromalacia patellae. Brit. orthop. ass., Liverpool, 1977.

224 Levingsohn; E. M., Baker, B. E.: Prearthrotomy diagnostic evaluation of the knee. Am. J. Rad. **134,** 107–111, 1980.

225 Lewicky, R. T., Abeshaus, M. M.: Simplified technique for posterior knee arthroscopy. Am. J. Sports Med. **10,** 22–23, 1982.

226 Lindberg, U., Hamberg, P., Lysholm, J., Gillquist, J.: Arthroscopic examination of the patellofemoral joint using a central, one-portal technique. Orthop. Clin. North Am. **17,** 263–268, 1986.

227 Lindberg, U., Lysholm, J., Gillquist, J.: The correlation between arthroscopic findings and the patellofemoral pain syndrome. Arthroscopy **2,** 103–107, 1986.

228 Liu, H. C.: Arthroscopy for disorders of the knee – A prospective study. Taiwan I. Hsueh Hui Tsa Chih, **85,** 185–195, 1986.

229 Luchikhina, L. V.: Sravnitel'naia effektivnost' artroskopicheskoi diagnostiki revmatoidnogo artrita. Ter. Arkh. **55,** 60–64, 1983.

230 Luchikhina, L. V.: Metod artroskopii v diagnostike i lechenii mikrokristallicheskikh sinovitov. Ter. Arkh. **54,** 80–83, 1982.

231 Lysholm, J., Gillquist, J.: Arthroscopic examination of the posterior cruciate ligament. J. Bone Jt. Surg, **63-A,** 363–366, 1981.

232 Mankin, H. J.: Orthopaedics in 2013: A prospection. J. Bone Jt. Surg. **65-A,** 1190–1194, 1983.

233 Mannami, K.: Influence of intraarticular continous perfusion of physiological saline on chondrocytes. Nippon Seikeigeka Gakkai Zasshi **59,** 573–580, 1985.

234 Mariani, P. P.: Indications in diagnostic arthroscopy of the knee. Ital. J. Orthop. Traumatol. **8,** 337–343, 1982.

235 Marqués, J., Santamaria, A., Gomes Martinez, G.: Arthroscopia. Rev. esp. Reum. **14,** 47–58, 1971.

236 Marques, J.: A atroscopia na gota. Act. reumatol. Port. **2,** 135–136, 1974.

237 Martin, R., Petit; B., Basora, J.: A regional anestetic technique compared to general anesthesia for outpatient knee arthroscopy. Anesth. Analg. **65,** 1091, 1986.

238 McGinty, J. B., Freedmann; P. A.: Arthroscopy of the knee. Clin. Orthop. **121,** 173–180, 1976.

239 McGinty, J. B.: Closed circuit television in arthroscopy. Rheumatol. (Paris) **33,** 45–49, 1976.

240 McGinty, J. B., Matza; R. A.: Arthroscopy of the knee. Evaluation of an out-patient precedure unter local anesthesia. J. Bone Jt. Surg. **60-A,** 787–789, 1978.

241 McIlwraith, C. W., Fessler, J. F.: Arthroscopy in the diagnosis of equine joint disease. J. Am. vet. med. Assoc. **172,** 263–268, 1978.

242 Menapace, C.: Die arthroskopische Meniskusdiagnostik. In: Tiling Th. (Hrsg.): Arthroskopische Meniskuschirurgie. Ferdinand Enke Verlag, Stuttgart, 10–22, 1986.

243 Mennet, P.: Möglichkeiten und Grenzen der Kniearthroskopie. Schweiz. med. Wschr. **101,** 1591, 1971.

244 Meyers; J. F., Pierre, R. K. St., Sutter, S., Caspari, R. B., Whippe, T. L.: Arthroscopic evaluation of anterior cruciate ligament reconstruction. Arthroscopy **2,** 155–161, 1986.

245 Miller, W. E.: Learning arthroscopy. South Med. J. **78,** 935–937, 1985.

246 Mital, M. A., Karlin, L. I.: Diagnostic arthroscopy in sport injuries. Orthop. Clin. **11.** 771–785, 1980.

247 Moalla, M., Hamza, M., Bergaoui, N., Ben Abid, M., Zlitni, M., Ben Ayed, H.: L'arthoscopie: technique et aspect. Tunis Med. **64,** 107–111, 1986.

248 Mori, Y.: Supplement to arthroscopic findings of knee joint disease. J. Showa med. Ass. **33,** 8–40, 1973.

249 Moriya, H., Kitahara, H., Matsui, N., Shimizu, K.: Arthroscopic findings in osteoarthrosis of the knee joint. Rhumatologie (Paris) **33,** 65–74, 1976.

250 Munzinger, U., Ruckstuhl, J., Scherrer, H., Gschwend, N.: Internal derangement of the knee joint due to pathologic synovial folds: The mediopatellar plica syndrome. Clin. Orthop. **155,** 59–64, 1981.

251 Ngo, I. U., Hamilton, W. G., Wichern, A., Andree, R. A.: Local anesthesia with sedation for arthroscopic surgery of the knee. A report of 100 consecutive cases. Arthroscopy **1,** 237–241, 1985.

252 Nole, R., Munson, N. M., Fulkerson, J. P.: Bupivacaine and saline effects on articular cartilage. Arthroscopy **1,** 123–127, 1985.

253 Norwood, Jr. L. A., Shields, C. L., Russo, J.: Arthroscopy of the lateral meniscus in knees with normal arthrograms. Am J. Sports Med. **5,** 271–274, 1977.

254 Noyes, F. R., Bassett, R. W., Grood, E. S., Butler, D. L.: Arthroscopy in acute traumatic hemarthrosis of the knee. Incidence of anterior cruciate tears and other injuries. J. Bone Jt. Surg. **62-A,** 687–695, 1980.

255 O'Connor, R. L.: The arthroscope in the management of crystal-induced synovitis of the knee. J. Bone Jt. Surg. **55-A,** 1443–1449, 1973.

256 O'Connor; R. L.: Arthroscopy in the diagnosis and treatment of acute ligament injuries of the knee. J. Bone Jt. Surg. **56-A,** 333–337, 1974.

257 O'Connor, R. L.: Arthroscopy of the knee. Surg. Annu. **9,** 265–289, 1977.

258 Oehler, W. D., Janka, P.: Arthroskopische Diagnostik und therapeutische Konsequenzen beim Hämarthros des Kniegelenkes. Unfallchir. **8,** 96–98, 1982.

259 Ogilvie-Harris, D. J., Bauer, M., Corey, P.: Prostaglandin inhibition and the rate of recovery after arthroscopic meniscectomy. A randomised double-blind prospective study. J. Bone Jt. Surg. **67-B,** 567–571, 1985.

260 Ohnsorge, J.: Die Arthroskopie des Kniegelenks. Fortschr. Endoskopie **2,** 29–34, 1970.

261 Older, J., Hanspal, R., Cardoso, T.: The medial shelf: An anatomical, clinical and pathological study. In: Trickey E. L., Hertel P. (eds.): Surgery and arthroscopy of the knee. Spinger Verlag Berlin/Heidelberg/New York, 82–86, 1986.

262 ORABTREE, S. D., BEDFORD, A. F., EDGAR, M. A.: The value of arthrography and arthroscopy in association with a sports injuries clinic: A prospective and comparative study of 182 patients. Injury **13,** 220–226, 1981.
263 ORETORP, N., ELMERSON, S.: Arthroscopy and irrigation control. Arthroscopy **2,** 46–50, 1986.
264 PAGNAMENTA, M., KIESER; Ch.: Die Resultate der arthroskopischen Untersuchung unklarer Kniegelenksergüsse. Schweiz. med. Wschr. **112,** 1369–1375, 1982.
265 PALEY, D., JACKSON, R. W.: Synovial haemangioma of the knee joint: Diagnosis by arthroscopy, Arthroscopy **2,** 174–177, 1986.
266 PATEL, D.: Arthroscopy of the plicae synovial folds and their significance Am. J. Sports Med. **6,** 217–225, 1978.
267 PATEL, D.: Proximal approaches to arthroscopic surgery of the knee. Am. J. Sports Med. **9,** 296–303, 1981.
268 PATEL, D.: Superior lateral-medial approach to arthroscopic meniscectomy. Orthop. Clin. North Am. **13,** 299–305. 1982.
269 PATEL, D.: Plica as a cause of anterior knee pain. Orthop. Clin. North Am. **17,** 273–277, 1986.
270 PAUS, A., PAHLE, J. A.: The value of arthroscopy in the diagnosis and treatment of patients with juvenile rheumatoid arthritis. Ann. Chir. Gynaecol. **75,** 168–171, 1986.
271 PEVEY, J. K.: Outpatient arthroscopy of the knee under local anesthesia. Am. J. Sports Med. **6,** 122–127. 1978.
272 POEHLING, G. G., BASSETT; F. H., GOLDNER, J. L.: Arthroscopy: Its role in treating nontraumatic and traumatic lesions of the knee. South. med. J. **70,** 465–469, 1977.
273 POEHLING; G. G.; Arthroscopic teaching technics. South. med. J. **71,** 1067–1069, 1978.
274 POKORNY, V., BURYSEK, P.: Experience with arthroscopy in the diagnosis of injured menisci of the knee joint. Rozhl. Chir. **54,** 108–115, 1975.
275 PRUDHORN, J.-L., CHAMBAT, P.: Arthroscopie et ruptures ligamentaires fraiches du genou. J. Méd. Lyon **1362,** 21–28, 1982.
276 RAND, J. A., SIM, F. H.: Evaluation and management of unicompartmental osteoarthritis. Role of arthroscopy in upper tibial osteotomy. Orthopedics **6,** 1288–1292, 1983.
277 RASMUSSEN, F.: Arthroscopy of the knee joint, Ungeskr. Laeg. **137,** 501–502, 1975.
278 READ, G. O.: Local anesthesia for diagnostik and operative arthroscopy of the knee. South Afr. Med. J. **64,** 471–472, 1983.
279 REAGAN, B. F., MCINERNY, V. K., TREADWELL, B. V., ZARINS, B., MANKIN, H. J.: Irrigating solutions for arthroscopy. A metabolic study. J. Bone Jt. Surg. **65-A,** 629–631, 1983.
280 RICH, C., DREZ, D. Jr., DELEE, J.: Zone approach to knee arthroscopy. Orthopedics **9,** 1249–1256, 1986.
281 ROBERT, M., GOUAULT, E., MOULIES, D., ALAIN, J. L.: Lesions meniscales chez l'enfant sportif. Acta Orthop. Belg. **52,** 72–80, 1986.
282 ROBLES GIL, J., KATONA, G.: Clinical and therapeutic usefulness of arthroscopy. Gazz Sanith (engl. ed.) **20,** 16–20, 1971.
283 RUSHTON, N., DANDY, D. J., NAYLOR, C. P. E.: The clinical, arthroscopic and histological findings after replacement of the anterior cruciate ligament with carbon-fibre. J. Bone Jt. Surg. **65-B,** 308–309, 1983.
284 RYDHOLM, U.: Arthroscopy of the knee in juvenile chronic arthritis. Scand. J. Rheumatol. **15,** 109–112, 1986.
285 SAKAKIBARA; J.: Arthroscopic study in Iino's band (plica synovialis mediopatellaris). J. Jap. Orthop. Ass. **50,** 513–522. 1976.
286 SALAI, M., PRITSCH, M., ISRAELI, A., et al.: The role of arthroscopy in acute injuries to the knee. Harefuah **104,** 134–136, 164, 1983.
287 SCHEURER, I., REHN, J.: Die Technik der Arthroskopie mit Lachgasfüllung. Unfallheilk. **81,** 661–663, 1978.
288 SCHMID, A., FRICKE, D., TILING, Th: Arthroskopische Kontrolle nach Refixation chondraler und osteochondraler Fragmente. In: Hofer H. (Hrsg.): Fortschritte in der Arthroskopie. Ferdinand Enke Verlag, Stuttgart, 49–53, 1985.
289 SELESNICK, F. H., NOBLE, H. B., BACHMAN, D. C., STEINBERG, F. L.: Internal derangement of the knee: Diagnosis by arthrography, arthroscopy, and arthrotomy. Clin. Orthop. **198,** 26–30, 1985.
290 SHNEIDER, D. A., JOHNSON, L. L.: Peripheral detachment of the meniscus: Arthroscopic evaluation and clinical correlation. Orthop. Ref. 1977.
291 SIEMERING; G. H.: Arthroscopy of dogs. J. Am. vet. med. Assoc. **172,** 575–577, 1978.
292 SIMONSEN, D., JENSEN, J., LAURITZEN, J.: Arthroscopy in acute knee injuries. Acta Orthop. Scand. **57,** 126–129, 1986.
293 SMITH, J. B.: «Retrospectosopic» arthroscopy. Arthroscopy **1,** 17–21, 1985.
294 SMITH, M.: Arthroscopy in large animals. In: Proceedings 11th congress Europ. Soc. vet. Surg. 60, 1975.
295 SOJBJERG, J. O., LAURITZEN, J., HVID, I., BOE, S.: Arthroscopic determination of patellofemoral malalignment. Clin. Orthop. **215,** 243–247, 1987.
296 STAMM, F., GLINZ, W.: Die Arthroskopie des Kniegelenkes bei der akuten Sportverletzung und beim chronischen Sportschaden. In: Chapchal G. (Hrsg.): Sportverletzungen und Sportschäden. Georg Thieme Verlag Stuttgart/New York, 140–141, 1983.
297 STAMM, F., GLINZ, W.: Die Arthroskopie des Kniegelenkes bei der akuten Sportverletzung und beim chronischen Sportschaden. Med. u . Sport **24,** 13–16, 1984.
298 STEARNS; C. M.: Preparation of arthroscopic instrumentation: The sterilization vs. disinfection controversy. Orthop. Nurs. **2,** 38–43, 1983.
299 SUMAN, R. K., STOTHER, I. G., ILLINGWORTH, G.: Diagnostic arthroscopy of knee in children. J. Bone Jt. Surg. **66-B,** 535–537, 1984.
300 SWEENEY, H. J.: Teaching arthroscopic surgery at the residency level. Orthop. Clin. North Am. **13,** 255–261, 1982.

301 TAMM, J.: Ergebnisse und Aussagewert der Arthroskopie am Kniegelenk. Unfallchir. **4,** 153–156, 1978.
302 TESSON, M. C., AIGMAN, M., DELBARRE, F.: L'arthroscopie du genou. Technique, indications, résultats. Presse méd. **78,** 2467–2471, 1970.
303 THIJN, C. J.: Accuracy of double-contrast arthrography and arthroscopy of the knee. Skeletal Radiol. **8,** 187–192, 1982.
304 TONINO, A. J., HUY, J., SCHAAFSMA, J.: The diagnostic accuracy of knee testing in the acutely injured knee. Initial examination versus examination under anesthesia with arthroscopy. Acta Orthop. Belg. **52,** 479–487, 1986.
305 VAN RENS, Th. J. G., HOOGBERGEN, A. J. M.: Arthroscopy of the knee joint. Geneesk. Sport **8,** 25–30, 1975.
306 VAN RENS, Th. J. G.: Arthroscopy of the knee joint. Ned. T. Geneesk. **119,** 1943–1944, 1975.
307 VIGNON, E.: L'arthroscopie en rhumatologie. A propos de 102 examens du genou. Lyon méd. **239,** 119–124, 1978.
308 VISURI, T., KIVILUOTO, O.: Arthroscopic volume of the knee jount in young male adults. Scand. J. Rheumatol. **15,** 251–254, 1986.
309 WATANABE, M.: Present status and future of arthroscopy. Surg. Ther. (Osaka) **26,** 73–77, 1972.
310 WATANABE, M.: Arthroscopy of the knee-joint. In: Helfet A. J. (ed.): Disorders of the knee. J. B. Lippincott, New York, 139–149, 1974.
311 WATANABE, M.: Recent advances in arthroscopy. Rhumatologie (Paris) **33,** 29–33, 1976.
312 WATANABE, M.: Arthroscopy: The present state. Clin. Orthop. **10,** 503–521, 1979.
313 WENTZENSEN, A., WELLER, S.: Arthroskopische Untersuchungen von gestielten autogenen Sehnentransplantaten zum Ersatz des vorderen Kreuzbandes. Chirurg **53,** 225–228, 1982.
314 WERGERS, H.-W., VELTKAMP, B.: Computerdokumentation arthroskopischer Befunde. Dissertation, Düsseldorf 1983.
315 WHIPPLE; T. L., BASSETT; F. H.: Arthroscopic examination of the knee: Polypuncture technique with percutaneous intra-articular manipulation. J. Bone Jt. Surg. **60-A,** 444–453, 1978.
316 WREDMARK, T., LUNDH, R.: Arthroscopy under local anesthesia using controlled pressure irrigation with prilocaine. J. Bone Jt. Surg. **64-B,** 583–585, 1982.
317 WRUHS, O.: Die Arthroskopie und Endophotographie zur Diagnostik und Dokumentation von Kniegelenksverletzungen. Wien. med. Wschr. **120,** 126–133, 1970.
318 WRUHS, O.: Die Arthroskopie. Orthop. Prax. **9,** 75–78, 1972.
319 WRUHS, O.: Die Arthroskopie des Kniegelenkes. Z. Orthop. **111,** 664–665, 1973.
320 WRUHS, O.: Die Endoskopie des Kniegelenkes zur Diagnostik und Dokumentation von Binnenschäden und Erkrankungen. Fortschr. Endoskopie **4,** 225–226, 1973.
321 WRUHS, O.: Endoskopisch faßbare Veränderungen des Femur-Patellargelenkes. Z. Orthop. **111,** 525–526, 1973.
322 WRUHS, O.: Arthroskopie bei Schienbeinkopfbrüchen. Hefte Unfallheilk. **126,** 234–236, 1975.
323 WRUHS, O.: Arthroskopische Befunde bei Vorverlagerung der Tuberositas tibiae. Hefte Unfallheilk. **127,** 46–57, 1975.
324 YATES, D. B.: Arthroscopy of the knee after the injection of 90 Y. Ann. rheum. Dis. **32,** 48–50, 1973.
325 YATES, D. B., SCOTT, J. T.: Rheumatoid synovitis and joint disease. Relationship between arthroscopic and histological changes. Ann. rheum. Dis. **34,** 1–6, 1975.
326 YOSHIHARU, Y.: Arthroscopic study of the patella. J. Jap. Orthop. Ass. **50,** 469–482, 1976.
327 ZIV, I., CARROLL, N. C.: The role of arthroscopy in children. J. Pediatr. Orthop. **2,** 243–247, 1983.
328 ZOLLINGER, H.: Indikation und Aussage der Gelenkendoskopie bei der Chondropathia patellae. Z. Orthop. **115,** 617, 1977.
329 ZOLLINGER, H.: Endoskopische Diagnostik von Präarthrosen des Kniegelenkes. Z. Orthop. **116,** 456–457, 1978.
330 ZOLLINGER, H.: Arthroskopie bei Chondropathia patellae. Z. Unfallmed. Berufskrankh. **3,** 135–136, 1980.

III. Arthroskopische Operationen

Allgemeines, Instrumentarium

331 ARITOMI, H., YAMAMOTO, M: A method of arthroscopic surgery. Orthop. Clin. North. Am. **10,** 565–585, 1979.
332 BALDUINI, F. C., PEFF, T. C., TORG, J. S.: Application of electrothermal energy in arthroscopy. Arthroscopy **1,** 259–263, 1985.
333 BUESS, G., EITENMUELLER, J., THEISS, R., HILDEBRAND, E., HUTTERER, F.: Meniskusresektion mit Diathermie, Optimierung der Instrumentenisolation mit Keramikbeschichtung. In: Hofer H. (Hrsg.): Fortschritte in der Arthroskopie. Ferdinand Enke Verlag, Stuttgart, 197–205, 1985.
334 DANDY, D. J.: Arthroscopic surgery of the knee. Brit. J. Hosp. Med. **27,** 360, 362, 365, 1982.

335 DeHaven, K.: Principles of triangulation for athroscopic surgery. Orthop. Clin. North Am. **13**, 329–336, 1982.
336 Demottaz, J. D., Mathies, B.: Chirurgie arthroscopique du genou: Premiers resultats a Genève. Rev. Med. Suisse Romade **103**, 791–793, 1983.
337 Eichhorn, J., Kolditz, D., Krämer, J.: Vorteile der Hochfrequenzchirurgie bei der Meniskektomie. In: Tiling Th. (Hrsg.): Arthroskopische Meniskuschirurgie. Ferdinand Enke Verlag Stuttgart, 43–49, 1986.
338 Ewing, J. W., Noe, D. A., Kitaoka, H. B., Askew, M. J.: Intraarticular pressures during arthroscopic knee surgery. Arthroscopy **2**, 264–269, 1986.
339 Fulkerson, J. P., Folcik, M. A.: Analgesia following arthroscopic surgery: Comparison of diflunisal and acetaminophen with codeine. Arthroscopy **2**, 108–110, 1986.
340 Gillquist, J., Hagberg, G., Oretrop, N.: Therapeutic arthroscopy of the knee. Injury **10**, 128–132, 1978.
341 Gillquist, J., Karpf, P. M.: Arthroskopische Operationen am Knie. Fortschr. Med. **100**, 51–55, 1982.
342 Glinz, W.: Diagnostische Arthroskopie und arthroskopische Operationen: Erfahrungen bei 500 Kniearthroskopien. Helv. chir. Acta **46**, 25–32, 1979.
343 Glinz, W.: Arthroskopische Operationen. Zeitschr. Unfallmed. u. Berufskrankh. **3**, 137–140, 1980.
344 Glinz, W.: Arthroskopische Operationen. H. Unfallheilk. **148**, 363–367, 1980.
345 Guhl, J. F.: Evolution and development of operative arthroscopy; 1974 to present. Orthopedics **6**, 1104, 1983.
346 Hofer, H., Kammeringer, W. D.: Der Stellenwert arthroskopischer Operationen. Z. Orthop. **122**, 69–71, 1984.
347 Holder, J.: Die arthroskopische Operation am Kniegelenk. Akt. Traumatol. **12**, 222–227, 1982.
348 Ikeuchi, H.: Surgery under arthroscopic control. Rev. Internat. Rheumatol. **33**, 57–63, 1976.
349 Jackson, R. W.: Current concepts review: Arthroscopic surgery, J. Bone Jt. Surg. **65-A**, 416–420, 1983.
350 Jackson, R. W.: Operative arthroscopy. Int. Orthop. **8**, 113–115, 1984.
351 Johnson, L.: Creating the proper environment for arthroscopic surgery. Orthop. Clin. North Am. **13**, 283–292, 1982.
352 Kolditz, D., Krämer, J., Eichhorn, J.: Die Technik der Elektroresektion bei arthroskopischen Kniegelenksoperationen. In: Hofer H. (Hrsg.): Fortschritte in der Arthroskopie. Ferdinand Enke Verlag, Stuttgart, 244–248, 1985.
353 Mackinlay, J. Y., Stother, I. G.: Therapeutic arthroscopy of the knee. Scott. Med. J. **28**, 239–247, 1983.
354 McIlwraith, C. W.: Experiences in diagnostic and surgical arthroscopy in the horse . Equine Vet. J. **16**, 11–19, 1984.
355 Lamoureux, G., Lemieux, R.: Arthroscopie et chirurgie arthroscopique. Union Med. Can. **112**, 942–943, 1983.
356 Metcalf, R. W.: Arthroscopic knee surgery. Adv. Surg. **17**, 197–240, 1984.
357 Metcalf, R. W.: A decade of arthroscopic surgery: AANA presidential address. Arthroscopy **1**, 221–225, 1985.
358 Older, J., Cardoso, T.: First year's experience of day-case arthroscopy in diagnosis and management of disorders of the knee joint. Lancet **2**, 264–267, 1983.
359 Parisien, J. S., Kraut, L.: Operative arthroscopy. A preliminary report. Bull. Hosp. Jt. Dis. Orthop. Inst. **42**, 139–150, 1982.
360 Patel, D.: Proximal approaches to arthroscopic surgery of the knee. Amer. J. Sports. Med. **9**, 296–303, 1981.
361 Patel, D. et al.: Isokinetic and functional evaluation of the knee following arthroscopic surgery. Clin. Orthop. **167**, 84–90, 1982.
362 Patel, D., Guhl, J. F.: The use of bovine knees in operative arthroscopy. Orthopedics **6**, 1119–1124, 1983.
363 Rand, J. A., Gaffey, T. A.: Effect of electrocautery on fresh human articular cartilage. Arthroscopy **1**, 242–246, 1985.
364 Rosenberg, T. D., Wong, H. C.: Arthroscopic knee surgery in a freestanding outpatient surgery center. Orthop. Clin. North-Am. **13**, 277–282, 1982.
365 Schosheim, P. M., Caspari, R. B.: Evaluation of electrosurgical meniscectomy in rabbits. Arthroscopy **2**, 71–76, 1986.
366 Sprague, N. F.: Operative arthroscopy. Clin. Orthop. **167**, 4–5, 1982.
367 Watanabe, M., Bechtol, R. C., Nottage, W. M.: History of arthroscopic surgery: In: Heshmat Shahriaree (Hrsg): O'Connor's textbook of arthroscopic surgery. Lippincott Comp., Philadelphia, 1, 1984.
368 Wheeler, B. R.: Arthroscopic surgery of the knee: A review of early Army experience. Milit. Med. **149**, 661–664, 1984.
369 Zarins, B.: Arthroscopic surgery in a sports medicine practice. Orthop. Clin. North Am. **13**, 415–421, 1982.

Meniskusresektion

370 Aglietti, P., Buzzi, R., Pisaneschi, A., Salvi, M.: Meniscectomia artroscopica con due vie di accesso. Una nota di tecnia chirurgica per le lesioni a manico di secchio. Arch. Putti Chir. Organi. **35**, 91–99, 1985.
371 Arnoczky, St. P., Warren, R. F., Kaplan, N.: Meniscal remodeling following partial meniscectomy – an experimental study in dog. Arthroscopy **1**, 247–252, 1985.
372 Bauer, R.: Ein Beitrag zur Frage der Total- oder Teilresektion bei traumatischen Meniscusläsionen. Arch. orthop. Unfall-Chir. **69**, 341–350, 1971.

373 Beaufils, Ph. et al.: L'arthroscopie dans le traitement des lésions méniscales. Chirurgie **108,** 348–352, 1982.

374 Bergström, R., Hamberg, P., Lysholm, J., Gillquist, J.: Comparison of open and endoscopic meniscectomy. Clin. orthop. **184,** 133–136, 1984.

375 Benedetto, K. P., Glotzer, W., Sperner, G.: Die arthroskopische Meniskusteilresektion. Akt. Traumatol. **16,** 21–25, 1986.

376 Berner, W.: Die arthroskopische Meniskusresektion. Unfallheilk. **86,** 241–245, 1983.

377 Böhler, L: Behandlung, Nachbehandlung und Begutachtung von Meniskusverletzungen. Erfahrungen an 100 operierten Fällen. Langenbecks Arch. Klin. Chir. **282,** 264–276, 1955.

378 Boe, S., Hansen, H.: Arthroscopic partial meniscectomy in patients aged over 50. J. Bone Jt. Surg. **68-B,** 707, 1986.

379 Cargil, A. O'R., Jackson, J. P.: Bucket-handle tear of the medial meniscus. J. Bone Jt. Surg. **58-A,** 248–251, 1976.

380 Carson, W. R.: Arthroscopic meniscectomy. Orthop. Clin. North Am. **10,** 619–627, 1971.

381 Chana, G. S, Tubbs, N.: Early results of arthroscopic surgery, Injury **13,** 227–229, 1981.

382 Cox, J. S., Nye, Ch., Schaefer, W. W., Woodstein, I. J.: The degenerative effects of partial and total resection of the medial meniscus in dogs' knee. Clin. Orthop. **109,** 178–183, 1975.

383 Dandy, D. J.: Early results of closed partial meniscectomy. Brit. J. med. **1,** 1099–1101, 1978.

384 Dandy, D. J.: The bucket handle meniscal tear: A technique detaching the posterior segment first. Orthop. Clin. North Am. **13,** 369–385, 1982.

385 Dann, P., Haike, H.; Rosenbauer, K.: Experimentelle Untersuchungen zur Frage der totalen oder partiellen Meniscusresektion. Arch. orthop. Unfallchir. **65,** 209–219, 1969.

386 Eastwood, D. M.: The failures of arthroscopic partial meniscectomy. Injury **16,** 587–590, 1985.

387 Ferkel, R. D., Davis, J. R., Friedman, M. J., Fox, J. M., Del Pizzo, W., Snyder, St. J., Berasi, C. C.: Arthroscopic partial medial meniscectomy. An analysis of unsatisfactory results. Arthroscopy **1,** 44–52, 1985.

388 Gillquist, J., Hamberg, P., Lysholm, J.: Endoscopic partial and total meniscectomy. A comparative study. Acta Orthop. Scand. **53,** 975–979, 1982.

389 Gillquist, J., Oretorp, N.: The technique of endoscopic total meniscectomy. Orthop. Clin. North Am. **13,** 363–367, 1982.

390 Gillquist, J., Oretorp, N.: Arthroscopic partial meniscectomy. Technique and longterm results. Clin. Orthop. **167,** 29–33, 1982.

391 Glinz, W.: Arthroskopische partielle Meniskektomie. Helv. chir. Acta, **47,** 115–119, 1980.

392 Glinz, W.: Indikation zum arthroskopisch-operativen Eingriff bei Meniskusverletzungen. H. Unfallheilk. **181,** 764–770, 1986.

393 Glinz, W., Ghafier, M.: Arthroskopische Meniskusresektion: Resultate 1–7 Jahre nach der Operation. In: Tiling Th. (Hrsg.): Arthroskopische Meniskuschirurgie. Ferdinand Enke Verlag, Stuttgart, 61–71, 1986.

394 Glötzer, W., Benedetto, K. P.: Die arthroskopische Meniskusresektion. In: Tiling Th. (Hrsg.) : Arthroskopische Meniskuschirurgie. Ferdinand Enke Verlag, Stuttgart, 35–42, 1986.

395 Guhl, F. J.: Excision of flap tears. Orthop. Clin. North Am. **13,** 387–397, 1982.

396 Hamberg, P., Gillquist, J., Lysholm, J., Oberg, B.: The effect of diagnostic and operative arthroscopy and open meniscectomy on muscle strenght in the righ. Am. J. Sports Med. **11,** 289–292, 1983.

397 Hamberg, P., Gillquist; J., Lysholm, J.: A comparison between arthroscopic meniscectomy and modified open meniscectomy. J. Bone Jt. Surg. **66-B,** 189–192, 1984.

398 Hershman, E. B., Nisonson; B.: Arthroscopic meniscectomy: A follow-up report. Am. J. Sports Med. **11,** 253–257, 1983.

399 Holder, J.: Die arthroskopische Operation am Kniegelenk. Akt. Traumatol. **12,** 222–227, 1982.

400 Hook, W. E.: Factors affecting the prognosis following arthroscopic partial meniscectomy. J. Roy. Coll. Surg. Edinbg. **31,** 50–52, 1986.

401 Ikeuchi, H.: Meniscus surgery using the Watanabe arthroscope. Orthop. Clin. North Am. **10,** 629–642, 1979.

402 Ikeuchi, H.: Arthroscopic treatment of the discoid lateral meniscus. Clin. Orthop. **167,** 19–28, 1982.

403 Jackson, R. W., Dandy, D. J.: Partial meniscectomy, J. Bone Jt. Surg. **58-B,** 142, 1976.

404 Jackson, R. W., Rouse, D. W.: The results of partial arthroscopic meniscectomy in patients over 40 years of age. J. Bone Jt. Surg. **64-B,** 481–485, 1982.

405 Johnson, R. J., Kettelkamp, D. B., Clark, W., Leaverlon, P.: Factors attecting late results after meniscectomy. J. Bone Jt. Surg. **56-A,** 719–729, 1974.

406 King, D.: The function of semilunar cartilages. J. Bone Jt. Surg. **18,** 1069–1076, 1936.

407 Klein, J., Tiling, Th., Roeddecker, K.: Vergleichende Untersuchung der arthroskopischen Meniskektomie unter Wasser und unter Gas. In: Tiling Th. (Hrsg.): Arthroskopische Meniskuschirurgie. Ferdinand Enke Verlag, Stuttgart, 50–53, 1986

408 Klein, W., Schulitz, K.-P.: Arthroscopic meniscectomy. Arch. Orthop. Trauma Surg. **101,** 231–237, 1983.

409 Kundinger, R., Heller, G., Wuschech, H.: Die arthroskopische Meniskuschirurgie. Zbl. Chir. **111,** 1497–1502, 1986.

410 Löhnert, J., Raunest, J.: Die partielle arthroskopische Meniskusresektion. Chirurg **55,** 474–479, 1982.

411 Löhnert, J., Raunest, J.: Arthroskopische Meniskusresektion und offene Meniscectomie – eine vergleichende Studie. Chirurg **57,** 723–727, 1986.

412 Lysholm, J., Gillquist, J.: Endoscopic Meniscectomy, Intern. Orthop. **5,** 265–270, 1981.

413 Lysholm, J., Gillquist; J.: Arthroscopic meniscectomy in athletes. Am. J. Sports Med. **11,** 436–438, 1983.

414 MARIANI, P. P., PUDDU, G., PERUGIA, L.: Arthroscopy and arthroscopic meniscal surgery in ligament instability. In: Trickey E. L., Hertel P. (eds.): Surgery and arthroscopy of the knee. Springer Verlag, Berlin/Heidelberg/New York, 50–60, 1986.
415 MARSHALL, S. LEVAS, M. G., HARRAH, A.: Simple arthroscopic partial meniscectomy associated with anterior cruciate-deficient knees. Arthroscopy **1**, 22–27, 1985.
416 MARTENS, M. A., BACKAERT, M., HEYMAN, E., MULIER, J. C.: Partial arthroscopic meniscectomy versus total open meniscectomy. Arch. Orthop. Trauma Surg. **105**, 31–35, 1986.
417 MCBRIDE, G. G., CONSTINE, R. M., HOFMANN, A. A., CARSON, R. W.: Arthroscopic partial medial meniscectomy in the older patient. J. Bone Jt. Surg. **66-A**, 547–551, 1984.
418 MCGINTY, J. B., GEUSS, L. F., MARVIN, R. A.: Partial or total meniscectomy. J. Bone Jt. Surg. **59-A**, 763–766, 1977.
419 MENAPACE, C., HOFFMANN, F., NEUGEBAUER, Ch., HOFER, H.: Nachuntersuchungen bei arthroskopisch kontrollierter Korbhenkelläsion am Kniegelenk. In: Tiling Th. (Hrsg.): Arthroskopische Meniskuschirurgie, Ferdinand Enke Verlag, Stuttgart, 72–75, 1986.
420 METCALF, R. W.: Arthroscopic surgery technique: The bucket-handle meniscal tear. Am. Acad. Orthop. Surg. Proceedings, 1979.
421 MONA, D., SEGANTINI, P.: Sportliche Rehabilitation nach arthroskopischer Meniskektomie. Schweiz. Z. Sportmed. **33**, 133–136, 1985.
422 MONA, D., JAECK, W., SEGANTINI, P.: Meniskektomie und Kosten. Eine Vergleichsstudie zwischen offener und arthroskopischer Meniskektomie. (Ein ärztlicher Beitrag zur Kostendämmung). Z. Unfallchir.-Versicherungsmed.-Berufskr. **79**, 89–94, 1986.
423 NORTHMORE-BALL, M. D., DANDY, D. J.: Long-term results of arthroscopic partial meniscectomy. Clin. Orthop. **167**, 34–42, 1982.
424 NORTHMORE-BALL, M. D., DANDY, D. J., JACKSON, R. W.: Arthroscopic, open partial, and total meniscectomy. J. Bone Jt. Surg. **65-B**, 400–404, 1983.
425 ORETORP, N., GILLQUIST, J.: Partial meniscectomy preferred. Brit. Med. J. **1**, 55, 1978.
426 PATEL, D.: Superior lateral-medical approach to arthroscopic meniscectomy. Orthop. Clin. North Am. **13**, 299–305, 1982.
427 PATEL, D., FAHMY, N., SAKAYAN, A.: Isokinetic and functional evaluation of the knee following arthroscopic surgery. Clin. Orthop. **167**, 84–91, 1982.
428 PETTRONE, F. A.: Meniscectomy: Arthrotomy versus arthroscopy. Am. J. Sports Me. **10**, 355–359, 1982.
429 RAMADIER, J. O., BEAUFILS, P., DUPUNT, J. Y., BENOIT, J., FRANK, A.: Méniscectomies arthroscopiques. Résultats a court et moyen termes. Rev. chir. Orthop. **69**, 581–590, 1983.
430 RAND, J. A.: Arthroscopic management of degenerative meniscus tears in patients with degenerative arthritis. Arthroscopy **1**, 253–258, 1985.
431 RAUNEST, J., LÖHNERT, J.: Langzeitergebnisse nach 450 arthroskopischen Meniskusresektionen. Orthop. Praxis **2**, 110, 1986.
432 RUNZHEIMER, J., HOLDER, J.: Kombiniertes operatives Vorgehen bei Innenmeniskus- und frischen vorderen Kreuzbandläsionen. In: Hofer H. (Hrsg.): Fortschritte in der Arthroskopie. Ferdinand Enke Verlag, Stuttgart, 214–215, 1985.
433 SAGNET, P., KRZENTOWSKI, R.: Méniscectomie sous arthroscopie. J. Méd. Lyon **1362**, 31–33, 1981.
434 SEGER, B. M., WOODS, G. W.: Arthroscopic management of lateral meniscal cysts. Am. J. Sports Med. **14**, 105–108, 1986.
435 SIMPSON, D. A., THOMAS, N. P., AICHROTH, P. M.: Open and closed meniscectomy. A comparative analysis. J. Bone Jt. Surg. **68-B**, 301–304, 1986.
436 SPENCE, K. F. Jr., ROBERTSON, R. J.: Medial meniscal cysts. Case report and review of the literature. Orthopedics **9**, 1093–1096, 1986.
437 SPRAGUE, N. F.: The bucket-handle tear: Technique using two incisions. Orthop. Clin. North Am. **13**, 337–348, 1982.
438 STOFFEL, D., GLINZ, W., RICKLIN, T., FREI, E.: Re-Arthroskopie nach arthroskopischer Meniskusresektion. In: Tiling Th. (Hrsg.): Arthroskopische Meniskuschirurgie. Ferdinand Enke Verlag, Stuttgart, 86–89, 1986.
439 STROZ, G.: Diagnostic et traitement endoscopiques des lésions du ménisque externe. J. Méd. Lyon **1362**, 35–38, 1982.
440 TAPPER, E. M., HOOVER, N. W.: Late results after meniscectomy. J. Bone Jt. Surg. **51-A**, 517–526, 1969.
441 TEGONNING, J. A. R.: Closed partial meniscectomy. J. Bone Jt. Surg. **65-B**, 378–382, 1983.
442 WATANABE, M., BECHTOL, R. C., NOTTAGE, W. M.: History of arthroscopic surgery. In: Shahriaree, H. (ed.): O'Connor's textbook of arthroscopic surgery. Lippincott Comp. Philadelphia, 1–6, 1984.
443 WHIPPLE, T. L., CASPARI, R. B., MEYERS, J. F.: Laser energy in arthroscopic meniscectomy. Orthopedics **6**, 1165–1169, 1983.
444 WHIPPLE, T. L., CASPARI, R. B., MEYERS, J. F.: Arthroscopic meniscectomy. An interim report at three to four years after operation. Clin. Orthop. **183**, 105–114, 1984.
445 WHIPPLE, T. L.: Arthroscopic medial meniscectomy. Operative techniques and problems. Orthopedics **8**, 109–114, 1985.

Meniskusrefixation

446 BARBER, F. A., STONE, R. G.: Meniscal repair – an arthroscopic technique. J. Bone Jt. Surg. **67-B**, 39–41, 1985.
447 CASSIDY, R. E., SHAFFER, A. J.: Repair of peripheral meniscus tears – a preliminary report. Am. J. Sports Med. **9**, 209, 1981.

448 CLANCY, W. G., GRAF, B. K.: Arthroscopic meniscal repair. Orthopedics **6,** 1125–1129, 1983.
449 DEHAVEN, K. E.: Meniscus repair - open vs. arthroscopic. Arthroscopy **1,** 173–174, 1985.
450 DISTEFANO, V. J., BIZZLE, P.: A technique of arthroscopic meniscoplasty Orthopedics **6,** 1135–1139, 1983.
451 DUSTMANN, H. O., GODOLIAS, G.: Indikation, Technik und Ergebnisse der offenen und arthroskopischen Meniskusfixation. Orthop. Praxis **2,** 131–137, 1986.
452 HACKENBRUCH, W., BAUMGART, R., MÜLLER, W.: Arthroskopische Meniskusnaht und funktionelle Nachbehandlung. In: Hofer H. (Hrsg.): Fortschritte in der Arthroskopie. Ferdinand Enke Verlag, Stuttgart, 206–210. 1985.
453 HAMBERG, P., GILLQUIST, J., LYSHOLM, J.: Suture of new and old peripheral meniscus tears. J. Bone Jt. Surg. **65-A,** 193–197, 1983.
454 HENNING, C. E.: Arthroscopic repair of meniscus tears. Orthopedics **6,** 1130–1132, 1983.
455 JAKOB, R. P., STÄUBLI, H. U.: Indikation, instrumentelle Technik und Ergebnisse der arthroskopischen Meniskus-Refixation. In: Hofer H. (Hrsg.) Fortschritte in der Arthroskopie. Ferdinand Enke Verlag, Stuttgart, 157–166, 1985.
456 MORGAN, C. D., CASCELLS, S. W.: Arthroscopic meniscus repair: A safe approach to the posterior horns. Arthroscopy **2,** 3–12. 1986.
457 ROSENBERG, T., SCOTT, S., PAULOS, L.: Arthroscopic surgery: Repair of peripheral detachment of the meniscus. Contemp. Orthop. **10,** 43–50, 1985.
458 ROSENBERG, T., SCOTT, S. M., COWARD, D. B., DUNBAR, W. H., EWING, W., JOHNSON, Ch. L., PAULOS, L. E.: Arthroscopic meniscal repair evaluated with repeat arthroscopy. Arthroscopy **2,** 14–20, 1986.
459 SCHMID, A., SCHMID, F., TILING, Th: Elektronenmikroskopische Befunde am Meniskus nach Naht. In: Tiling Th. (Hrsg.): Arthroskopische Meniskuschirurgie. Ferdinand Enke Verlag, Stuttgart, 125–133, 1986.
460 SCOTT, G. A., JOLLY, B. L., HENNING, C. E.: Combined posterior incision and arthroscopic intraarticular repair of the meniscus. An examination of factors affecting healing. J. Bone Jt. Surg. **68-A,** 847–861, 1986.
461 STONE, R. G., NOLAN, S. E.; RYAN, J. P.: Meniscus preservation up-date in arthroscopic techniques. Baltimore, University Park Press. 53–66, 1984.
462 STONE, R. G.: Complications of arthroscopic meniscus repair. Symposium of complications of arthroscopy. Amer. Academy of Orthopedic Surgeons Annual Meeting. Las Vegas, Nevada, 1985.
463 STONE, R. G., MILLER, G. A.: A technique of arthroscopic suture of torn menisci. Arthroscopy **1,** 226–232, 1985.
464 STONE, R. G., VANWINKEL, G. N.: Arthroscopic review of meniscal repair: Assessment of healing parameters. Arthroscopy **2,** 77–81, 1986.
465 WARREN, R. F.: Arthroscopic meniscus repair. Arthroscopy **1,** 170–172, 1985.
466 WIRTH, C. R.: Meniscus repair. Clin. Orthop. **157,** 153–160, 1981.
467 WUSCHECH, H., KUNDIGER, R., HELLER, G.: Indikation und Technik der arthroskopischen Meniskusrefixation. Zbl. Chir, **111,** 1056–1063, 1986.

Entfernung freier Gelenkkörper

468 CHAPPLE, C. R., PORTER, K. M.: An unusual use for the arthroscope. Injury **15,** 351–352, 1984.
469 DANDY, D. J., O'CAROLL, P. F.: The removal of loose bodies from the knee under arthroscopic control. J. Bone Jt. Surg. **64-B,** 473–474, 1982.
470 ELSWORTH, C.: Locked knee and osteochondritis dissecans J. R. Soc. Med. **76,** 1030–1031, 1983.
471 FERGUSSON, C., BURGE, P.: An unusual loose body in the knee. Clin. Orthop. **206,** 233–235, 1986.
472 MCGINTY, J. B.: Arthroscopic removal of loose bodies. Orthop. Clin. North Am. **13,** 313–328, 1982.
473 PARISIEN, J. S., ESFORMES, I.: The role of arthroscopy in the management of low-velocity gunshot wounds of the knee joint. Clin. Orthop. **185,** 207–213, 1984.
474 SCHWEITZER, G.: Persönliche Mitteilung.
475 STOTHER, I. G., ILLINGWORTH, G., AYOUB, M.: Arthroscopic removal of loose bodies from the knee. J. Roy. Coll. Surg. Edinb. **29,** 246–248, 1984.

Plica-Resektion

476 ANDERSEN, E., POULSEN, T. D.: Plica mediopatellaris-arthroscopic resection under local anesthesia. Arch. Orthop. Trauma Surg. **106,** 18–19, 1986.
477 BROOM, M. J. FULKERSON, J. P.: The plica syndrome: A new perspective. Orthop. Clin. North Am. **17,** 279–281, 1986.
478 DORFMANN, H., ORENGO, P., AMARENCO, G.: Pathologie des réplis synoviaux du genou. Intérêt de l'arthroscopie. Rev. Rhum. Mal. Osteoartic. **49,** 67–73, 1982.
479 GANDOLFI, M., MORSELLI, R., PEGREFFI, P., ARMAROLI, D.: Sindrome della plica synoviale clinica, diagnosi, terapia. Chir. Organi. **68,** 603–613, 1982–1983.
480 HARDAKAR, T. W. et al.: Diagnosis and treatment of plica syndrome of the knee. J. Bone Jt. Surg. **62-A,** 221–225, 1980.
481 HARREWYN, J. M., AIGNAN, M., RENOUX, M., DELBARRE, F.: Les brides synoviales du genou (plica synoviales). Traitement sous arthroscopie. Rev. Rhum. Mal. Osteoartic. **49,** 3–9, 1982.

482 JACKSON, R. W., MARSHALL, D. J., FUJISAWA, Y.: The pathologic medical shelf. Orthop. Clin. North Am. **13,** 307-312, 1982.
483 JOYCE, J., HARTY, M., TETZLAFF, J.: Surgery of the synovial folds. In: Casscells S. W. (ed.): Arthroscopy: diagnosis and surgical practice. Lea and Febiger, Philadelphia, 94-99, 1984.
484 KOHN, D., BRÜCKL, R.: Die Mehfachdurchtrennung der Plica synovialis mediopatellaris unter arthroskopischer Sicht - Nachuntersuchungsergebnisse. In: Hofer H. (Hrsg.): Fortschritte in der Arthroskopie. Ferdinand Enke Verlag, Stuttgart, 96-101, 1985.
485 KOSHINO, T., OKAMOTO, R.: Resection of painful shelf (plica synovialis mediopatellaris) under arthroscopy. Arthroscopy **1,** 136-141, 1985.
486 KLEIN, W.: The medial shelf of the knee. A follow-up study. Arch. Orthop. Trauma Surg. **102,** 67-72, 1983.
487 LÖHNERT, J., RAUNEST, J.: Das Plica-Syndrom des Kniegelenkes. Orthop. Praxis **2,** 126-130, 1985.
488 MOLLER, H.: Incarcerating mediopatellaris synovial plica syndrome. Acta Orthop. Scand. **52,** 357-361, 1981.
489 MUNZINGER, U., RUCKSTUHL, J., SCHERRER, H., GSCHWEND, N.: Internal derangement of the knee joint due to pathologic synovial folds: The mediopatellar plica syndrome. Clin. Orthop. **155,** 59-63, 1981.
490 MUSE, G. L., GRANA, W. A., HOLLINGSWORTH, S.: Arthroscopic treatment of medial shelf syndrome. Arthroscopy **1,** 63-67, 1985.
491 NOTTAGE, W. M., SPRAGUE, N. F., AUERBACH, B. J., SHAHRIAREE, H.: The medial patellar plica syndrome. Am. J. Sports Med. **11,** 211-214, 1983.
492 PATEL, D.: Arthroscopy of the plicae - synovial folds and their significance. Am. J. Sports Med. **6,** 217-225, 1978.
493 RICHMOND, J. C., MCGINTY, J. B.: Segmental arthroscopic resection of the hypertrophic mediopatellar plica. Clin. Orthop. **178,** 185-189, 1983.
494 VAUGHAN-LANE, T., DANDY, D. J.: The synovial shelf syndrome. J. Bone Jt. Surg. **64-B,** 475-476, 1982.
495 ZANOLI, S., PIAZZAI, E.: The synovial plica syndrome of the knee. Pathology, differential diagnosis and treatment. Ital. J. Orthop. Traumatol. **9,** 241-250, 1983.

Synovektomie

496 AGLIETTI, P., BUZZI, R., PISANESCHI, A., SCROBE, F.: Sinovectomia arthroscopica: Possibilita e limiti di una nouva technica in confronto a quella chirugica tradizionale. Arch. Putti Chir. Organi **35,** 81-90. 1985.
497 ALTMAN, R. D., GRAY, R.: Diagnostic and therapeutic uses of the arthroscop in rheumatic arthritis and osteoarthritis. Am. J. Med. **75,** 50, 1983.
498 ARITOMI, H., YAMAMOTO, M.: A method of arthroscopic surgery: Clinical evaluation of synovectomy with the electric resector scope and removal of loose bodies in the knee joint. Orthop. Clin. North Am. **10,** 565-584, 1959.
499 CLELAND, L. G., TREGANZA, R., DOBSON, P.: Arthroscopic synovectomy: A prospective study. J. Rheumatol. **13,** 907-910, 1986.
500 DONG, T. X., WANG, X. L.: Pinched synovial tissue syndrome. Chung Hua Wai Ko Tsa Chih. **24,** 586-587, 1986.
501 FISHER, R. L., DUGDALE, T. W.: Arthroscopic synovectomy of the knee. Conn. Med. **50,** 791-793, 1986.
502 HIGHENBOTEN, C.: Arthroscopic synovectomy. Clin. Orthop. North Am. **13,** 399-405, 1982.
503 HIGHENBOTEN, C. L.: Arthroscopic synovectomy, Arthroscopy **1,** 190-193, 1985.
504 KIM, H. C., KLEIN, K., HIRSCH, S., SEIBOLD, J. R., EISELE, J., SAIDI, P.: Arthroscopic synovectomy in the treatment of hemophilic synovitis. Scand. J. Haematol. **40,** 271-279, 1984.
505 WIEDEL, J. D.: Arthroscopic synovectomy in hemophilic arthropathy of the knee. Scand. J. Haematol. **40,** 263-270, 1984.
506 WIEDEL, J. D. Arthroscopic synovectomy for chronic hemophilic synovitis of the knee. Arthroscopy **1,** 205-209, 1985.

Arthroskopische Therapie bei Kreuzbandverletzungen

507 BAHUAUD, J., REBOUR, J., MAYER, J., BESSE, D., MAUTALEN, F., BASPEYRE, H.: Reconstruction of the anterior and posterior cruciate ligaments of the knee under arthroscopy. First results. In: ESKA: Second European Congress of Knee Surgery and Arthroscopy, Basel, 36-37, 1986.
508 BARTLETT, E. C.: Arthroscopic repair and augmentation of the anterior cruciate ligament in cadaver knees. Clin. Orthop. **172,** 107-111, 1983.
509 BENEDETTO, K. P.: Die Technik der arthroskopischen Kreuzbandplastik. Chirurg **55,** 756-759, 1984.
510 BENEDETTO, K. P., GLÖTZER, W.: Die Technik der arthroskopischen Kreuzbandplastik mit dem PTFE-Band. In: Hofer H. (Hrsg.): Fortschritte in der Arthroskopie. Ferdinand Enke Verlag, Stuttgart, 226-230, 1985.
511 BRADE, A.: Mittelfristige Ergebnisse nach arthroskopischer Kreuzbandersatzplastik mit Dacron-Bändern. Mitteilung 3. Kongress AGA, Basel, 1986.
512 FOX, J. M., SHERMAN, O. H., MARKOLF, K.: Arthroscopic anterior cruciate ligament repair: Preliminary results and instrumented testing for anterior stability. Arthroscopy **1,** 175-181, 1985.
513 KLEIN, W.: Technik des arthroskopisch-chirurgischen vorderen Kreuzbandersatzes. In: Hofer H.

(Hrsg.): Fortschritte in der Arthroskopie. Ferdinand Enke Verlag, Stuttgart, 148–153, 1985.

514 Rehm, K. E.: Die geschlossene Kreuzbandplastik. Unfallchir. **7,** 55–59, 1981.

515 Rehm, K. E., Schultheis, K. H.: Technik des endoskopischen Kreuzbandersatzes. In: Hofer H. (Hrsg.): Fortschritte in der Arthroskopie. Ferdinand Enke Verlag, Stuttgart, 231–237, 1985.

516 Schmid, A., Schmid, F., Tiling, Th: Innovation: Naht des vorderen Kreuzbandes in arthroskopischer Technik mit der Spreizankerkordel. Mitteilung 3. Kongress AGA, Basel, 1986.

517 Stadler, J., Steenblock, U., Holzach, P., Matter, P.: Arthroskopische Ersatzoperation des vorderen Kreuzbandes. In: Hofer H. (Hrsg.) Fortschritte in der Arthroskopie. Ferdinand Enke Verlag, Stuttgart, 238–241, 1985.

518 Strümper, R., Hertel, E.: Arthroskopische Naht des frisch gerissenen vorderen Kreuzbandes. Indikation, Technik und Frühergebnisse von 30 Fällen. Mitteilung 3. Kongress AGA, Basel, 1986.

519 Stuart, I., Springer, M. D.: Technique, complications and results of arthroscopic anterior cruciate ligament. Reconstructions with bioprosthetic ligaments. In: ESKA, Second European Congress of Knee Surgery, and Arthroscopy, Basel, 42–43, 1986.

520 Wirth, C. J.: Diskussion zu Referaten über arthroskopischen Kreuzbandersatz. In: Hofer H. (Hrsg.): Fortschritte in der Arthroskopie. Ferdinand Enke Verlag, Stuttgart, 242–243, 1985.

521 Wuschech, H., Kundiger, R., Heller, G., Wuschech, C.: Die Technik der arthroskopischen vorderen Kreuzbandplastik mit dem Kohlenstoffband. Zbl. Chir. **111,** 409–413, 1986.

Operationen bei Ostochondrosis dissecans und bei traumatischen Korpel-Knochen-Absprengungen

522 De Backer, A., Casteleyn, P. P., Opdecam, P.: Osteochondritis dissecans of the knee: present state. The role of arthroscopy and arthroscopic surgery. Acta Orthop. Belg. **49,** 468–478, 1983

523 Guhl, J. F.: Arthroscopic treatment of osteochondritis dissecans. Clin. Orthop. **167,** 65–74, 1982.

Operationen bei Knorpelschäden und bei Gonarthrose

524 Altman, R. D., Gray, R.: Diagnostic and therapeutic uses of the arthroscope in rheumatoid arthritis and osteoarthritis. Am. J. Med **75,** 50–55, 1983.

525 Dandy, D. J.: Abrasion chondroplasty. Arthroscopy **2,** 51–53, 1986.

526 Dzioba, R. B., Strokon, A., Mulbry, L.: Diagnostic arthroscopy and longitudinal open lateral release: A safe and effective treatment for «chondromalacia patellae». Arthroscopy **1,** 131–135, 1985.

527 Henry, J. H., Goletz, T. H., Williamson, B.: Lateral retinacular release in patellofemoral subluxation. Indications, results, and comparison to open patellofemoral reconstruction. Am. J. Sports Med. **14,** 121–129, 1986.

528 Johnson, L. L.: Arthroscopic abrasion arthroplasty historical and pathologic perspective: Present status. Arthroscopy **2,** 54–69, 1986.

529 Lankenner, P. A. Jr., Micheli, L. J., Clancy, R., Gerbino, P. G.: Arthroscopic percutaneous lateral patellar retinacular release. Am. J. Sports Med. **14,** 267–269, 1986.

530 McGinty, J. B., McCarthy, J. C.: Endoscopic lateral retinacular release: A premliminary report. Clin. Orthop. **158,** 120–125, 1981.

531 Metcalf, R. W.: An arthroscopic method for lateral release of the subluxating or dislocating pattelae. Clin. Orthop. **167,** 9–17, 1982.

532 Schonholtz, G., Ling, B.: Arthroscopic chodroplasty of the patellae. Arthroscopy **1,** 92–96, 1985.

533 Sprague, N. F.: Arthroscopic debridement for degenerative knee joint disease. Clin.Orthop. **160,** 118–123, 1981.

534 Yerys, P.: A technique for lateral retinacular release. Arthroscopy **1,** 233–236, 1985.

Arthroskopische Behandlung eitriger Knieinfektionen

535 Broy, S. B, Stulberg, S. D., Schmid, F. R: The role of arthroscopy in the diagnosis and management of the septic joint. Clin. Rheum. Dis. **12,** 489–500, 1986.

536 Broy, S. B., Schmid, F. R.: A comparison of medical drainage (needle aspiration) ans surgical drainage (arthrotomy or arthroscopy) in the initial treatment of infected joints. Clin. Rheum. Dis. **12,** 502–522, 1986.

537 Gächter, A.: Persönliche Mitteilung 1986.

538 Jackson, R. W.: The sceptic knee – arthroscopic treatment. Arthroscopy **1,** 194–197, 1985.

539 Jackson, R. W., Dandy, D. J.: Arthroscopy of the knee. Grune and Stratton, New York/San Francisco/London, 81, 1976.

540 Jackson, R. W, Parsons, C. J.: Distention-irrigation treatment of major joint sepsis. Clin. Orthop. **96,** 160–164, 1973.

541 Jarrett, M. P., Grossmann, L., Sadler, A. H., Grayzel, A. L.: The role of arthroscopy in the treatment of septic arthritis. Arthritis Rheum. **24,** 737–739, 1981.

542 Mason, J. L. Jr.: Arthroscopic treatment of septic arthritis of the knee. Presented at the Annual Meeting of the International Arthroscopy Association, Rio de Janeiro, 1981.

543 O'Connor, R. L.: Arthroscopy. Lippincott J. B., Philadelphia 93–96, 1977.

544 Smith, M. J.: Arthroscopic treatment of the septic knee. Arthroscopy **2,** 30–34, 1986.

IV. Komplikationen

545 Carlsen, A.: A broken telescope: A complication of arthroscopy. Arthroscopy **2,** 182–183, 1986.

546 Casscells, S. W.: Comment on arthroscopic arthropathy: Iatrogenic arthroscopic joint lesions in animals. Arthroscopy **2,** 162, 1986.

547 Christopher, G. W., Jurik, J. A., Janecki, C. J., Haake, P. W., Riley, G. J., Chessin, L. N.: Meningococcal arthritis, bacteremia, and osteomyelitis following arthroscopy. Report of a case. Clin. Orthop., **171,** 127–130, 1982.

548 Courroy, J. B., Daubinet, G., Scalabrino, J. P., Rodineau, J.: La méniscectomie arthroscopique: Suites post-opératoires, complications. J. méd. Lyon **1378,** 27–33, 1983.

549 Dascal, A., Gleckman, R.: Serial knee infections with enteric pathogens. Hosp. Pract. **19,** 321, 1984.

550 DeLee, J. C. Complications of arthroscopy and arthroscopic surgery: Results of a national survey. Arthroscopy **1,** 214–220, 1985.

551 Dick, W., Glinz, W., Henche, H. R., Ruckstuhl, J., Wruhs, O., Zollinger, H.: Komplikationen der Arthroskopie. Eine Anlayse von 3714 Fällen. Arch. orthop. traumat. Surg. **92,** 69–73, 1978.

552 Dunn, P. M., Post, R. H., Jones, S. R.: Thromboembolic complications of knee arthroscopy. Western J. Med. **140,** 291, 1984.

553 Farber, B. F., Broome, C. V., Hopkins; C. C.: Fulminant hospital-acquired toxic shock syndrome. Am. J. Med. **77,** 331–332. 1984.

554 Fiddan, N. J., Porrier, H.: The morbidity of arthroscopy of the knee. J. Bone Jt. Surg. **63-B,** 630, 1981.

555 Gambardella, R. A., Tibone, J. E.: Knife blade in the knee joint: A complication of arthroscopic surgery. A case report. Am. J. Sports Med. **11,** 267–268, 1983.

556 Grünwald, J., Bauer, G., Wruhs, O.: Tödliche Komplikationen bei Arthroskopie im gasförmigen Medium. Unfallchirurg **90,** 97, 1987.

557 Hadied, A. M.: An unusual complication of arthroscopy: A fistula between the knee and the prepatellar bursa. Case report. J. Bone Jt. Surg. **66-A,** 624, 1984.

558 Henderson, C. E., Hopson, C. N.: Pneumoscrotum as a complication of arthroscopy. J. Bone Jt. Surg. **64-A,** 1238–1240, 1982.

559 Jackson, R. W.: Current concepts review: Arthroscopic surgery. J. Bone Jt. Surg. **65-A,** 416–420, 1983.

560 Kieser, Ch.: Persönliche Mitteilung, 1987.

561 Lais, E., Hertel, P., Georgoulis, A.: Cartilaginous lesions following medial arthroscopic meniscectomy. In: Trickey E. L., Hertel P. (eds.): Surgery and arthroscopy of the knee. Springer Verlag, Berlin/Heidelberg/New York, 77–79, 1986.

562 Lindenbaum, B. L.: Complications of knee joint arthroscopy. Clin. Orthop. **160,** 158, 1981.

563 Manning, M. P., Marshall, J. H.: Aneurysm after arthroscopy. J. Bone Jt. Surg. **69-B,** 151, 1987.

564 Mulhollan, J. S: Symposium: Arthroscopic knee surgery. Can. Orthop. **5,** 79–112, 1982.

565 Nillius, A., Rosser, B.: Akut compartmentsyndrom vid knaartroskopi. Lokartidningen **80,** 590, 1983.

566 Noyes, F. R., Spievack, E. S.: Extra-articular third dissection in tissue during arthroscopy. Am. J. Sports Med. **10,** 346–1982.

567 Peek, R. D., Haynes, D. W.: Compartment syndrome as a complication of arthroscopy: A case report and a study of interstitial pressures. Am.J.Sports Med. **12,** 464–468, 1984.

568 Saillant, S., Benazet, J. P., Roy-Camille, R.: Complications of arthroscopy. In: Trickey E. L., Hertel P. (eds.): Surgery and arthroscopy of the knee. Springer Verlag, Berlin/Heidelberg/New York, 80, 1986.

569 Sherman, O. H., Fox, J. M., Snyder, S. J., Del Pizzo, W., Friedman, M. J., Ferkel, R. D., Lawely, M. J.: Arthroscopy «no problem surgery». An analysis of complications in two thousands six hundred and forty cases. J. Bone Jt. Surg. **68-A,** 256–265, 1986.

570 Shupak, R. C., Shuster, H., Funch, R. S.: Airway emergency in a patient during CO_2 arthroscopy. Anesthesiology, **60,** 171–172, 1984.

571 Small, N. C.: Complications in arthroscopy: The knee and other joints. Arthroscopy **2,** 253–258, 1986.

572 Walker, R.M, Dillingham, M.: Thrombophlebitis following arthroscopic surgery of the knee. Contemp. Orthop. **6,** 29–33, 1983.

V. Grössere Übersichten, Monographien

537 Blauth, W., Donner, K. (Hrsg.): Arthroskopie des Kniegelenkes. Symposium Kiel. Georg Thieme Verlag, Stuttgart, 1979.

574 Casscells, S. W.: Arthroscopy: Diagnostic and surgical practice. Lea and Febiger, Philadelphia, 1984.

575 Chassaing, V., Parier, J.: Arthroscopie diagnostique et opératoire du genou. Masson, Paris, 1986.

576 Dandy, D. J.: Arthroscopic surgery of the knee. Churchill-Livingstone, Edinburgh/London/Melbourne/New York, 1981

577 Dandy, D. J.: Arthroscopy of the knee: A diagnostic colour atlas. Gower Medical Publishing, London/New York, 1984.

578 Eikelaar, H. R.: Arthroscopy of the knee. Royal United Printers Hoitsema B. V., Groningen, 1975.

579 Glinz, W.: Diagnostische Arthroskopie und arthroskopische Operationen am Kniegelenk. 1. Aufl. Verlag Hans Huber, Bern/Stuttgart/Wien, 1979.

580 Grana, W. A. (Ed.): Up-date in arthroscopic techniques. Edward Arnold, London, 1984.

581 Hagberg, G.: On arthroscopy of the knee joint: A clinical study with special reference to traumatic injuries. Linköping university medical dissertation 57, Linköping, 1978.

582 Hempfling, H.: Farbatlas der Arthroskopie grosser Gelenke. Gustav Fischer Verlag, Stuttgart/New York, 1987.

583 Henche, H. R.: Die Arthroskopie des Kniegelenkes. Springer Verlag, Berlin/Heidelberg/New York, 1978.

584 Hofer, H.(Hrsg.): Fortschritte in der Arthroskopie. Ferdinand Enke Verlag, Stuttgart, 1985.

585 Jackson, R. W., Dandy, D. J.: Arthroscopy of the knee. Grune & Stratton, New York/San Francisco/London, 1976.

586 Johnson, L. L.: Comprehensive arthroscopic examination of the knee. C. V. Mosby Comp., St. Louis, 1977.

587 Johnson, L. L.: Diagnostic and surgical arthroscopy. The knee and other joints. 2nd ed. C. V. Mosby Comp., St. Louis/Toronto/London, 1981

588 Johnson, L. L.: Arthroscopic surgery: Principles and practices. 3rd ed. C. V. Mosby Comp., St. Louis/Toronto/Princeton, 1986.

589 Joyce, J. J. (ed.): Symposium of arthroscopy. Orthop. Clin. North Am. **10,** 1979.

590 Klein, W., Huthau, Th. F.: Arthroskopie und Histologie von Kniegelenkserkrankungen. S.K. Schatthauser Verlag, Stuttgart/New York, 1980.

591 Mariani, P.P.: Arthroscopia diagnostica e chirurgica del ginocchino. Editrice Kurtis, Milano, 1984.

592 Metcalf, R. W. (ed.): Symposium on arthroscopic knee surgery. Orthop. Clin. North Am. **13,** 1982.

593 Löhnert, J., Raunest, J.: Arthroskopische Chirurgie des Kniegelenkes. Regensberg & Biermann, Münster, 1985.

594 Lysholm, J.: Arthroscopy in surgery of the knee. A clinical study with special emphasis on the diagnosis and treatment of ligament and meniscus injuries. Linköping university medical dissertation 106, Linköping, 1981

595 O'Connor, R. L.: Arthroscopy. J. B. Lippincott Comp., Philadelphia/Toronto, 1977.

596 Shahriaree, H.: O'Connor's text book of arthroscopic surgery. J. B. Lippincott Comp., Philadelphia, 1984.

597 Tiling, Th. (Hrsg.): Arthroskopische Meniskuschirurgie. Fortschritte in der Arthroskopie, Band II. Ferdinand Enke Verlag, Stuttgart, 1986

598 Trickey, E. L., Hertel, P. (eds.): Surgery and arthroscopy of the knee. Springer Verlag, Berlin/Heidelberg/New York, 1986.

599 Watanabe, M., Takeda, S., Ikeuchi, H.: Atlas of arthroscopy. 2nd ed. Springer Verlag, Berlin/Heidelberg/New York, 1970.

Sachverzeichnis

M

N

O

P